増刊 レジデントノート
Vol.18-No.5

内科の視点で診る
手術前後の入院患者管理

小林裕幸, 五十野博基／編

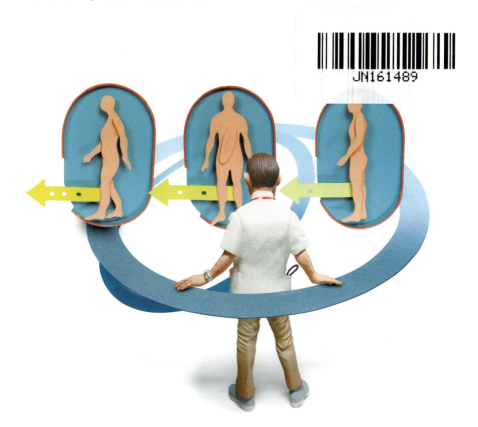

羊土社
YODOSHA

謹告

　本書に記載されている診断法・治療法に関しては，発行時点における最新の情報に基づき，正確を期するよう，著者ならびに出版社はそれぞれ最善の努力を払っております．しかし，医学，医療の進歩により，記載された内容が正確かつ完全ではなくなる場合もございます．

　したがって，実際の診断法・治療法で，熟知していない，あるいは汎用されていない新薬をはじめとする医薬品の使用，検査の実施および判読にあたっては，まず医薬品添付文書や機器および試薬の説明書で確認され，また診療技術に関しては十分考慮されたうえで，常に細心の注意を払われるようお願いいたします．

　本書記載の診断法・治療法・医薬品・検査法・疾患への適応などが，その後の医学研究ならびに医療の進歩により本書発行後に変更された場合，その診断法・治療法・医薬品・検査法・疾患への適応などによる不測の事故に対して，著者ならびに出版社はその責を負いかねますのでご了承ください．

序

　救急外来や内科で入院患者を診療することは，臨床研修の場における大きな柱であり，数多くの本が出版されています．しかし，内科的疾患を複数もつ高齢者に対し手術が必要になった場合に，具体的に術前評価をどうするのか，術前・術後管理で何をしなければならないのか，について研修医の先生から「実践的な本が欲しい」という声が多く聞かれ，周術期の入院患者に対する内科的管理のわかりやすい書籍が待たれていました．

　そこで本書では，周術期の入院患者管理に必要となる基本的な考え方を示しつつ，具体的な症例を提示しながら，内科的基礎疾患（糖尿病，心不全，虚血性心疾患，呼吸器疾患など）をもつ場合の術前評価，手術が可能かどうかの判断，術後のコントロールで注意すること，術後に起きた合併症（せん妄，心不全，心房細動など）をどう管理するか，抗血小板薬や抗精神病薬を内服中の患者の薬の継続，中止，再開の判断など，「内科的な視点で」解説していく内容を企画しました．

　心臓血管外科，移植外科など集中治療室で特殊な管理を必要とするものは，誌面の制約から今回は対象とせず，一般病棟でも行われているコモンな内容を中心としました．さらに，外科系ローテーション中で術前・術後管理を担当する初期研修医，また，外科系より内科コンサルテーションにて術前評価，術後管理を依頼された内科系初期・後期研修医やその他の周術期管理に携わる医療従事者に参考になることを目標としました．

　水戸協同病院の医師を中心に，ふだん研修医・若手医師に指導していることや，質問されることなどを思い起こしていただきながら，研修医の実践に直結する内容を記していただきました．読者の皆さんの一助になれば幸いです．

　過去には，術前・術後管理は外科の範疇と考えられてきましたが，医学の専門分化，複数の疾患を抱える患者の複雑化，医療の高齢化，外科系の高度の専門医療の発展とともに，チーム医療としての内科への依存はこれからますます高まっていくでしょう．米国でのホスピタリストのように，エビデンスに基づいた内科的管理は，内科医としての重要な役割となっていくと考えられます．

2016年5月

編者を代表して
筑波大学附属病院水戸地域医療教育センター
水戸協同病院 総合診療科
小林裕幸

増刊 レジデントノート

Vol.18-No.5

内科の視点で診る
手術前後の入院患者管理

序 ··· 小林裕幸　3（775）
執筆者一覧 ··· 8（780）

第1章　周術期の入院患者管理の基本

1. 周術期の輸液管理 ······································ 近藤　匡　10（782）
　　1. 輸液のポイント　2. 症例と解説

2. 周術期の栄養管理：術前栄養療法 ······················ 寺島秀夫　18（790）
　　1. 栄養療法総論　2. 術前栄養療法の適応基準と基本原則　3. 術前栄養療法実施時の要点　4. 症例提示　●Advanced Lecture：1. 術前栄養療法の必要性に対する異論　2. 免疫増強栄養剤に関する両ガイドラインの推奨事項　3. 術前栄養療法の作用機序

3. 周術期の栄養管理：術後栄養療法 ······················ 寺島秀夫　27（799）
　　1. 総論：侵襲下における栄養療法の効果と限界　2. 術後栄養療法の適応基準と基本原則　3. 術後栄養療法実施時の要点　●Advanced Lecture：tropic feedingという新たなオプション

4. 術後の鎮痛管理 ······································ 内田雅俊　37（809）
　　1. 術後疼痛の機序，鎮痛のターゲット　2. 術後痛の身体的影響，合併症　3. 術後患者が痛みを訴えたら　4. 術後鎮痛の考え方，処方例　5. 術後鎮痛に使われることの多い薬剤，鎮痛法

5. 血糖コントロールと手術 ······························ 藤原和哉　44（816）
　　1. 術前の血糖コントロール　2. 術中の血糖コントロール　3. 術後の血糖コントロール　4. 各薬剤の扱い方

6. 内服薬・吸入薬の停止，代替，再開のタイミング ……………西口　翔　50　(822)
　　1. 循環器治療薬について　2. 呼吸器治療薬について　3. 神経内科治療薬について　4. リウマチ治療薬について　5. 甲状腺治療薬について　6. その他の薬剤について

7. ERAS® プロトコル：周術期管理の大変革 ………………寺島秀夫　60　(832)
　　1. ERAS® の目的：患者個人と社会のそれぞれに設定　2. ERAS® の起源　3. ERAS® の誕生と発展をもたらした背景　4. ERAS® の現況：2012年最新版と最近の知見　● Advanced Lecture：ERAS® における腹腔鏡下手術のエビデンスは？

8. 麻酔科からみた周術期管理の基本 ……………………………岡野　弘，徳嶺譲芳　70　(842)
　　1. 患者は病名を簡単には教えてくれない！　2. 重篤な疾患をもっている患者は，複数の重篤な疾患をもっていることが多い　3. 術前評価　4. 術前評価に応じて，術後のリスクがより少ない麻酔を選択する

9. 周術期の赤血球製剤輸血：適正使用 up-to-date
　　　　　　　　　　　　　　　　　　　　　　　　　　　　服部貢士，亀井政孝　76　(848)
　　1. 貧血診断・治療　2. RCC 輸血の適正化　● Advanced Lecture：エホバの証人

10. 手術前の medical clearance とは？ ………………………………野木真将　83　(855)
　　1. 循環器疾患をもつ患者の術前評価　2. 体系的なアプローチを学ぼう！　3. 基礎疾患ごとの注意点　4. まとめ

11. 周術期のリハビリテーション ………………………有薗信一，長谷川隆一　93　(865)
　　1. 呼吸リハ　2. 離床リハ　3. 嚥下リハ

第2章　内科的基礎疾患をもつ患者さんの術前評価・周術期管理

1. 術前評価の"賢い選択" …………………………………梶　有貴，五十野博基　100　(872)
　　1. 術前検査のメリット・デメリット　2. 術前に確認すべき病歴・身体所見　3. 術前採血検査の"賢い選択"　4. 術前心電図の"賢い選択"　5. 術前胸部X線検査の"賢い選択"　● Advanced Lecture："Choosing Wisely campaign" とは

2. 心疾患のリスク評価と虚血性心疾患の術前管理 ……………筒泉貴彦　106　(878)
　　1. 周術期の心イベントリスク評価　2. 術前の心検査　3. 周術期におけるマネジメント　4. 冒頭の症例での対応

3. 心臓負荷試験の意義と選択 ………………………………外山昌弘　113　(885)
　　1. なぜ周術期に心筋梗塞が発症するのか？　2. 心臓負荷試験の適応となる症例は？　3. 心臓負荷試験の種類と選択の基準は？　4. 心臓負荷試験が治療方針を変えるのはどのような場合か？　5. 症例の解説

4. 心疾患患者の周術期管理 …………………………小島栄治, 渡辺重行 120 (892)
　1. 周術期管理〜慢性心不全をきたす基礎心疾患は？　2. 拡張型心筋症患者の注意点　3. 弁膜症　4. 植え込み型デバイス（ペースメーカ, ICDなど）

5. 抗凝固薬, 抗血小板薬を処方中の患者の周術期管理
　………………………………………………………………鈴木智晴, 小林裕幸 125 (897)
　1. ワルファリンによる抗凝固療法を受けている症例　2. 抗血小板薬（DAPT）を内服している症例
　● Advanced Lecture：ワルファリン以外の周術期管理

6. 呼吸器合併症のリスク評価と呼吸器疾患の周術期管理 ……石丸直人 134 (906)
　1. 周術期の呼吸生理　2. 周術期リスクとリスク評価　3. 周術期呼吸器合併症の予防

7. 腎機能の術前評価と腎疾患の周術期管理 …………………………廣瀬知人 142 (914)
　1. 術前管理　2. 術後管理

8. 肝機能の術前評価と肝疾患の周術期管理 …………北本幹也, 眞次康弘 150 (922)
　1. 肝機能評価法　2. 術後回復強化をめざした肝疾患の周術期管理　3. 侵襲を伴う肝臓内科治療における周術期管理　4. 肝癌患者の周術期死亡率・在院死　● Advanced Lecture：1. BCAAの意義と投与のしかた　2. bacterial translocation（BT）とは？

9. 術前の感染予防：抗菌薬予防投与とエビデンス …髙木雅生, 矢野晴美 157 (929)
　1. 手術部位感染について　2. 抗菌薬選択の原則　3. 抗菌薬予防投与における抗菌薬の選択　4. 術前の抗菌薬予防投与の実際

10. DVTのリスク評価と予防, そのエビデンス ………鈴木智晴, 小林裕幸 162 (934)
　1. DVTのリスク評価　2. DVTの予防法　3. DVT予防の期間　4. 演習問題　● Advanced Lecture：硬膜外麻酔時のDVT予防法

11. 糖尿病の術前評価と周術期管理 ……………………………熊谷 亮, 野牛宏晃 172 (944)
　1. 糖尿病患者の術前評価のポイント〜症例提示　2. 手術前後のインスリン療法のポイント　3. 退院に向けて

第3章　術後合併症の内科的管理

1. 術後の心不全 …………………………………………………小島栄治, 渡辺重行 179 (951)
　1. 非心臓手術後の心不全の診断　2. 心不全診断のポイント　3. 術後急性心不全の治療

2. 術後の心房細動（POAF） ……………………………………大石悠太, 渡辺重行 185 (957)
　1. POAFの疫学　2. POAF危険因子と発症予測　3. POAFの予防　4. POAFの治療　5. 症例のまとめ

3. 術後の発熱 …………………………………………… 入山大希，矢野晴美　191　(963)
1. 初期評価　2. 手術から発熱までの期間　● Advanced Lecture：腹部手術症例の場合

4. 術後せん妄 …………………………………………… 片山皓太，金井貴夫　197　(969)
1. せん妄の評価・スクリーニング　2. せん妄に対するケア・治療

5. 入院時指示の書き方 ………………………………… 梶　有貴，五十野博基　203　(975)
1. 入院時指示とは　2. 入院時指示の書き方　3. 入院時指示を書く際の注意事項

第4章　周術期の患者管理，こんなときどうする？

1. ステロイド内服中の対応は？ ……… 戒能賢太，五十野桃子，野牛宏晃　209　(981)
1. ステロイド内服患者の背景　2. ステロイドの副作用による周術期合併症　3. 急性副腎不全症のリスク評価　4. ステロイド追加補充の方法（ステロイドカバー）　5. 急性副腎不全症を発症した場合の対応　6. ステロイドの追加補充に伴う周術期リスク

2. 高齢者の術前・術後管理で気をつけることは？ ……………廣瀬由美　216　(988)
1. 加齢に伴う変化　2. フレイル　3. ADL低下　4. 術後せん妄，術後認知機能障害

3. アルコール多飲，依存症で気をつけることは？ …………… 吉本　尚　222　(994)
1. アルコール離脱症候群の病態生理と自然経過　2. アルコール離脱症候群のスクリーニングと介入

4. 向精神薬内服患者の対応は？ ………………………………… 金井貴夫　229　(1001)
1. 周術期における向精神薬の使い方〜総論〜　2. 周術期における向精神薬の使い方〜各薬剤の注意点〜

● 索引 ……………………………………………………………………………………… 236　(1008)

執筆者一覧

■編集

小林裕幸	筑波大学附属病院水戸地域医療教育センター水戸協同病院総合診療科
五十野博基	筑波大学総合診療グループ/ 筑波大学附属病院水戸地域医療教育センター水戸協同病院総合診療科

■執筆（掲載順）

小林裕幸	水戸協同病院総合診療科
近藤 匡	水戸協同病院消化器外科
寺島秀夫	筑波大学大学院人間総合科学研究科疾患制御医学専攻外科学，筑波大学附属病院消化器外科・ひたちなか社会連携教育研究センター
内田雅俊	獨協医科大学救急医学講座
藤原和哉	新潟大学大学院医歯学総合研究科血液・内分泌・代謝内科学（健康寿命延伸・生活習慣病予防治療医学講座）
西口 翔	湘南鎌倉総合病院総合内科
岡野 弘	杏林大学医学部麻酔科学教室
徳嶺譲芳	杏林大学医学部麻酔科学教室
服部貢士	国立循環器病研究センター麻酔科
亀井政孝	国立循環器病研究センター麻酔科
野木真将	The Queen's Medical Center
有薗信一	聖隷クリストファー大学リハビリテーション学部理学療法学科/大学院リハビリテーション科学研究科
長谷川隆一	水戸協同病院救急・集中治療科
梶 有貴	水戸協同病院総合診療科 東京医科歯科大学大学院医歯学総合研究科 PDCA医療クオリティマネージャー養成プログラム
五十野博基	筑波大学総合診療グループ/水戸協同病院総合診療科
筒泉貴彦	明石医療センター総合内科
外山昌弘	水戸協同病院循環器内科
小島栄治	水戸協同病院循環器内科
渡辺重行	水戸協同病院循環器内科
鈴木智晴	水戸協同病院総合診療科
石丸直人	明石医療センター総合内科
廣瀬知人	筑波メディカルセンター病院総合診療科
北本幹也	県立広島病院消化器内科
眞次康弘	県立広島病院栄養管理科・消化器外科
髙木雅生	水戸協同病院総合診療科
矢野晴美	水戸協同病院感染症科
熊谷 亮	水戸協同病院内分泌代謝・糖尿病内科
野牛宏晃	水戸協同病院内分泌代謝・糖尿病内科
大石悠太	水戸協同病院循環器内科
入山大希	水戸協同病院総合診療科
片山皓太	水戸協同病院総合診療科
金井貴夫	千葉大学医学部附属病院東金九十九里地域臨床教育センター・東千葉メディカルセンター内科（総合診療科）
戒能賢太	水戸協同病院内分泌代謝・糖尿病内科
五十野桃子	水戸協同病院内分泌代謝・糖尿病内科
廣瀬由美	筑波メディカルセンター病院総合診療科
吉本 尚	筑波大学医学医療系地域医療教育学/附属病院総合診療科

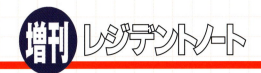

内科の視点で診る
手術前後の入院患者管理

第1章 周術期の入院患者管理の基本

1. 周術期の輸液管理

近藤 匡

Point

- 体液分布は推計に基づくため「輸液ルール」は多様化する
- 輸液ガイドラインの作成が求められている
- 過剰輸液の結果としてのサードスペースがつくられる
- 維持輸液量の設定・計算方法は文献ごとに異なる
- 輸液計画の原則は維持量＋補正量である
- 尿量は脱水の指標としてどれだけの意義があるかは再考すべきである

はじめに

1 輸液のルール

　理想の周術期輸液治療は「手術侵襲後の臓器代謝に必要な循環血液量を保つこと」がゴールである．ところが手術侵襲により変化する体内水分バランス（血管内：間質組織：細胞内）を患者それぞれに対して正確に把握することは不可能である．そのため、必要輸液量を類推するために種々の「輸液ルール」が存在するが、診療科や指導医によってそのルールの内容が異なることが、研修医にとっては「周術期輸液」の理解を阻む一因となっていた．また水分の非機能的な分布とされる「サードスペース」という概念がさらに輸液をわかりにくくしていた．

2 ガイドラインへの取り組み

　これまでの輸液では尿量を指標として十分な輸液を行い、「サードスペース」に移行する水分を補うことが重要とされていた．ところが尿量の維持にとらわれるあまり、輸液量が過剰となる傾向にあった[1]．近年、包括医療費制度の導入やERAS® (enhanced recovery after surgery：術後回復力強化パス)[2,3]が評価されて、合併症を減らし効率的に治療効果をあげて在院期間を短縮するための輸液療法が見直されるようになってきた．現在、日本では周術期輸液のガイドラインを作成すべく輸液に関するエビデンスが集約されてきている．なかでも参考とされているのが近年英国で発表されたGIFTSUPである[4]．このなかで輸液と脱水に関する項目を抜粋して邦訳したものが表1である．本稿ではGIFTSUPを参考に、現在の日本の臨床でコンセンサスとなりつつある輸液療法の1つの考え方を示す．

表1 周術期輸液と脱水に関するGIFTSUPの記載（抜粋）[4]

分類	コメント	ページ
1. 過剰な輸液の弊害	周術期の過剰な輸液がナトリウムや水分負荷をきたし合併症の原因となり在院期間の延長につながっていた．	11
2. 維持輸液と補正輸液	輸液治療のなかで「維持輸液」と「補正輸液」を区別することは重要．	15
	「維持輸液」として1日の成人必要量はNa 50〜100 mEq，K 40〜80 mEq，1.5〜2.5 Lの水分である．嘔吐や下痢など消化液喪失は「補正輸液」としてK不足に注意しながら晶質液で補う．	15
3. 手術と大量輸液	術後の乏尿は手術侵襲による生理的反応であるが，脱水とみなされてNaを含んだ輸液負荷につながる．それにより間質浮腫をきたすだけでなく希釈により低アルブミン血症，低ナトリウム血症となる．それが，さらなる輸液負荷につながり臓器障害，合併症をおこし，死亡率上昇をきたす．	17
4. 外科侵襲と尿量	外科侵襲で水分やナトリウムの排泄が困難となる理由： i) 外科侵襲によるバソプレシン，カテコラミン，レニン-アンジオテンシンなどによる抗利尿状態となる． ii) 術中輸液により血液が低張となり尿排泄が進まない． iii) 生食が投与されていると高クロール性代謝性アシドーシスとなり腎血管収縮をきたす． iv) 血管透過性亢進により水分が間質に移行し，間質浮腫をきたしている．そのため血管内脱水となりレニン-アンジオテンシンやバソプレシンの働きにより，水分，ナトリウム保持に働く．	16
5. 脱水の評価	乏尿のときに輸液負荷が必要かどうかは，術中であれば侵襲的な血流・心拍モニターで評価することができる．その他の臨床所見としては毛細血管再充満時間（capillary refill time*），中心静脈圧，脈圧・血圧の変動などがある．尿量変動は脱水のモニターとしての重要度は低い．	17
6. 浮腫の治療	利尿薬投与は避けて，持続的に水分，ナトリウム投与をマイナスバランスにする．尿中ナトリウム測定と，日々の体重測定が治療の指標となる．	27-28

＊毛細血管再充満時間：母指の爪を白くなるまで圧迫し，解除してから再度充血するまでの時間．3秒以上は脱水．

1. 輸液のポイント

1 周術期に使用される輸液とその特徴

現在日本で使われている輸液製剤を表2にまとめた．輸液製剤は電解質輸液の**晶質液**と，高分子物質を含み膠質浸透圧を保つ**膠質液**に大別される．晶質液は血管内と間質部分とを行き来するため，膠質液と比べて浮腫をきたしやすい．さらに，糖，電解質，アミノ酸を組み合わせた糖加アミノ酸製剤や脂肪製剤などの**栄養輸液**がある．手術中の輸液は乳酸リンゲルに代表される細胞外液と，HES（ヒドロキシエチルスターチ：hydroxyethyl starch）製剤がほとんどで，術前・術後は3号液（維持液）とそれにアミノ酸を加えた糖加アミノ酸製剤が多用される．アミノ酸添加により，術前の栄養改善と，術後の筋タンパク異化の防止効果が期待されている．

2 サードスペースとは何か

サードスペースとは，細胞内液や細胞外液との交通がとぼしく，水分の出し入れがコントロールされない非機能的な領域のことで，第3の区画という意味である．**皮下組織や消化管壁や各臓器の間質組織などが相当する**と考えられている．手術侵襲では血管内からサードスペースへ水分が移行するため，術後2，3日間は水分を「補充」しなければならないとされていた．一方GIFTSUPでは細胞外水分量の20〜25％は血漿水分量で，それ以外を「隔離された間質」（sequestered in the interstitial space）と表現している．尿量減少は血管内容量が不足していると解釈されるため

表2 周術期に使用される輸液

種類	分類	輸液名	特徴, 用途	Na (mEq/L)	K (mEq/L)	CL (mEq/L)	その他	主な製品名（メーカー名）
晶質液 (crystalloid)	細胞外液	乳酸リンゲル液	アルカリ化剤として乳酸Naを配合. 乳酸は肝臓で代謝.	130	4	109	乳酸 28 mEq/L	ラクテック®注（大塚）, ソルラクト（テルモ）, ハルトマン「コバヤシ」（共和クリティケア）
		酢酸リンゲル液	アルカリ化剤として酢酸Naを配合. 酢酸は肝臓以外でも代謝される. 肝障害時に有用.	130	4	109	酢酸 28 mEq/L	ヴィーン®F（興和）
		重炭酸リンゲル液	アルカリ化剤として炭酸水素Naを配合.	130	4	109	炭酸水素 28 mEq/L	ビカネイト®（大塚）, ビカーボン®（エイワイファーマ）
		糖加リンゲル液	細胞外液の補正に加えて血糖の維持を.	130	4	110	糖質 50 g/L	ラクテック®G（大塚）, ヴィーン®D（興和）
		生理食塩水	各種薬剤の溶解投与. NaやCl欠乏時の投与.	154	0	154		ソルデム®1（テルモ）, ソリタ®-T1号（味の素）
	低張電解質輸液	1号液（開始液）	脱水の初期治療を目的. 生食の1/2のNa量. K含まない.	77〜90	0	70	ブドウ糖5.2 g/L	ソルデム®1（テルモ）, ソリタ®-T1号（味の素）
		2号液（脱水補給液）	脱水の治療後利尿あれば使用. 1号液にKを加えてある.	75〜84	20〜30	59〜66	ブドウ糖16 g/L	ソルデム®2（テルモ）, ソリタ®-T2号（味の素）
		3号液（維持液）	1.5〜2.5 Lで1日必要な電解質を投与できる.	35	20	36	ブドウ糖27〜43 g/L	ソルデム®3A（テルモ）, ソリタ®-T3号（味の素）
		高濃度糖加維持液	3号液に糖質＞7.5％添加.	35	20	36	ブドウ糖75〜100 g/L	ソルデム®3AG（テルモ）, ソリタ®-T3G号（味の素）, フィジオゾール®3号（大塚）
		4号液（術後回復液）	K投与したくない腎不全, 高齢者, 乳幼児.	30〜60	0〜10	20〜50	ブドウ糖27〜42 g/L	ソリタ®-T4号（味の素）
膠質液 (colloid)	HES製剤		麻酔時の血圧低下, 出血時に循環血液量を増やす.	105.6〜154	0〜4.0	92.3〜154		ヘスパンダー®（大塚）, サリンヘス®（大塚）, ボルベン®（大塚）
	アルブミン製剤	等張アルブミン製剤, 高張アルブミン製剤	出血性ショック, 肝硬変の腹水治療など.	（血液製剤の電解質測定値は各ボトルに記載）				4, 4％, 5％, 20％, 25％各種あり
栄養輸液	糖加アミノ酸輸液	高濃度糖加アミノ酸輸液	中心静脈栄養	50	22〜30	50		ネオパレン®1号, 2号（大塚）, フルカリック1号, 2号, 3号, RF（テルモ）
		低濃度糖加アミノ酸輸液	末梢静脈栄養	35	20	35	ブドウ糖75 g/L, アミノ酸30 g/L	アミノフリード®, ビーフリード®（大塚）, ツインパル®（味の素）
	脂肪	脂肪乳剤	エネルギー補給と, 必須脂肪酸供給	0	0	0	脂肪成分 10〜20％	イントラリポス®（大塚）, イントラリピッド®（フレゼニウスカービジャパン）

晶質輸液の大量投与を招き，血管内水分が間質に移行するために間質浮腫（interstitial oedema）をきたすとされている．このようにGIFTSUPは「**輸液増加によりサードスペースがつくられる**」ことを指摘している．

これまでの「補充」ルールでは，多量の細胞外液輸液と，抗利尿効果が相まって術後の長引く体重増加遷延の原因となってきた．これが輸液過剰による合併症を生み出してきたといえる．

2. 症例と解説（図1）

次に実際の症例から，術中の輸液バランスや術後の輸液量を考えてみる（図1）．

1 術中輸液バランスの評価

術中の輸液量は，術野の様子や，各種心血管モニターを指標にしながら，IN/OUTがマイナスとならないように行われている（●ここがポイント参照）．その結果として尿量が0.5～1.0 mL/kg/時であれば適切な輸液がなされたといえる[5]．手術が終了して帰室する前に，IN/OUTのバランスがプラスとなるか，マイナスとなるかを計算して術後輸液計画の参考とする．術前から脱水のある症例では，血圧や尿量を保つために輸液総量が増えてプラスとなることが多い．一方でマイナスの場合には，術中出血や胸水，腹水などの体液喪失が手術中に補正しきれていない可能性を考慮する必要がある．

> ●**ここがポイント**
> IN/OUTのバランスは
> IN　＝術中輸液総量
> OUT＝維持量＋体液喪失量＋術野蒸発分＋血管拡張分
> で計算する．

維持輸液量は体重から計算して投与する．手術中は乳酸リンゲルや酢酸リンゲルなどの細胞外液を用いる．術後は糖加アミノ酸輸液などの電解質輸液製剤を使用する．維持輸液の設定量・計算方法について90年代以後のテキストから抜粋して表3にまとめた．体重換算でみてみると維持量には大きな差異があることがわかる．この中では，文献6の1.5 mL/kg/時は簡便でGIFTSUPに近く使いやすい指標であるといえる．

そこで，本症例では，維持量：1.5×60×5（麻酔時間）＝450 mLとした．

体液喪失量は術前の脱水，絶食による不足分に加えて，出血，胸水，腹水などの術中に失われた体液量を合計する．術前は適切に補正されているとして，出血分の190 mLとした．

術野蒸発分は開腹手術では2 mL/kg/時として計算するため，2×60×4（手術時間）＝480 mLとした．腹腔鏡手術では計算に考慮する必要はないと考える．腹腔鏡手術では開腹手術に比べてほとんど問題ないくらい少ないとされているが[15]，一方で送気している炭酸ガスによる蒸発やエネルギーデバイスによる水分喪失が多いという報告もある[16]．

血管拡張分とは術中の麻酔薬の血管拡張による循環血液量低下に対する補正分である．5 mL/kg/時として計算する．最近では，有効な血管内容量を保ち間質浮腫を防ぐために細胞外液だけではなくて，膠質液としてHES製剤も積極的に使われるようになってきた．本症例では5×60×4（手術時間）＝1,200 mLとした．

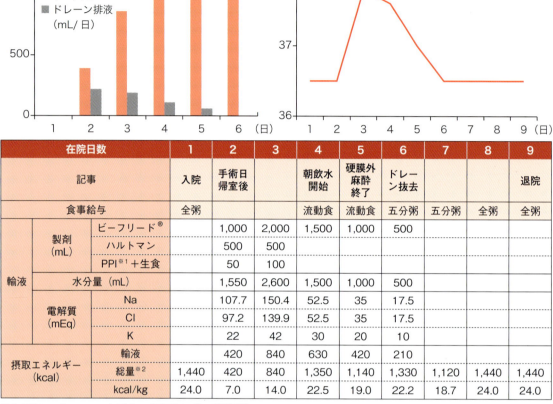

図1 腹腔鏡補助下幽門側胃切除術の症例経過
前庭部早期胃癌に対して腹腔鏡補助下幽門側胃切除術をおこなった．術後2日目から流動食を開始し2日ごとに食事形態を換えた．食事摂取エネルギーに合わせて経静脈栄養を漸減させた

以上より，INとOUTは次のように計算できる．
- IN = 2,100 mL
- OUT = 1,870 mL（術野蒸発分480 mL ＋出血190 mL ＋血管拡張分1,200 mL）

バランスはプラス230 mLでほぼ過不足ないと推計される．また術中尿量も240 mL（0.8 mL/kg/時）と保たれていた．

表3 文献でみる維持輸液の輸液量計算法

報告年	設定量：計算方法	体重別の輸液1日量 50 kg	60 kg	70 kg	備考	文献
1992	50〜60 mL/kg/日	2,500〜3,000 mL	3,000〜3,600 mL	3,500〜4,200 mL	手術麻酔後の輸液	7
1995	1,500〜2,000 mL/日	1,500〜2,000 mL			-	8
1997	-	1,500〜2,000 mL			尿量をみながら調整	9
2005	最初の10 kg：4 mL/kg/時＋次の10 kg：2 mL/kg/時＋残りの体重分：1 mL/kg/時	2,160 mL	2,400 mL	2,640 mL	4-2-1法	10
2009	1,500〜2,000 mL/日	1,500〜2,000 mL			尿量を0.5〜1.0 mL/kg/時を目安に輸液量を調整	11
2009	25〜35 mL/kg/日	1,250〜1,750 mL	1,500〜2,100 mL	1,750〜2,450 mL	GIFTSUP	4
2010	1.5 mL/kg/時	1,800 mL	2,160 mL	2,520 mL	術後第2病日以後の計算法（術当日・術後第1病日は2〜3 mL/kg/時）	6
2012	-	1,500〜2,000 mL			「予測される尿量に600 mLを加える」とも記載あり	12
2013	-	1,500〜2,000 mL			-	13
2015	30 mL/kg/日	1,500 mL	1,800 mL	2,100 mL	1日に必要な水分量	14

2 術後の輸液計画

術後の輸液は**輸液総量＝維持量＋補正量**で計算する．

補正量＝すでに失われた量＋これから喪失する量である．

手術中のバランスがマイナスであれば「すでに失われた量」に加算する．「これから喪失する量」はドレーンからの血液，胸水，腹水などの体液流出量のことである．帰室直後にこれらの喪失分を計算することはできないので，同じ術式の過去の症例から予測する．体液の電解質を考慮して乳酸または酢酸加細胞外液補充液を用いる．ドレーンからの喪失が多い場合には3時間ごとや4時間ごとに流出量を計算して，輸液量を補正する必要がある．

術後に投与する抗菌薬，抗潰瘍薬，鎮静薬，鎮痛薬などを溶解した生理食塩水も体液喪失の補正量に加える．

本症例では手術当日の帰室後の10時間分の輸液指示として下記のようにした．

・維持量：1.5 mL/kg/時×60 kg（体重）×10時間＝900 mL
・補正量：500 mL（帰室後のドレーン量＋予想される発熱補正分）のように推計して
　ビーフリード® 1,000 mL＋ハルトマン 500 mL

総輸液量を決定して輸液を開始したら，尿量が0.5 mL/kg/時以上を維持できるように輸液量を調整する．「維持量＋推計された不足分」を投与しても尿量が十分に得られない場合は身体診察，エコー検査などで脱水かどうかの診断をすると同時に，推計されていない喪失はないか再確認する必要がある．発熱時には1℃上昇につき細胞外液補正分を約10％増加させる．また術中バランスや，術後のドレーン量などを再確認して計算漏れがないか確認する．結果として輸液不足が予想される場合には輸液量を増やして尿量の反応をみる．

以上より，手術翌日の必要量は次のように計算した．

・維持量：1.5 mL/kg/時×60 kg（体重）×24時間＝2,160 mL
・補正量：ドレーン排液予想200 mL＋発熱で維持量2,160 mL×10％＝416 mL
⇒合計：2,160＋416＝2,576 mLなので，これを輸液製剤に配分して
　ビーフリード® 2,000 mL＋ハルトマン500 mL＋生食100 mLとして輸液指示を出した．

術後2日目以後からは流動食が開始され，五分粥，全粥と次第にエネルギーが増加する．必要栄養量25 kcal/kg/日に近づくように補助的に糖加アミノ酸製剤と投与するようにしている．

●ここがピットフォール：尿量について

これまで尿量が脱水の重要な指標とされ，尿量を維持するように輸液量を調節することが重要視されてきた．尿量低下は腎血流低下のサインで，腎不全の発症原因と考えられてきたからだ．ところが尿量維持と術後の腎機能には関係がなく，尿量のみを保つための輸液負荷することや血管作動薬や利尿薬を投与することは腎障害の要因となることが報告されている[17]．術後尿量の減少は必ずしも輸液量の不足でなく，ストレス状態の持続により抗利尿に傾いている影響が少なくない．しかし，完全に尿量を無視しても構わない訳ではない．腎機能障害に関するRIFLE criteria[18]では血清Cre値×1.5以上ならびに，尿量0.5 mL/kg/時以下が6時間以上持続する場合を腎不全のリスク群としている．そこで臨床での目安としては，尿量0.5 mL/kg/時以上を保つのが適切ではないかと考える．

おわりに

これからの研修医に求められるのは「輸液計画が指導医の指示どおりかどうか」ではなく，「なぜその輸液計画にしたかを説明できる」ことである．どのようなエビデンスやガイドラインを参考とし，何を根拠として脱水と判断したのかを明らかにするよう習慣づけることにより，「既存の輸液ルール」を見直して，効果的な輸液療法を構築していくことができる．

文献・参考文献

1) 飯島毅彦：周術期輸液の考え方の変遷．日本集中治療医学会雑誌，19：578-585，2012
2) Fearon KC, et al：Enhanced recovery after surgery：a consensus review of clinical care for patients undergoing colonic resection. Clin Nutr, 24：466-477, 2005
3) Spanjersberg WR, et al：Fast track surgery versus conventional recovery strategies for colorectal surgery. Cochrane Database Syst Rev, 16：CD007635, 2011
4) Powell-Tuck J, et al：British Consensus Guidelines on Intravenous Fluid Therapy for Adult Surgical Patients (GIFTSUP). 2009
　http://www.ics.ac.uk/ics-homepage/guidelines-and-standards/
5) Nisanevich V, et al：Effect of intraoperative fluid management on outcome after intraabdominal surgery. Anesthesiology, 103：25-32, 2005
6) 「標準外科学 第12版」（北島政樹/監，加藤治文，他/編），医学書院，2010
7) 「ベッドサイドの輸液療法 第2版」（折田義正/編），金芳堂，1992
8) 「チャートで学ぶ 輸液療法の知識」（北岡建樹/著），南山堂，1995
9) 「プログラム演習 輸液の基礎知識 第3版」（和田孝雄/著），医歯薬出版，1997

10)「周術期輸液の考えかた 何を・どれだけ・どの速さ」(丸山一男/著), 南江堂, 2005
11)「輸液療法の進め方ノート 改訂版」(杉田 学/編), 羊土社, 2009
12)「やさしく学ぶための輸液・栄養の第一歩 第3版」(日本静脈経腸栄養学会/編), 日本静脈経腸栄養学会, 2012
13)「一目でわかる輸液 第3版」(飯野靖彦/著), メディカル・サイエンス・インターナショナル, 2013
14)「シチュエーションで学ぶ 輸液レッスン 改訂第2版」(小松康宏, 他/著), メジカルビュー, 2015
15) Biegner AR, et al：Quantification of insensible water loss associated with insufflation of nonhumidified CO2 in patients undergoing laparoscopic surgery. J Laparoendosc Adv Surg Tech A, 9：325-329, 1999
16) 松原圭一, 他：全腹腔鏡下子宮全摘術による水分平衡に関する検討. 日本産科婦人科内視鏡学会雑誌, 26：507-510, 2010
17) Heung M, et al：Fluid overload at initiation of renal replacement therapy is associated with lack of renal recovery in patients with acute kidney injury. Nephrol Dial Transplant, 27：956-961, 2012
18) Bellomo R, et al：Acute renal failure – definition, outcome measures, animal models, fluid therapy and information technology needs：the Second International Consensus Conference of the Acute Dialysis Quality Initiative (ADQI) Group. Crit Care, 8：R204-R212, 2004

プロフィール

近藤　匡（Tadashi Kondo）
筑波大学附属病院水戸地域医療教育センター水戸協同病院消化器外科
当院では，腹部救急患者に対する迅速な対応と，有症状で来院する高齢者悪性疾患のマネージメントが外科に求められています．治療効率をあげるために日々努力しているところです．

第1章 周術期の入院患者管理の基本

2. 周術期の栄養管理：術前栄養療法

寺島秀夫

Point

- 重度（～中等度）の栄養障害が前提条件，癌患者または高度侵襲手術が予定されている患者が対象
- 経腸栄養法が第一選択（経口栄養補給＞経管栄養法）
- 静脈栄養法は消化管機能の問題によって経腸栄養法が施行不可またはその投与量が不十分である場合に限定
- 実施期間は経腸栄養法が術前7～14日以内，静脈栄養法が術前5～10日以内

はじめに

本稿では，臨床栄養学領域において世界二大学会である**米国静脈経腸栄養学会（American Society for Parenteral and Enteral Nutrition：ASPEN）**および**欧州静脈経腸栄養学会（European Society for Clinical Nutrition and Metabolism：ESPEN）**によって策定されたガイドライン[1～5]に基づき，これに最新の研究結果を加味しながら，成人の術前栄養療法として標準的な考え方と実践法を解説する．推奨度（グレード）のランクは表1および表2を参照していただきたい[3, 6]．

1. 栄養療法総論

栄養療法は周術期にかかわらず栄養障害を認めるケースでは全例適応となるが，逆に**栄養状態に問題がないケースでは栄養療法は不要である**．ただし，**当初栄養障害がないケースでも最短で7日間以上にわたり食事摂取ができないことが予測される場合，栄養療法を開始することが推奨されている[1]**．

1 栄養療法の分類（図1）

1）栄養投与経路別

経腸栄養法（enteral nutrition：EN）と静脈栄養法（parenteral nutrition：PN）に大別される．ENは，経口栄養補給（oral nutritional supplementation：ONS）と経管栄養法（tube feeding：TF）に亜分類される．ONSとは，食事に加えて，経腸栄養剤を飲用することで栄養摂

表1 ASPENガイドラインにおけるエビデンス評価システム

推奨度（グレード）
A 少なくとも2つのレベルⅠ研究により立証されたもの
B 1つのレベルⅠ研究により立証されたもの
C 少なくとも1つのレベルⅡ研究により立証されたもの
D 少なくとも1つのレベルⅢ研究により立証されたもの
E レベルⅣかⅤのエビデンスによるもの

エビデンスレベル
Ⅰ 明確な結果を伴った大規模無作為化試験：偽陽性および／または偽陰性の危険性がともに低い
Ⅱ 明確な結果を伴わない小規模無作為化試験：偽陽性および／または偽陰性の危険性が中等度～高い
Ⅲ 非無作為化同時比較試験
Ⅳ 非無作為化過去症例比較試験
Ⅴ 症例報告，非比較試験，専門家の意見

文献3より引用

表2 ESPENガイドラインにおけるエビデンス評価システム

推奨度（グレード）
A レベルⅠa，Ⅰb研究により立証されたもの
B レベルⅡa，Ⅱb，Ⅲ研究により立証されたもの
C レベルⅣ研究により立証されたもの

エビデンスレベル
Ⅰa 無作為化比較試験のメタ解析
Ⅰb 少なくとも1つの無作為化比較試験
Ⅱa 少なくとも1つ以上の非無作為化であるが適切にデザインされた比較試験
Ⅱb 少なくとも1つ以上の上記以外の適切にデザインされた準実証研究
Ⅲ 適切にデザインされた非実証・記述的研究（比較試験，相関研究，症例対照研究）
Ⅳ 専門家の意見や高名な権威者の臨床経験

文献6より引用

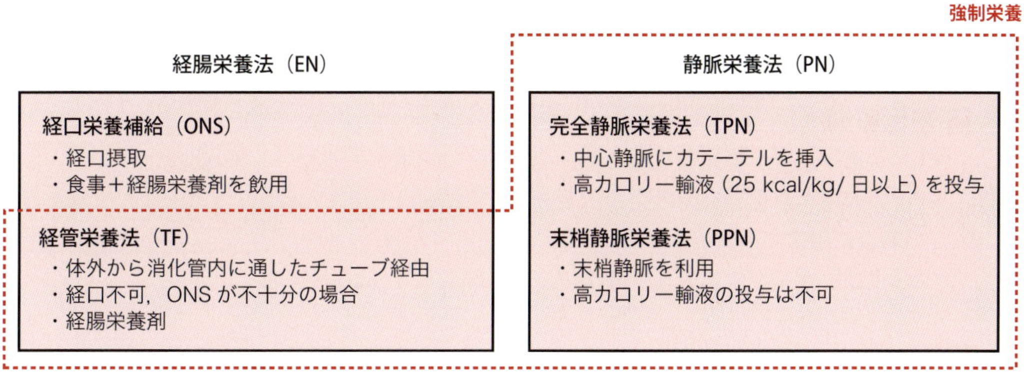

強制栄養

経腸栄養法（EN）

経口栄養補給（ONS）
・経口摂取
・食事＋経腸栄養剤を飲用

経管栄養法（TF）
・体外から消化管内に通したチューブ経由
・経口不可，ONSが不十分の場合
・経腸栄養剤

静脈栄養法（PN）

完全静脈栄養法（TPN）
・中心静脈にカテーテルを挿入
・高カロリー輸液（25 kcal/kg/日以上）を投与

末梢静脈栄養法（PPN）
・末梢静脈を利用
・高カロリー輸液の投与は不可

図1 栄養投与経路の分類

取量の不足分を補う処置である．一方，TFとは，経口摂取が不可能または自主的なONSが不十分な場合に，体外から消化管内に通したチューブ（経鼻胃管，胃瘻チューブ，空腸瘻チューブなど）を用いて経腸栄養剤を投与する処置である．

PNは，中心静脈にカテーテルを挿入して高カロリー輸液（25 kcal/kg/日以上）を投与する**完全静脈栄養法**（total parenteral nutrition：TPN）と，末梢静脈（高カロリー投与は不可）を利用する**末梢静脈栄養法**（peripheral parenteral nutrition：PPN）に亜分類される．

2）強制栄養か否か

PNとTFは，患者の意志にかかわらず処方された栄養がすべて投与されるので，**強制栄養に該当し，処方内容が不適な場合には有害事象が発生するリスクに注意しなければならない**．

2 栄養アセスメント

主観的包括的アセスメント（subjective global assessment：SGA）は，外来診察時にも実施可能な簡便なツールであるため，広く利用されている．まず，**病歴**（体重の変化・食事摂取の変化・消化器症状・身体機能に関する病歴聴取，疾患による代謝ストレスの有無と程度）を聴取し，**身体計測**（身長と体重の測定，皮下脂肪・筋肉量の減少と浮腫・腹水の程度を主観的評価）を行う．以上の情報を包括したうえで，**栄養状態を良好，中等度障害**（または栄養障害疑い），**重度障害の3段階**（グレードA/B/C）で評価することになるが，主観的な判断であることから経験が必要である．

初心者が栄養アセスメントを行う場合は，定量的に把握可能な"体重変化"による評価が有用である．具体的には，**過去6カ月間の体重減少率**（筆者注：6カ月前の体重が不明な場合は健常時体重で代用）が**10〜15％を超えていれば，ESPENガイドライン[2]に基づいて重度障害（グレードC）と即断可能である**．

2. 術前栄養療法の適応基準と基本原則

1 適応基準（2項目ともに該当）
- 重度（〜中等度）の栄養障害を合併
- 癌患者または高度侵襲手術（大手術）が予定されている

2 基本原則
- ENが第一選択：優先順位はONS＞TF（経口摂取が困難ないし不可能）
- PNの適応：消化管機能の問題によってENが施行不可またはENでは十分な栄養を投与できない場合に限定
- 実施時期：ENが術前7〜14日以内，PNが術前5〜10日以内

3 ASPENガイドラインの考え方

術前栄養療法の適応は，**中等度〜重度の栄養障害を合併した癌患者を対象としており，術前（7〜14日間）から術後まで一貫した周術期栄養療法の実施が有益となる可能性を指摘している**（グレードA）[1]．

PNの適応は，栄養障害に加えて，ENの施行不能，上部消化管に対する高度侵襲手術の予定（食道切除，胃切除，膵臓切除など），術後ICU管理の必要性といった3条件を満たす場合に限定されており，実施期間は術前5〜7日前から開始して術後も継続としている（グレードB）[3]．

4 ESPENガイドラインの考え方

　術前栄養療法の適応は，重度の栄養障害かつ大手術（喉頭摘出，咽頭摘出，食道切除，胃切除，膵頭十二指腸切除など）を受ける予定の患者を対象（ASPENとの相違点）とし，術前10〜14日間の栄養療法を推奨している（グレードA）[4]．なお，以下4項目のいずれか1つに該当すれば，"重度"栄養障害が確定する．

① 過去6カ月以内に10〜15％以上の体重減少
② body mass index（BMI）＜18 kg/m^2
③ SGAグレードC
④ 血清アルブミン＜3.0 g/dL（肝臓と腎機能障害がない）．

　PNの適応は，ASPENに比べ大幅に緩和されており，上述の条件に経口または経腸的に十分な栄養を摂取できない場合（摂取目標量の60％未満）を付加するのみであるが（グレードA），その実施期間は明言されておらず目安（術前7〜10日間）に留まっている[5]．

●ここがポイント：高度侵襲手術（大手術）の定義とは何か？

同一の術式であっても，患者の臓器予備能と病巣進行度，執刀医の力量などにより侵襲の程度は異なり，術式に基づいて高度侵襲手術を画一的に定義付けることは困難である．術式のみで高度侵襲手術と言い切れるのは食道癌根治術（開胸開腹，3領域リンパ節郭清術を伴う）のみであり，ほかの術式では個々のケースにおいて手術チームが中心となって手術侵襲の程度を判断するべきである．

●ここがピットフォール：画一的な実施は禁忌，開始時期・期間には十分な配慮を！

ASPENガイドライン[1]では，「術前栄養療法は侵襲の大きな癌手術を受ける患者において画一的に用いられるべきではない（グレードA）」との勧告を行っており，その理由として画一的な栄養療法がアウトカムを改善することを示したエビデンスはないと言い切っている．さらに，「栄養療法自体に付随するリスクならびに手術遅延によって起こりうるリスクを勘案したうえで，その有益性を判断しなければならない（グレードA）」と明記している．

したがって，適応条件の順守，個々に応じた栄養療法の立案が重要である．実をいえば，実施期間は，一般論として設定されているに過ぎず，そのエビデンスは存在しない．術前栄養療法は結果的に手術治療を遅延させるので，個々のケースにおいて病状の進行を考慮したうえで実施期間を決定しなければならない．初診時に栄養アセスメントをすませ，前述の適応基準に該当することを把握できた時点ですみやかに術前栄養療法を開始すれば，手術治療の遅延を可及的に回避できる．なお，ESEPNガイドライン[3]は，可能な限り入院前から開始しておくこと（筆者注：ONSであれば外来で実施可能）を推奨している（グレードC）（Advanced Lecture-1．参照）．

表3　日本人の基礎エネルギー消費量（BEE）[10]

性別	男性			女性		
年齢	基礎代謝基準値 (kcal/kg/日)	基準体重 (kg)	BEE (kcal/日)	基礎代謝基準値 (kcal/kg/日)	基準体重 (kg)	BEE (kcal/日)
18〜29歳	24.0	63.2	1,520	22.1	50.0	1,110
30〜49歳	22.3	68.5	1,530	21.7	53.1	1,150
50〜69歳	21.5	65.0	1,400	20.7	53.0	1,100
70歳以上	21.5	60.0	1,290	20.7	49.5	1,020

3. 術前栄養療法実施時の要点

・適応条件の確認，適切な栄養投与経路と期間の選択（●ここがピットフォール参照）
・エネルギー投与目標量（食事摂取量も含める）：25〜35 kcal/kg/日
・経腸栄養剤，静脈栄養製剤の選択：標準的な組成で可
・血糖コントロール（第1章-5を参照）

1 エネルギー投与目標量の設定

　目標量は両ガイドラインのどちらにおいても明記されていない．**栄養状態改善のためには，基礎代謝エネルギー消費量（basal energy expenditure：BEE）に上乗せしたエネルギー投与量が少なくとも必要**である．BEEの算定方法として，**Harris-Benedict式**（Harris-Benedict equation：HBE）が現在もなお頻用されている．算定されたBEEは健常な状態にあることを前提にした値であることから，患者に対してHBEを用いる場合には参考値として取り扱わなければならない．目標量の上限値としては，過量なエネルギー投与は代謝負荷となって逆効果を惹起するリスクがあるため，35 kcal/kg/日が目安となる．

> ●**ここがピットフォール：HBEによるBEEの算定方法**
>
> 原典[7]に基づいてHBEを忠実に記載するとBEE算定式は以下のようになる．
> ・男性：66.4730＋（13.7516×体重）＋（5.0033×身長）−（6.7550×年齢）
> ・女性：655.0955＋（9.5634×体重）＋（1.8496×身長）−（4.6756×年齢）
>
> ただし，**HBEが発表されたのは1918年であり，当時と現代では約1世紀のタイムラグが存在している**事実に留意しなければならない．さらにHBEの基礎データには後期高齢者（75歳以上）は含まれていないため，高齢になるほどBEE実測値とHBE計算値との乖離が大きくなる問題が指摘されている．「日本人の食事摂取基準（2015年版）」（厚生労働省策定）[8]には，**現代日本人の基礎代謝基準値**（体重1 kg当たりのBEE）が公表されているので，特に70歳以上の高齢者では，この基準値（**表3**）を用いて概算することをお勧めしたい．

2 経腸栄養剤の選択に関する最新の見解

　本稿では標準的な組成で可としたが，その根拠は最新の検討結果として**免疫増強（調整）栄養剤**（アルギニン，ω-3脂肪酸，ヌクレオチドを含む）の**エビデンスが未だ不十分**と判断せざるを得ないからである（**Advanced Lecture-2.**参照）．
　2011年のDroverらによるシステマティック・レビュー[9]では，消化管手術の周術期において

アルギニンを含む栄養剤の投与が感染リスクと在院日数の観点から有益であるとの結果が示された．しかしながら，その翌年に発表されたコクラン共同計画システマティック・レビュー[10]においては，消化管手術を受ける患者に対する術前免疫増強栄養の効果はバイアスの存在によって一般化することができないとの結論が下されている．示唆に富むコメントとして，周術期管理における最近のイノベーション（例えばERAS®）が結果に影響を及ぼしている可能性を指摘している．換言すれば，**栄養療法単独ではなく，ERAS®のように集学的な周術期管理によってアウトカムの改善をめざす時代に突入している**ことを意味している．

4. 症例提示

> **症例**
> 50歳代の男性．固形物を摂取することができなくなった段階で医療機関を受診した．内視鏡検査にて胸部食道癌の診断となり，精査・加療を目的にて当院に紹介となった．

1 外来での栄養アセスメント

受診時の身長と体重は162 cm，43 kgであり，過去6カ月の体重減少率を算出すると18％（＞10〜15％）を示したことから，重度栄養障害（SGAグレードC）と即断でき，術前栄養療法の適応と判断された．なお，BMIは16 kg/m^{2}と計算され，BMIの観点（＜18 kg/m^2）からも重度栄養障害であることを把握可能である．

2 術前栄養療法の立案

栄養投与経路別ではEN投与が第一選択となり，液体と粥は摂取できていたことから，TFではなくONSによる栄養管理を実施可能な状態にあった．エネルギー投与目標量を35 kcal/kg/日に設定すると，約1,500 kcal/日の栄養摂取が目標となった．病歴聴取の結果，500 kcal/日前後は食事として摂取可能と推定され，ONSとして経腸栄養剤1,000 kcal/日（1,000 mL）を処方する方針とした．

しかしながら，食道癌の疫学的な原因は喫煙と飲酒であり，患者が大酒家であることが多く，甘い半消化態栄養剤に対して拒絶反応を示すことが多々ある．本症例でも，自主的な摂取では目標量の飲用を達成できず，入院のうえで術前栄養管理（術前8日間）を行う方針に変更した．

3 実際の術前栄養療法とアウトカム

数種類の経腸栄養剤を試飲することで嗜好に合うものを選択したが，1日当たり800 mLの飲用が上限となり，残りの必要なエネルギー量をPPNとして投与することにした（**図2**）．アウトカムとして体重1.7 kgの増加が得られ，手術に臨むことができた．さらに，術後管理には早期経口栄養摂取を含むERAS®プロトコル（**第1章-7参照**）を適用した結果，患者は術後合併症なく迅速に回復し，第9病日に退院した．

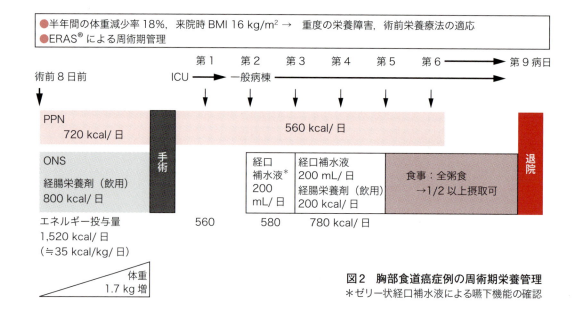

図2 胸部食道癌症例の周術期栄養管理
＊ゼリー状経口補水液による嚥下機能の確認

Advanced Lecture

1 術前栄養療法の必要性に対する異論

　2008年，ESEPNの機関誌において，胃癌手術（筆者注：欧米では大手術に該当）を対象（患者数196人）に，周術期栄養療法を施行しない条件下で術前栄養状態と術後アウトカムの因果関係を検討した後ろ向きコホート研究[11]が発表された．結論として，重度栄養障害（ESPENの基準）が術後合併症を有意に増加させる危険性はないことが示され，本論文の著者らは，近年の麻酔と手術手技そして術後管理の向上によって，栄養障害が術後アウトカムにあまり重大な影響を及ぼさなくなった可能性を考察した．

　2012年に改訂されたERAS®ガイドライン（ESPEN協賛）[12]は，**ERAS®**（第1章-7参照）に**基づいて結腸手術の周術期管理が行われ手術侵襲が最小化された場合**，BMIが術後合併症と在院日数延長に関する独立したリスク因子ではないと考察されることから，**従来の周術期管理において重要視されていた術前栄養状態がもはや重要ではない可能性**を解説している．

2 免疫増強栄養剤に関する両ガイドラインの推奨事項

　高度侵襲手術を待機的に受ける予定であれば，免疫増強栄養剤の使用を推奨している．ただし，両学会が，免疫能を調整する作用をもつ栄養素として効果を承認しているのはアルギニンのみである．投与期間については，両学会間で相違が存在する．ASPENは，過去の研究において方法論に一貫性がないため，至適な開始時期を決定できないとの見解を示している[1]．これに対し，ESPEN[4]では，術前に5〜7日間の投与，術後は合併症のない場合に5〜7日間の継続としている（グレードC）．投与量に関して，両学会とも推奨事項を示していない（ESPENは250 mL×3の1日量を紹介）．

❸ 術前栄養療法の作用機序

　術前栄養療法の実施期間は最短で5日間，最大でも14日間であることから，過去6カ月間に減少した体重を含めて健常時の栄養状態に復帰させることは不可能である．術前栄養療法が術後経過に有益な効果をもたらす機序は未だ解明されておらず，以下，私見を述べる．

　食道癌患手術患者を対象にして，術前の栄養障害が術後代謝動態に影響を及ぼすか否かを検討した研究[13]が報告されている．6カ月間に大きな体重減少（平均13.9％）をきたした患者（重度栄養障害に該当）と軽微な体重減少の患者（平均0.7％）を比較した結果，術後の異化反応（炎症反応，糖新生，タンパク質分解）の程度に相違がないことが明らかにされた．つまり，術前に重度栄養障害を合併していても術後の代謝動態に異常を生じることはないことを示している．ゆえに，術前栄養療法によって飢餓状態に適応するための代謝動態を解除しておけば，術後の代謝亢進に円滑な順応が可能であることが示唆される．つまり，**術前栄養療法の主たる作用メカニズムは，飢餓状態の解除（術後の代謝亢進に対する準備）**と考えられる．

おわりに

　周術期栄養管理はERAS®に基づいた周術期管理の一環として実施される時代を迎えている．ゆえに，「**第1章-7．ERAS®プロトコル**」を必ず合わせ読んでいただきたい．

文献・参考文献

1) August DA, et al：A.S.P.E.N. clinical guidelines：nutrition support therapy during adult anticancer treatment and in hematopoietic cell transplantation. J Parenter Enteral Nutr, 33：472-500, 2009
2) Bozzetti F, et al：ESPEN Guidelines on Parenteral Nutrition：non-surgical oncology. Clin Nutr, 28：445-454, 2009
3) McClave SA, et al：Guidelines for the Provision and Assessment of Nutrition Support Therapy in the Adult Critically Ⅲ Patient：Society of Critical Care Medicine（SCCM）and American Society for Parenteral and Enteral Nutrition（A.S.P.E.N.）. J Parenter Enteral Nutr, 33：277-316, 2009
4) Weimann A, et al：ESPEN Guidelines on Enteral Nutrition：Surgery including organ transplantation. Clin Nutr, 25：224-244, 2006
5) Braga M, et al：ESPEN Guidelines on Parenteral Nutrition：surgery. Clin Nutr, 28：378-386, 2009
6) Schütz T, et al：Methodology for the development of the ESPEN Guidelines on Enteral Nutrition. Clin Nutr, 25：203-209, 2006
7) Harris JA & Benedict FG：A Biometric Study of Human Basal Metabolism. Proc Natl Acad Sci U S A, 4：370-373, 1918
8) 厚生労働省：日本人の食事摂取基準（2015年版）．
　http://www.mhlw.go.jp/file/05-Shingikai-10901000-Kenkoukyoku-Soumuka/0000083871.pdf
9) Drover JW, et al：Perioperative use of arginine-supplemented diets：a systematic review of the evidence. J Am Coll Surg, 212：385-399, 2011
10) Burden S, et al：Pre-operative nutrition support in patients undergoing gastrointestinal surgery. Cochrane Database Syst Rev, 11：CD008879, 2012
11) Pacelli F, et al：Is malnutrition still a risk factor of postoperative complications in gastric cancer surgery? Clin Nutr, 27：398-407, 2008
12) Gustafsson UO, et al：Guidelines for perioperative care in elective colonic surgery：Enhanced Recovery After Surgery（ERAS®）Society recommendations. Clin Nutr, 31：783-800, 2012
13) Bisschop PH, et al：Pre-operative nutritional status does not alter the metabolic response to major gastrointestinal surgery in patients with oesophageal cancer. Br J Nutr, 98：181-186, 2007

プロフィール

寺島秀夫(Hideo Terashima)
筑波大学大学院人間総合科学研究科疾患制御医学専攻外科学　教授，筑波大学附属病院消化器外科　教授・ひたちなか社会連携教育研究センター　部長
専門：消化管外科（特に食道外科），外科代謝栄養学，創傷治癒学
外科指導医としての信条：
・手術手技の奥義は暗黙知から形式知に変換して理論的に指導する
・外科代謝栄養学は高難易度手術を成功に導く上で不可欠な教養科目である

3. 周術期の栄養管理：術後栄養療法

寺島秀夫

● Point ●

- 侵襲下の栄養療法を立案するうえで最も重要なポイントは，エネルギー供給の基本原理を理解することである
- ICU管理が不要な場合の術後栄養療法は，ERAS®プロトコルの導入によって様変わりし，強制栄養ではなく経口摂取による栄養管理が主流となっている
- ICU管理が必要な場合の栄養管理においては，近年，既成概念が瓦解し，パラダイムシフトの時を迎えている

はじめに

　侵襲とは生体内の恒常性を乱す事象全般を意味する．ゆえに「侵襲＝すべての疾患」の構図が成立するが，治療自体も侵襲として作用することがあり，その代表格が手術である．
　侵襲下における栄養療法のアウトカム指標として，死亡率の低減，合併症の低減，在院日数の低減，異化反応の抑制，タンパク質合成の促進などがあげられる．文頭でチャレンジングな課題を提示することになるが，栄養療法がこれらを改善しうることを実証したエビデンスは確立されていない．さらには，近年，ASPEN（米国静脈経腸栄養学会）ならびにESPEN（欧州静脈経腸栄養学会）ガイドラインの推奨事項が最新の臨床研究によって否定されるといった波乱も複数発生している．その最大の要因は，「侵襲下の栄養療法は，本質的に，合目的性に立脚する生体システムへの介入であり，そのシステムを攪乱する危険性を内在している」という真理に端を発している[1]．現在，高度侵襲下，すなわち，ICU管理を要する重症患者に対する栄養療法においてはパラダイムシフトが進行中である[2]．本稿は，その論拠を明確化するために，まず総論として侵襲下栄養療法の本質を理解するうえで必要不可欠な病態生理を概説し，ついで既製概念の瓦解を体現している最新のエビデンスを提示しながら論を進める．

1. 総論：侵襲下における栄養療法の効果と限界

　侵襲下におけるエネルギー供給の基本原理（図1）を理解すると，栄養療法の効果と限界を自ずと見極めることが可能となる．

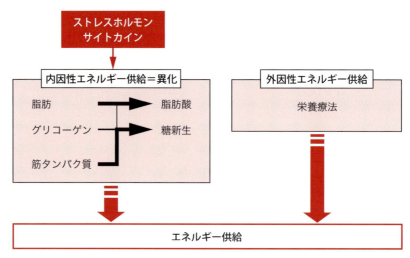

図1　侵襲下におけるエネルギー供給の基本原理

1 侵襲下におけるエネルギー供給の基本原理

　図1は，筆者が1993年以来提唱してきた"エネルギー供給の基本原理"[3]を模式化したものである．**生体に侵襲が加わると，侵襲の大きさに応じて"内因性エネルギー"が必ず供給される**．これは，従来，**異化反応**といわれてきたものであるが，侵襲から生き延びるために備わった生理的な生体反応の1つなのである．**侵襲が大きければ大きいほど，より多くのストレスホルモンとサイトカインが産生されるので，内因性エネルギー供給は増大**する．この"内因性エネルギー供給"に対し，栄養療法は"外因性エネルギー供給"に相当することになる．したがって，**栄養療法を受けている生体のエネルギー需要は，侵襲に対する生体反応である"内因性エネルギー供給"と栄養療法による"外因性エネルギー供給"の相互作用によって充足**される．

2 限定された効果

　エネルギー投与は，ストレスホルモン・サイトカイン環境に直接作用して侵襲に対する生体反応を軽減するものではない．したがって，**唯一の効果はエネルギー需要上の"飢餓状態"に起因する内因性エネルギー供給の阻止**に留まる．

　以上のことより，次の3点が術後栄養療法の限界として認められる．詳細は省くが，くれぐれも留意いただきたい．
① 侵襲に対する生体反応としての内因性エネルギー供給を抑制できない
② 侵襲に対する生体反応としての筋タンパク質異化反応を抑制できない
③ 侵襲が続く限りタンパク質同化を促進できない

3 栄養療法が逆効果として作用するメカニズム

　外因性エネルギー供給である栄養療法は，合目的性に内因性エネルギー供給を行っている生体システムへの介入であり，特に過剰なエネルギー投与（overfeeding）が行われた場合，そのシステムを攪乱して重大な有害事象を惹起する．近年，重症患者を対象とした質の高い臨床研究[4〜6]において，**overfeedingによる負のアウトカムとして感染性合併症の増加，臓器障害の回復遅延，ICU滞在期間・入院期間の延長**などが実証されている．

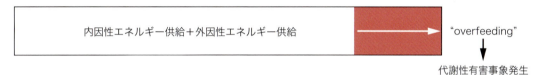

図2 侵襲下における外因性エネルギー供給のパターン分類
内因性エネルギー供給：侵襲に対する生体反応，外因性エネルギー供給：栄養支持療法

1) overfeedingの定義

エネルギー供給の基本原理（図1）に基づくと，overfeedingとは「内因性エネルギー供給＋外因性エネルギー供給＞安静時エネルギー消費量（resting energy expenditure：REE）」の状態と定義される（図2）[1]．「外因性エネルギー供給＜REE」の状態でも，生体内で内因性エネルギー供給が加わった場合にはoverfeedingが発現しうるので，十分な注意が必要である．一方，低エネルギー投与（underfeedingないしhypocaloric feeding）とは「内因性エネルギー供給＋外因性エネルギー供給＜REE」と定義され，飢餓に起因するエネルギー供給が発生している状態である．

以上を理解すれば，**既成概念となっていた「エネルギー投与目標量（エネルギー必要量）＝REE」の考え方**（ASPEN[7]，ESPEN[8] 両ガイドラインも採用）**が誤りであること**に直ちに気づくはずである．

2) overfeedingによる代謝性有害事象

overfeedingによる代謝性有害事象（図3）は2つのカテゴリー，すなわち，グルコース毒性（＝高血糖）と栄養ストレスに大別される[1, 9〜11]．注意事項として，第1に，**overfeedingは特に重症患者の場合，短期間で重大な有害事象を誘発するので迅速な対応が要求される**．第2に，高血糖状態の是正のみならず，**根本的な対応としてエネルギー投与量の適正化が不可欠**である．

とりわけ重大な代謝性有害事象はautophagy（自食作用）障害である．autophagyは，病的状態において，タンパク凝集体，酸化脂質，傷害を受けた細胞小器官，細胞内病原体を分解する[12]．autophagyと栄養摂取は密接な関係にあり，**栄養素（グルコースとアミノ酸）とインスリンは強力な抑制因子として作用し，逆に絶食はautophagyを活性化する**[13]．overfeedingによってautophagyが機能不全に陥ると，**臓器機能障害の回復遅延ならびに感染助長**が惹起される．

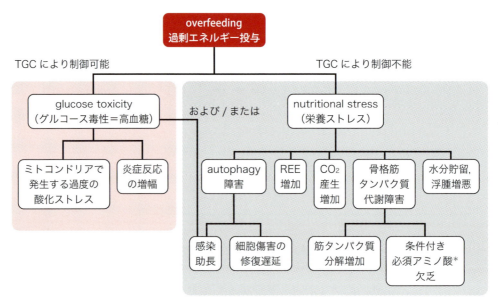

図3 侵襲下のoverfeedingが惹起する代謝性有害事象
　＊：グルタミン，アルギニン
　TGC：tight glycemic control（厳密な血糖コントロール）

2. 術後栄養療法の適応基準と基本原則

1 適応基準
- 全例が対象

2 基本原則

1）消化管機能に問題なし
- 術後ICU管理が不要な場合，早期経口栄養摂取を開始．
  術後第7病日まではエネルギー摂取目標量は設定せず患者の自主性に委ねるが，それ以降で経口栄養摂取量が不十分なとき（目標量の60％未満）はoral nutritional supplementation（ONS）を併用して不足分を補う
- 術後ICU管理が必要な場合，早期経腸栄養法（enteral nutrition：EN）を開始

2）消化管機能に問題あり
- 術後第7病日の時点においてもENの投与量が不十分（目標量の60％未満），かつ，その状態がさらに7日間以上続くと予測される場合，静脈栄養法（parenteral nutrition：PN）の開始を考慮
- 術後ICU管理が必要な場合，早期PNを実施してもよいが，エネルギー投与量の設定に十分な注意が必要
- 術前から栄養不良を合併し，かつ術前・術後ともに消化管機能に問題がある場合，PNを継続

3 術後早期経口栄養摂取
　術後早期経口栄養摂取の定義としては，「術後第1または2病日以内にリキッドダイエットの経口摂取を開始し，適応状態を見ながら通常食に復帰させること」が一般的である．重要なポイン

トとして，**経口栄養摂取はERAS®**（第1章-7参照）の主要素の1つとなっている．ESPENガイドライン[14]では，手術当日の経口摂取がグレードA（グレードのランクについては第1章-2表2参照）として推奨されており，結腸切除術を受けた患者の大半は術後数時間でクリアーリキッドダイエットなどの経口摂取を開始できると明記している（個々の状態と手術の種類に応じて調整：グレードC）．クリアーリキッドダイエットとは原則的に脂肪・ミルクなどの乳製品・食物繊維を含まない流動食を意味し，実際には，タンパク質補給のために脂肪を含有しない経腸栄養剤が用いられることが多い．

　術後ICU管理が不要な場合，**術後栄養療法の中心は食事摂取**であり，円滑に通常食に復帰させる手段として術後早期経口栄養摂取が活用されている．ASPENガイドライン[15]によれば，標準的食事で十分な根拠として，合併症の頻度と死亡率の観点から標準的経口食とENの効果を比較した結果，大多数の研究ではENの有用性が示されておらず，それゆえ，経腸栄養剤を使用する必要性はないと付記されている．食事摂取は強制栄養法ではないことから，**患者自身が栄養摂取量を回復状況に応じて自主的に決定する**ことになる．従って，術後早期の目標摂取量はあえて設定されておらず，ESPENガイドライン[14]は「目標摂取量に達するまでに5〜7日を要することもあるが，有害になることはない（グレードC）」と解説している．

4 早期EN：エビデンスは不十分

　早期ENとは，生体に侵襲が加わってから24〜48時間以内に開始され，その後48〜72時間をかけて投与目標量の達成をめざすENである[7]．対象は，**集中治療が必要な重症患者**，術後であれば**高度侵襲手術後にICUへ入室する患者**が該当する．通常，人工呼吸管理が行われており経口摂取できないことから，**経管栄養として実施**される．早期ENは重症患者の標準治療の1つとなっているものの，実は，ASPEN[7]およびESPEN[16]ガイドラインともにグレードCの位置付けであり，**そのエビデンスは十分ではない**事実を認識しておかなければならない．

5 早期PN：最新の見解

　早期PNとは，早期EN単独ではエネルギー投与目標量を満たせない場合にその補完を目的として投与されるPN（ICU入室後48〜120時間以内に開始），または，**早期ENが禁忌ないし不耐性となる場合にENの代替として単独投与されるPN**（ICU入室後24〜48時間以内に開始）である．**対象患者は早期ENと同様**である．

　2009年，早期PNを巡る論争が勃発した．ESPENガイドライン[8]が早期PNを推奨（グレードC）した一方で，ASPENガイドライン[7]は，ICU入室後最初の7日間（高度侵襲手術後では5〜7日間）に早期ENが不可ないし利用できない場合，発症前の栄養状態に問題がなければ，栄養療法を施行しないこと（筆者注：PNの有害性を指摘し，輸液管理のみを推奨）を勧告した（一般的な重症患者ではグレードC，術後患者ではグレードB）．

　この論争の勝敗を決すべく，現在までに計5件の無作為化比較試験[4〜6, 17, 18]が公表されているが，結論として**①早期PNは適正に実施されるのであれば安全，②早期PNの安全性を担保するためにはREEの予測値ないし実測値に相当するエネルギー投与を禁忌とするべき**，の2点が導き出される．

表1　エネルギー投与目標量の指針

	必要最低限度	上限
急性期の極期	6〜9 kcal/kg/日	15 kcal/kg/日
一般的な急性期	6〜9 kcal/kg/日	20〜25 kcal/kg/日
回復期	25〜30 kcal/kg/日	
慢性期に移行	6〜9 kcal/kg/日	25（〜30）kcal/kg/日

●ここがポイント：
なぜASPENガイドライン[7]は早期PNを禁忌と判定したのか？

術後1週間以内はPNを導入しない根拠として引用された論文9件を精査してみると，すべてが1995年以前に発表されたものであり（1970〜1990年の論文が7件，約80％），その時代的背景を勘案しなければならない．その当時，高エネルギー投与（例えば3,000 kcal/日）のPNが一般的であったために，overfeedingと続発する高血糖による代謝性有害事象が不可避に付随していたのであった[19]．そのような過去の研究を用いてPNの有害性を強調するロジックには憂慮の念を禁じ得ない．

3. 術後栄養療法実施時の要点

- 適切な栄養投与経路の選択（前述参照）
- エネルギー投与量の設定：経口栄養摂取の場合には患者の自主性（特に設定なし）に委ねられ，早期EN・PNの実施（対象は重症患者）に際しては表1に基づいて設定
- タンパク質投与量の設定：重症患者では過剰投与に注意
- 経腸栄養剤，静脈栄養製剤の選択：標準的な組成で可（推奨可能なものはない）．
- 脂肪乳剤の投与：投与量，投与速度に注意
- 血糖コントロール（第1章-5参照）

1 エネルギー投与量の設定：早期ENまたは早期PNの実施時

「エネルギー投与目標量（エネルギー必要量）＝REE」とする既製概念は論理的に誤謬を犯している点を再確認していただきたい．したがって，基礎エネルギー消費量（身長・体重・年齢から計算）にストレス係数を乗じて算定する"REE予測値"，REE予測値に活動係数を乗じて算定する"総エネルギー消費量予測値"，間接カロリーメトリーによる"REE実測値"，のいずれかをエネルギー投与目標量に設定する方法は科学的に不適切であり，利用するべきではない[1, 20]．これらの方法では，内因性エネルギー供給（図1）を全く考慮せず無視しているため，overfeedingが必定であることはいうまでもない．

間接カロリーメトリーの活用法として，REE実測値を知ることができれば，外因性エネルギー供給量の上限を求めることは少なくとも可能である[21]．その理由は，overfeedingを回避するためには，「外因性エネルギー供給量の上限＜REE実測値」の条件が不可欠であるからである．また，**呼吸商**（生体内で栄養素が分解されてエネルギーに変換されるまでの酸素消費量に対する二

酸化炭素生成量の体積比）＞1.0を示す場合，生理学的に代謝動態は脂肪合成が優位になっているのでoverfeedingと判定できる[21]．しかしながら，内因性エネルギー供給量を測定できないので，適切な外因性エネルギー供給量の算定が不可能な状況にある．

以上の現状を踏まえると，早期ENまたは早期PNの実施に際しては，過度のunderfeedingに陥らずにoverfeedingを確実に回避可能なエネルギー投与目標量を設定した指針が代替案となる．overfeedingは，underfeedingよりも短期間で重篤な代謝性有害事象を惹起するため，栄養療法の第一義はoverfeedingの確実な回避に尽きる．筆者の理論に基づいた指針[2, 21]を**表1**に示す．

今後，侵襲下の栄養療法がめざすべき方向性は，autophagyを効率的に機能させるために"適度な飢餓状態"の設定である．"適度な飢餓状態"の定義とは，autophagyが適正に機能すること，異化反応の著しい亢進がないこと，この２つの条件を満たす飢餓状態である[2]．"適度な飢餓状態"が設定されていれば，overfeedingによるほかの有害事象が発現する危険性が皆無となる．以上の見地に観察研究の結果を加味し，重症化の極期の場合には投与目標量の上限値を15 kcal/kg/日に設定した．一方，下限値の設定であるが，飢餓に起因する異化反応（糖新生に新たな前駆体を供給）の亢進を抑制するためにはグルコース２g/kg/日の投与が最低限必要であること[8]に観察研究の結果を加味して，必要最小限度として保証されるべきエネルギー投与量としては6〜9 kcal/kg/日を基準値にした．根拠の詳細については，誌面の関係上，文献2，21を参照していただきたい．

●ここがポイント：EN単独はoverfeeding回避に有効

ENはoverfeedingを防ぐうえで最も確実かつ簡便な栄養管理法である．諸家の観察研究によれば，EN単独で栄養投与を行った場合，初期には大多数の重症患者において平均的な投与量は算定されたエネルギー必要量（予測または実測のREE）の49〜70％に過ぎないことが報告されている[22〜24]．EPaNIC study[5]でも，後期PN群では，EN単独で管理を行った結果，第7病日の時点で実際のエネルギー投与量が目標量の50％に留まっていた．この事実は，EN単独で栄養投与を行う限り，REEを超えるエネルギー量が投与される危険性がないばかりか（外因性エネルギー供給量＜REEを担保），多くともREE予測値の70％以下（一般的目標量25 kcal/kg/日の場合，17.5 kcal/kg/日相当）に留まることを示唆している．一方，基礎疾患（重症化の原因）からの回復がENの順調な増量を可能にすることから[25]，問題なく投与量を増加できている状況下ではoverfeedingによる有害事象が発現するリスクは低減されていることになる．EN単独の栄養管理ではその初期段階でunderfeedingに陥る可能性があるが，underfeedingの状態が7〜10日間または14日間以内であれば許容範囲と考えられている（条件：重症病態に陥る以前にタンパク質・エネルギー栄養不良を合併せず健常な状態であった場合）[7]．

❷ タンパク質投与量の設定：タンパク質過剰投与の有害性

市販の栄養剤を使用する限り，エネルギー投与量が決定されると，これに随伴してタンパク質投与量も自ずと決定されるが，重症患者の場合，タンパク質投与量を確認しておく必要性がある．autophagyの観点からは，少なくとも急性期および臓器障害が発現しつつある場合，タンパク質投与の減量が正解と推論すべきである．現時点では，英国のThe National Institute for Health and Clinical Excellence（NICE）ガイドライン[26]の考え方に準拠し，ICU入室後の48時間までは標準投与量の半量以下（≦0.5〜0.75 g/kg/日）を投与し，病状の改善とともに増量することをお勧めする．

❸ 栄養剤の選択：pharmaconutrientの効果は否定的状況

　pharmaconutrientとは，免疫のみならず生体の多様な機能を修飾する薬理効果を有する栄養素の総称であり，具体的には，**アルギニン，グルタミン，ω-3脂肪酸**（eicosapentaenoic acid：EPA，docosahexaenoic acid：DHA），**γ-リノレン酸**（γ-linolenic acid：GLA），**抗酸化物質**が該当する．2009年までに公表されたガイドライン[7, 8, 16]においては，ENないしPNにこれらのpharmaconutrientを添加することが推奨されていたが，2009年以降に公表された質の高い多施設無作為化比較試験[27〜31]によって否定的結果を相次いで突きつけられている．看過できない大問題として，**重症患者に対する投与は無効なばかりか有害であって死亡率の増加を誘発**しかねないのである．この問題も，侵襲襲下の栄養療法が合目的性に立脚する生体システムへの介入であるゆえに，そのシステムを攪乱する危険性が不可避に付随する事実を如実に物語っている．目下，十分なエビデンスを有し，かつ広くコンセサスが得られているpharmaconutrientは存在しないと判断せざるを得ず，本稿では標準的な経腸栄養剤・静脈栄養製剤で可とした．

❹ 脂肪乳剤投与時の注意事項

　PNの一環として脂肪乳剤は投与されることがあるが，重症患者の場合には注意が必要である．ASPENガイドライン[7]では，**ICU入室後1週間以内にPNを実施する場合には大豆油（soybean oil：SO）脂肪乳剤を投与しないことを推奨**している（グレードD）．SO脂肪乳剤には，製剤学的特性から脂質異常症の惹起，感染性合併症の増加（網内系機能抑制，真菌増殖の促進），ω-6脂肪酸による炎症反応の増悪といった問題が指摘されている[32, 33]．

　なお，集中治療が1週間を超え，かつPNによる栄養管理を余儀なくされる場合，**必須脂肪酸を補給する観点からSO脂肪乳剤の投与が不可欠**である（投与量上限1 g/kg/日，投与速度0.1 g/kg/時以下）[33]．

Advanced Lecture

■ tropic feedingという新たなオプション

　trophic feeding（定義：EN投与速度10〜30 mL/時）とは，最小限度のENによって腸管機能を維持すること（腸管上皮の維持，刷子縁酵素の分泌刺激，上皮細胞密着結合の維持，免疫機能の強化，bacterial translocationの予防など）を主目的としている[34]．近年，急性肺障害の重症患者を対象にして2件の臨床研究[35, 36]によって，trophic feedingの有用性が相次いで発表された．重症病態に陥る直前の栄養状態が重度の低栄養状態でなければ，**trophic feedingは急性期において有効な栄養療法**であり，かつ**患者の負担・不快感が少ない**ことから，新たなオプションとして一考に値する．ちなみに，2012年版のSurviving Sepsis Campaignガイドライン[37]においても，trophic feedingの有用性が示唆されている．

おわりに

　侵襲下，特に集中治療領域における栄養療法は，未完な状況にある．したがって，現時点でエビデンスが確立されてない部分に対しては，病態生理の基礎知識と最新の知見に基づく論理的思考によって最適解を導かなければならない．本稿がその思考プロセスにおいて一助となり，さらにはパラダイムシフトを先取りするうえで役立つことを期待する．

文献・参考文献

1) 寺島秀夫，米山 智：侵襲下の栄養療法は未完である－栄養療法の本質，効果と限界．INTENSIVIST，3：373-399，2011
2) 寺島秀夫：侵襲急性期におけるエネルギー投与のパラダイムシフト－内因性エネルギー供給を考慮した理論的エネルギー投与法の提言－．日本集中治療医学会雑誌，20：359-367，2013
3) 寺島秀夫，他：高度外科侵襲下の代謝動態に関する検討－呼気ガス分析法による解析．日本外科学会雑誌，94：1-12，1993
4) Singer P, et al：The tight calorie control study (TICACOS)：a prospective, randomized, controlled pilot study of nutritional support in critically ill patients. Intensive Care Med, 37：601-609, 2011
5) Casaer MP, et al：Early versus late parenteral nutrition in critically ill adults. N Engl J Med, 365：506-517, 2011
6) Heidegger CP, et al：Optimisation of energy provision with supplemental parenteral nutrition in critically ill patients：a randomised controlled clinical trial. Lancet, 381：385-393, 2013
7) McClave SA, et al：Guidelines for the Provision and Assessment of Nutrition Support Therapy in the Adult Critically Ill Patient：Society of Critical Care Medicine (SCCM) and American Society for Parenteral and Enteral Nutrition (A.S.P.E.N.). J Parenter Enteral Nutr, 33：277-316, 2009.
8) Singer P, et al：ESPEN Guidelines on Parenteral Nutrition：intensive care. Clin Nutr, 25：387-400, 2009
9) 寺島秀夫，米山 智：侵襲下の血糖値と感染防御能〜Tight Glycemic Controlのみで十分なのか〜．外科と代謝・栄養，45：199-210，2011
10) Yoneyama S, et al：The manner of the inflammation-boosting effect caused by acute hyperglycemia secondary to overfeeding and the effects of insulin therapy in a rat model of sepsis. J Surg Res, 185：380-387, 2013
11) Yoneyama S, et al：The negative impact of insulin therapy for acute hyperglycemia secondary to glucose load on plasma amino acid profiles in a rat model of sepsis. Eur Surg Res, 54：34-43, 2015
12) Rabinowitz JD & White E：Autophagy and metabolism. Science, 330：1344-1348, 2010
13) Choi AM, et al：Autophagy in human health and disease. N Engl J Med, 368：651-662, 2013
14) Weimann A, et al：ESPEN Guidelines on Enteral Nutrition：Surgery including organ transplantation. Clin Nutr, 25：224-244, 2006
15) August DA, et al：A.S.P.E.N. clinical guidelines：nutrition support therapy during adult anticancer treatment and in hematopoietic cell transplantation. J Parenter Enteral Nutr, 33：472-500, 2009
16) Kreymann KG, et al：ESPEN Guidelines on Enteral Nutrition：Intensive care. Clin Nutr, 25：210-223, 2006
17) Doig GS, et al：Early parenteral nutrition in critically ill patients with short-term relative contraindications to early enteral nutrition：a randomized controlled trial. JAMA, 309：2130-2138, 2013
18) Harvey SE, et al：Trial of the route of early nutritional support in critically ill adults. N Engl J Med, 371：1673-1684, 2014
19) Jeejeebhoy KN：Permissive Underfeeding of the Critically ill Patient. Nutr Clin Pract, 19：477-480, 2004
20) 寺島秀夫：その輸液，間違っていませんか？－輸液のコントラバシーとピットフォール《栄養輸液のコントラバシー・ピットフォール》栄養輸液のうそ・ほんと－ストレス係数と血糖値管理について．内科，109：265-272，2012
21) 寺島秀夫：侵襲下の内因性エネルギー供給を考慮した理論的エネルギー投与法の提言．INTENSIVIST，3：423-433，2011
22) De Jonghe B, et al：A prospective survey of nutritional support practices in intensive care unit patients：what is prescribed? What is delivered? Crit Care Med, 29：8-12, 2001

23) Heyland DK, et al：Nutrition support in the critical care setting：current practice in canadian ICUs--opportunities for improvement? J Parenter Enteral Nutr, 27：74-83, 2003
24) Rice TW, et al：Variation in enteral nutrition delivery in mechanically ventilated patients. Nutrition, 21：786-792, 2005
25) Alberda C, et al：The relationship between nutritional intake and clinical outcomes in critically ill patients：results of an international multicenter observational study. Intensive Care Med, 35：1728-1737, 2009
26) National Institute for Health and Clinical Excellence (NICE) Guideline [CG32]：Nutrition support for adults：oral nutrition support, enteral tube feeding and parenteral nutrition, 2006
    https://www.nice.org.uk/guidance/cg32/resources/nutrition-support-for-adults-oral-nutrition-support-enteral-tube-feeding-and-parenteral-nutrition-975383198917
27) Andrews PJ, et al：Randomised trial of glutamine, selenium, or both, to supplement parenteral nutrition for critically ill patients. BMJ, 342：d1542, 2011
28) Heyland D, et al：A randomized trial of glutamine and antioxidants in critically ill patients. N Engl J Med, 368：1489-1497, 2013
29) van Zanten AR, et al：High-protein enteral nutrition enriched with immune-modulating nutrients vs standard high-protein enteral nutrition and nosocomial infections in the ICU：a randomized clinical trial. JAMA, 312：514-524, 2014
30) Grau-Carmona T, et al：Effect of an enteral diet enriched with eicosapentaenoic acid, gamma-linolenic acid and anti-oxidants on the outcome of mechanically ventilated, critically ill, septic patients. Clin Nutr, 30：578-584, 2011
31) Rice TW, et al：Enteral omega-3 fatty acid, gamma-linolenic acid, and antioxidant supplementation in acute lung injury. JAMA, 306：1574-1581, 2011
32) 小山 論：栄養療法 エネルギー源としての脂肪乳剤投与 最近の知見と本邦の現状．INTENSIVIST, 3：502-511, 2011
33) 深柄和彦：脂肪乳剤の問題点．静脈経腸栄養，28：909-913, 2013
34) 寺島秀夫，米山 智：Trophic feeding．外科と代謝・栄養，49：53-57, 2015
35) Rice TW, et al：Randomized trial of initial trophic versus full-energy enteral nutrition in mechanically ventilated patients with acute respiratory failure. Crit Care Med, 39：967-974, 2011
36) Rice TW, et al：Initial trophic vs full enteral feeding in patients with acute lung injury：the EDEN randomized trial. JAMA, 307：795-803, 2012
37) Dellinger RP, et al：Surviving sepsis campaign：international guidelines for management of severe sepsis and septic shock：2012. Crit Care Med, 41：580-637, 2013

プロフィール

寺島秀夫（Hideo Terashima）
筑波大学大学院人間総合科学研究科疾患制御医学専攻外科学　教授，筑波大学附属病院消化器外科　教授・ひたちなか社会連携教育研究センター　部長
詳細は第1章-2参照

第1章 周術期の入院患者管理の基本

4. 術後の鎮痛管理

内田雅俊

Point

- 適切な鎮痛管理は患者満足度を上げるだけでなく，術後合併症を予防し予後を改善する
- 患者背景，痛みの程度を評価し，鎮痛薬の種類，用量を調節する
- 術後かどうかにかかわらず，痛みの鑑別診断を行う

はじめに

　手術後の患者は必ず何らかの痛みを経験する．手術創部の痛み，ドレーン刺入部の痛みといった直接手術操作と関連した痛みだけでなく，膀胱留置カテーテルによる痛み，気管挿管による咽頭痛，術中体位による肩，腰の痛みといった術野以外の原因でも痛みは起こる．術後の痛みは早期の離床，リハビリテーションを阻害し，さまざまな合併症の原因にもなるため，適切な術後痛管理を行うことは術後管理のなかで重要な位置を占めている．一方，痛みが重篤な病態のサインでありうることは術後患者，非術後患者とも同様であるため，鎮痛薬を投与するだけでよいかどうか，慎重な判断が要求される．

　本稿では術後疼痛の病態とその影響，術後の患者が痛みを訴えたときについて概説し，術後鎮痛に用いられる鎮痛薬，鎮痛法の考え方について述べる．

1. 術後疼痛の機序，鎮痛のターゲット

　術後疼痛は切開，剥離，熱凝固などの手術操作により組織が損傷され，局所で炎症が起こることで末梢の侵害受容器が刺激されて生じる **侵害受容性疼痛** と，神経の圧迫，牽引などで神経が傷害されて起こる **神経障害性疼痛** からなる．

　組織の損傷は局所に炎症を起こし，損傷細胞や炎症細胞からブラジキニン，プロスタグランジン，ロイコトリエンといった炎症物質が産生される．これらの炎症物質は侵害受容器を直接刺激するとともに，侵害受容器の反応閾値を低下させ，痛みを増強させる．痛みの信号は一次求心性神経を伝わり脊髄後根から脊髄に入り，脊髄後角で二次求心性神経へシナプス伝達される．そして視床を経由して最終的に大脳感覚野へ伝えられ，痛みが認知される[1]．これらの痛みの経路が鎮痛のターゲットとなる．

2. 術後痛の身体的影響，合併症

術後痛とは，手術操作に伴う組織の損傷，それによって起こる炎症や，気管挿管・尿道カテーテルなど手術に付随した処置によって起こる痛みである[1]．

術後の痛みは患者さんにとって不快なだけでなく，身体にさまざまな影響を及ぼす．

痛み刺激はACTH（副腎皮質刺激ホルモン），コルチゾール，抗利尿ホルモン，グルカゴン，成長ホルモンの分泌増加，交感神経系の興奮を引き起こす．これにより高血圧，頻脈，高血糖，異化亢進が起こる．高血圧，頻脈は心筋の酸素需要を増大させ，特に虚血性心疾患患者で心筋虚血の原因となりうる．術後高血糖は手術部位感染のリスクファクターであるといわれている[2]．また，特に胸郭・上腹部の手術では創部痛から深呼吸・咳嗽が抑制され，無気肺や肺炎のリスクが高まる．中枢神経系への影響として，疼痛は術後せん妄の危険因子であるといわれており，特に強い安静時痛が術後せん妄の発症と関連していると報告されている[3]．

●ここがピットフォール
患者が不穏になったときは鎮痛が不十分でないかどうかも考えよう．

3. 術後患者が痛みを訴えたら

最も大事なことは，術後痛ではない可能性を常に考える，ということである．手術後の痛みは術後痛であることが多く，鎮痛薬投与で様子を見ていれば問題ないことがほとんどである．しかし，痛みが重篤な病態のサインであることは術後患者でも変わらないし，手術による合併症で痛みが起こっている可能性もある．特に**鎮痛薬を増量したにもかかわらず痛みが改善しない場合には，術後痛以外の重篤な原因を考えるべき**である．

腹部手術術後患者が腹痛を訴えた場合を例に，実際の考え方を示す．

・バイタルサインのチェック
　→ショックバイタルでないか注意する．術後48時間以降の発熱は感染症を示唆する
・疼痛の部位，痛みの経過は術後疼痛と矛盾ないか？
　→術後疼痛はある程度の上下はあるものの，手術直後が最も強く，徐々に軽快していくのが一般的である．明らかにこれまでよりも痛みが強くなっていたり，痛みの部位，性質がこれまでと違っていたら別の原因を考えよう
・腹部の診察を行う
　→強い腹膜刺激徴候は縫合不全による腹膜炎を疑う
・ドレーン排液に異常はないか？
　→色調，性状，量の変化をチェックする．血性の排液であれば腹腔内出血，混濁した便汁様の排液があれば縫合不全を起こしている可能性が高く，CTを含めた追加検査が必要である
・創部の状態に異常はないか？
　→創部に発赤，熱感，排膿があれば手術部位感染を強く疑う．術後4～5日程度で発症することが多いが，術後24時間以内に高熱を伴う激しい創部痛を訴えた場合は壊死性軟部組織感染

表1　術後に特に注意すべき疾患，病態

	典型的な症状，所見	検査所見
創感染	発熱，創部の疼痛，発赤，熱感，排膿	WBC，CRP上昇
虚血性心疾患	胸痛（無痛性のこともあるため注意）	心電図変化，心筋逸脱酵素上昇
肺塞栓	最初の歩行後に発症した胸痛，呼吸困難，頻脈，ショック，頻呼吸	SpO_2低下　PaO_2低下，$PaCO_2$低下（重篤な症例では上昇）術後の場合はD-dimerはほとんどの症例で上昇しているため役に立たない
縫合不全	発熱，腹膜刺激徴候	WBC，CRP上昇

症の可能性がある[4]．これは急激に敗血症性ショックに陥る**死亡率の高い疾患**であり，皮膚所見が乏しいにもかかわらず痛みが激しく，皮膚に水疱，壊死を伴うことが特徴である．迅速な外科的治療と抗菌薬投与が必要になるため，頻度は低いが注意が必要である

　実際，病歴と診察だけで診断をつけることは困難なことが多いが，上記に異常がなければまずは鎮痛薬を投与して様子を見てもよいだろう．もし鎮痛薬で痛みが改善しなければ血液検査，X線検査など追加検査をし，表1に示した疾患を含めて鑑別診断を行う．

4. 術後鎮痛の考え方，処方例

　まず，術後痛は必ずあるものと考え，**開腹，開胸手術など侵襲が高い手術では患者が痛みを訴える前から鎮痛薬を投与しておくのが原則である**（手術室ですでに鎮痛薬が開始された状態で病棟に帰室することが多いと思われる）．複数の経路をターゲットとし，麻薬性鎮痛薬，麻薬拮抗性鎮痛薬，NSAIDsなどの非麻薬性鎮痛薬，硬膜外麻酔などの局所麻酔を組み合わせて鎮痛を行う**multimodal analgesia**を用いることで，麻薬性鎮痛薬の使用量が減少し，副作用が減ることが報告されている[5]．

　また，術後痛は個人差があるものの，**一般的に手術後6～12時間が最大**となり，その後徐々に減少していき鎮痛をあまり必要としなくなる．痛みの強い手術直後は鎮痛効果の高いオピオイドが必要となることが多いが，手術直後の用量を漫然と投与し続けていると眠気，ふらつきの原因となり，早期離床を妨げる．オピオイドで痛みのコントロールがついているのを確認しつつ，NSAIDsなどへの切り替えを行っていく．また，硬膜外カテーテルは感染予防の観点から長期の留置はできないため，数日で抜去されることが一般的であり，抜去後も痛みがあれば鎮痛薬の全身投与を行う．このように**経過とともに鎮痛方法を変更していくことも必要**である．

> ●処方例（開腹手術の場合）
> 〈術当日～術後1，2日目〉
> ・硬膜外カテーテルが入っている場合：0.2％ロピバカイン（アナペイン®）5 mL/時
> ・持続静脈注射：フェンタニル 25μg/時（原液0.5 mL/時）
> ・疼痛時：
>   ①フルルビプロフェン（ロピオン®）1A（50 mg）＋生食100 mL　30分で投与
>   ②ブプレノルフィン（レペタン®）1A（0.2 mg）＋生食100 mL　30分で投与
> 〈術後3日目以降〉
> ・飲水可能な場合：ロキソプロフェンナトリウム（ロキソニン®）60 mg　1日3回服用
> ・飲水不可能な場合：フルルビプロフェン（ロピオン®）0.5A（25 mg）～1A（50 mg）
>   ＋生食100 mL　30分で8時間ごとに投与
> ・疼痛時：ペンタゾシン（ソセゴン®）1A（15 mg）＋生食100 mL　30分で投与
>   1週間程度は鎮痛薬の定期投与を継続し，その後は症状に合わせて減量，中止する

5. 術後鎮痛に使われることの多い薬剤，鎮痛法

1 オピオイド（麻薬性鎮痛薬）

オピオイドは，術後の痛みに対して最も広く使われている．オピオイド受容体（μ，κ，δ）に作用し，鎮痛効果を発揮する．受容体完全作動薬である麻薬性鎮痛薬，部分作動薬である麻薬拮抗性鎮痛薬があり，静脈投与のほかに，局所麻酔薬と併用し硬膜外投与されることもある．呼吸抑制，眠気，尿閉，嘔気，嘔吐などの副作用がある．**最も気をつけるべき副作用は呼吸抑制であり，特に薬剤増量後や，高齢者，睡眠時無呼吸の患者で注意が必要である．**

1）モルヒネ

主にμ受容体を介して作用を発揮する．代謝産物にも鎮痛効果があり作用時間が長い．主に腎臓で排泄されるため，腎不全患者では作用が延長する．

2）フェンタニル

μ受容体への選択性が非常に高い．静脈投与した場合，鎮痛化効果が最大になるまで約5分とほかのオピオイドと比較して即効性がある．また，作用時間が短く，調節性がよいため，持続静脈注射に用いられることが多い．患者自身が機器を操作して鎮痛薬を静脈投与するIV-PCA（intravenous patient controlled analgesia：経静脈的自己調節型鎮痛法）にもよく使用される．

> ●処方例（手術直後の疼痛が強い場合）
> ・持続静脈注射：フェンタニル原液20 mL（1,000μg）
>   0.4 mL/時（20μg/時）～1.0 mL/時（50μg/時）
> ・疼痛時：フェンタニル原液0.5 mL（25μg）静注

2 麻薬拮抗性鎮痛薬

オピオイド受容体に作用して鎮痛効果を示すが，すべての受容体に作用するわけではなく，一部の受容体には拮抗する性質がある．このため，麻薬性鎮痛薬と併用すると，作用が拮抗し，鎮痛効果が減弱する可能性がある．麻薬性鎮痛薬と比べて取り扱いが簡便であるため，施設によっては麻薬性鎮痛薬よりも多く使用されていると思われる．

1) ペンタゾシン

μ受容体拮抗薬（antagonist）であり，κ受容体作動薬（agonist）である．鎮痛作用はモルヒネの1/3〜1/4で，投与後15〜20分で効果が発現し，2〜3時間持続する．

抗不安作用をもつ抗ヒスタミン薬であるヒドロキシジン（アタラックス®-P）と併用されることが多く，併用することで鎮痛効果の増大，嘔気の減少効果があると報告されている[6]．

●処方例
疼痛時：ペンタゾシン（ソセゴン®）1A（15 mg）＋ヒドロキシジン（アタラックス®-P）
　　　　＋生食100 mL　30分で投与

2) ブプレノルフィン

μ受容体部分作動薬であり，モルヒネの20〜50倍と強い鎮痛作用をもつ．大量にモルヒネを投与している患者に使用すると，鎮痛効果が弱まる可能性が指摘されていたが，最近の報告によると臨床使用上鎮痛に関してはμ受容体完全作動薬として振るまうため，ほかのオピオイドと併用しても問題ないといわれている[7]．持続時間が6〜8時間と長い．

●処方例
疼痛時：ブプレノルフィン（レペタン®）1A（0.2 mg）＋生食100 mL　30分で投与

3 非麻薬性鎮痛薬

NSAIDs，アセトアミノフェンがよく用いられる．創部が皮膚表面のみの小手術であれば単独で十分な鎮痛を得ることもできるが，開胸，開腹手術では鎮痛効果が不十分なことが多く，ほかの鎮痛法と併用することが一般的である．麻薬性鎮痛薬との併用で麻薬性鎮痛薬必要量を減少させると報告されている[5]．

1) NSAIDs

COX（cyclooxygenaze：シクロオキシゲナーゼ）を阻害することで炎症を抑制し，鎮痛効果を発揮する．炎症による誘導されるCOX-2だけでなく生体の恒常性維持に重要な働きをしているCOX-1も阻害してしまうため，消化管出血，腎機能障害などの副作用がある．**投与する場合は潰瘍予防を行い，すでに消化性潰瘍がある患者や慢性腎臓病患者には使用を控えた方がよい**．また，血管拡張作用があるため，**特に血管内脱水の患者に使用すると血圧低下が起こりやすいため注意する**．**NSAIDsを2剤以上併用しても一般に鎮痛効果の増強は期待できず，むしろ副作用が増強するため**[8]，投与中は別の系統の薬剤を追加する方がよい．

①フルルビプロフェン（ロピオン®）：静脈投与できる本邦で唯一のNSAIDsである．

●処方例
疼痛時：フルルビプロフェン（ロピオン®）1A（50 mg）＋生食100 mL　30分で

②ジクロフェナク（ボルタレン®）：副作用として血圧低下が有名であり，**使用後数時間は血圧低下に注意する**．すでに**血圧が低い患者には使用を避けるか，慎重に投与する**．

> ●処方例
> 疼痛時：ジクロフェナク（ボルタレン®）坐剤　50 mg　1個挿入

2）アセトアミノフェン

　中枢神経に存在するCOX-3を阻害し，視床，大脳皮質に作用して鎮痛作用を示すといわれているが，否定的な報告もあり，鎮痛の機序は不明な部分が多い．COX-1，COX-2とも阻害しないため，NSAIDsのような副作用は起こさない．副作用として肝機能障害があるが，通常の使用量では問題とならないことが多い．ただし，**慢性アルコール中毒患者や，慢性肝炎，肝硬変患者など肝機能が低下してる患者では注意を要する**．

> ●処方例
> 疼痛時：アセトアミノフェン（アセリオ®）0.5V（500 mg）〜1V（1,000 mg）　30分で投与

4　硬膜外麻酔

　硬膜外腔に局所麻酔薬を投与することで，神経伝達を遮断する麻酔方法である．麻酔薬を1回注入する方法と，カテーテルを留置し，持続投与する方法があるが，手術の麻酔，術後鎮痛には硬膜外カテーテルを用いることが多い．

　硬膜外血腫のリスクがあるため，凝固系に異常がある患者や，抗凝固療法中の患者では禁忌となるものの，NSAIDs，麻薬性鎮痛薬の全身投与と比べ優れた鎮痛効果と合併症予防効果が報告されており[9,10]，これのみで術後鎮痛が行われることも多い．適応がある患者では第一選択といえる鎮痛法である．局所麻酔薬と麻薬性鎮痛薬を併用することでそれぞれの単独投与よりも高い鎮痛効果が得られたと報告されている[11]．副作用として血圧低下，徐脈，嘔気嘔吐，呼吸抑制がある．

> ●処方例
> 0.2％ロピバカイン（アナペイン®）50 mL＋フェンタニル2A（200 μg）
> 硬膜外カテーテルから5 mL/時で投与

おわりに

　術後鎮痛は使用する薬剤，鎮痛法が施設によって異なることが多い領域である．施設で使い慣れた投与方法，組成，投与量の方がミスを防止する意味でよいため，実際に薬剤を使用するときには各施設でよく行われている方法をチェックしよう．また，**特に高齢者や，合併症を有する患者は薬剤の副作用が起こりやすいため，薬剤の選択，投与量には十分に注意して使用する必要がある**．薬剤の副作用を最小限に抑えながら鎮痛効果を得られるように鎮痛方法を最適化することが重要である．

文献・参考文献

1) 「痛みのScience & Practice 1 手術後鎮痛のすべて」（川真田樹人/編），文光堂，2013
2) Ata A, et al：Postoperative hyperglycemia and surgical site infection in general surgery patients. Arch Surg, 145：858-864, 2010
3) Lynch EP, et al：The impact of postoperative pain on the development of postoperative delirium. Anesth Analg, 86：781-785, 1998
4) 滝本浩平, 他：食道癌術後に壊死性軟部組織感染症として発症したAeromonas hydrophilaによる手術部位感染症（surgical site infection）の一例．日本集中治療医学会雑誌，21：533-534，2014
5) Marret E, et al：Effects of nonsteroidal antiinflammatory drugs on patient-controlled analgesia morphine side effects：meta-analysis of randomized controlled trials. Anesthesiology, 102：1249-1260, 2005
6) 百瀬 隆：PostmedicationとしてのHydroxyzine（Atarax P）の効果（第1報）．医療，24：919-924，1970
7) Pergolizzi J, et al：Current knowledge of buprenorphine and its unique pharmacological profile. Pain Pract, 10：428-450, 2010
8) 「これだけは知っておきたい術後管理」（稲田英一/編），p60，文光堂，2004
9) Wu CL, et al：Efficacy of postoperative patient-controlled and continuous infusion epidural analgesia versus intravenous patient-controlled analgesia with opioids：a meta-analysis. Anesthesiology, 103：1079-88；quiz 1109-10, 2005
10) Pöpping DM, et al：Protective effects of epidural analgesia on pulmonary complications after abdominal and thoracic surgery：a meta-analysis. Arch Surg, 143：990-9；discussion 1000, 2008
11) Niiyama Y, et al：The addition of epidural morphine to ropivacaine improves epidural analgesia after lower abdominal surgery. Can J Anaesth, 52：181-185, 2005

プロフィール

内田雅俊（Masatoshi Uchida）
獨協医科大学救急医学講座
救急科専門医，内科学会認定内科医

第1章 周術期の入院患者管理の基本

5. 血糖コントロールと手術

藤原和哉

Point

- 定期手術では，HbA1c ＜7.0％程度（空腹時血糖100〜140 mg/dL，食後血糖160〜200 mg/dL，尿ケトン体陰性）を目標とする
- 周術期は原則インスリンを使用する
- 術中の血糖コントロールは，150〜250 mL/dL，尿ケトン体陰性を目標とする
- 持続する高血糖，低血糖，ケトーシス・ケトアシドーシスを避けたコントロールを心掛ける

はじめに

糖尿病患者は非糖尿病者と比較して心血管疾患の発症率が数倍以上高く，重症度も高いことが知られている[1,2]．さらに，感染症の罹患率が高く，その重症度も高い[3,4]．手術は患者にとって大きなイベントであるが，それは糖尿病患者においても同様である．しかし，術前・術中・術後にわたり，持続する高血糖，低血糖を避けたコントロールを達成することで，心血管疾患，創部感染，ケトーシス・ケトアシドーシスなどを防ぐことを通じて，非糖尿病患者と同様安全に周術期管理を行うことが可能となる．本稿では，メタ解析や大規模臨床試験などエビデンスのあるものを中心に，研修医として最低限把握しておくべき糖尿病患者の周術期の診かたについて概説する．

1. 術前の血糖コントロール

1 目標とすべき値

日本糖尿病学会によると，術前の血糖コントロール目標は，**空腹時血糖100〜140 mg/dL，もしくは食後血糖160〜200 mg/dL，尿糖≦1＋，または1日糖質摂取量の10％以下の尿糖排泄量，尿ケトン体陰性**，である[5]．逆に，**空腹時血糖≧200 mg/dL，食後血糖≧300 mg/dL，尿ケトン体陽性**のいずれかの場合には，血糖コントロールが安定したのちに手術を行う．この目標はおおよそHbA1c 7.0％に相当するが，HbA1cは1〜2カ月間の血糖の平均を示すものであり，直近の血糖コントロールと解離することがあるので注意が必要である．最近のメタ解析においても，糖尿病患者では非糖尿病患者と比較してsurgical site infection（手術部位感染：SSI）発症が

表1 非糖尿病患者と比較した糖尿病患者のSSIのリスクを検討したメタ解析結果

手術の種類	研究数	統合推定値	95％推定区間	I^2, %
婦人科手術	6	1.61	1.15-2.24	4.0
結腸直腸手術	7	1.16	0.93-1.44	9.5
関節形成術	6	1.26	1.01-1.66	11.7
乳房関連手術	5	1.58	0.91-2.72	2.7
心臓手術	15	2.03	1.13-4.05	22.4
脊髄手術	14	1.66	1.10-2.32	8.1
その他，および複数の種類の手術	37	1.46	1.07-2.00	41.5

文献6より引用

1.53倍（95％信頼区間1.11〜2.12）有意に高く，なかでも心臓外科手術においてより高い（2.03倍）ことが明らかとされている（**表1**）[6]．本邦の整形外科手術の検討においても，術前のHbA1c ≧ 7.0％の患者はHbA1c ＜ 7.0％の患者と比較し，SSI発症が有意に高いことが報告されている[7]．すなわち，術前の血糖コントロールは，HbA1c 7.0％あたりが妥当と考えられるが，HbA1cのみで手術の可否を決定するエビデンスはまだ乏しく，今後の検討課題である．

2 コントロール方法

食事療法単独や，一部の少量の経口血糖降下薬でコントロール良好な場合を除き，手術の大小にかかわらず**周術期はインスリンを使用するのが原則**であり，必要時は手術前から積極的にインスリンを導入する．また**経口血糖降下薬は，術後，全身状態・食事量が安定してから，服薬を再開する**ことを原則とする．術前にインスリンを導入する際は，超速効型（速効型）インスリンを食直前（食前）に，必要であれば，持効型インスリンや中間型インスリンを使用する．初期のインスリン投与量に関しては，明確なエビデンスはなく，体重あたり0.2単位程度（50 kgであれば1日8〜10単位程度で，具体的には超速効型インスリン各食前2単位，持効型インスリン4単位程度）から開始し，適宜調整する．術前絶食が必要なときは，**ケトーシス・ケトアシドーシスを避けるため，（特に1型糖尿病においては）ブドウ糖液の点滴（最低でも100 g/日程度），およびインスリンの補充が必要不可欠**である．

2. 術中の血糖コントロール

術中の血糖コントロールは，150〜250 mL/dL，尿糖≦1＋，尿ケトン体陰性を目標にする[5]．小手術で絶食が短期間であれば，5％ブドウ糖液を基本とする．ブドウ糖投与量が50 g以上の場合では，速効型インスリンとともにカリウムを補充する．カリウムはブドウ糖50 gに対し20 mEqを目安とする．ブドウ糖の投与速度は10 g/時を基準に適宜増減する．また，大手術では，**赤血球と神経系の代謝を維持するため，150〜180 g/日のブドウ糖を点滴にて投与**する．基本的にブドウ糖5 gに対し速効型インスリン1単位を使用し，個々人のインスリン感受性（インスリン抵抗性）を勘定し，適宜調整する．輸液ルートは，インスリン，ブドウ糖，維持液（カリウムなど）の3ルートが理想だが，使用できる点滴ラインの数に応じて，インスリンをブドウ糖液に混注する．

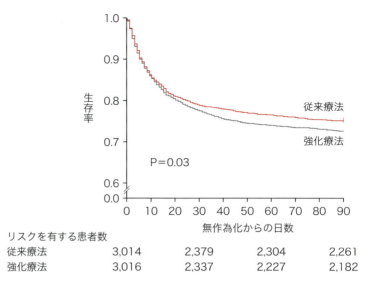

図1 強化療法と従来療法に割り付け，90日以内の死亡を比較検討した試験
文献10より引用

3. 術後の血糖コントロール

　糖尿病患者に限らず，非糖尿病患者においても，術後高血糖と再手術，院内での死亡に関して有意な関連があることが報告されている[8]．つまり**ストレス下では糖尿病患者に限らず血糖上昇があること**（stress hyperglycaemia）を念頭におく必要がある[9]．周術期の高血糖は免疫機能の低下などを介し感染の拡大などを引き起こすためコントロールが必要である．

　厳格に血糖コントロールを行うことで，術後合併症が減少するかを検討したものが，The Normoglycemia in Intensive Care Evaluation and Surviving Using Glucose Algorithm Regulation（NICE-SUGAR）trialである[10]．NICE-SUGAR trialでは，入院後3日以上ICU入院が見込まれる内科系，外科系患者6,022人を，目標血糖値を81〜108 mg/dLとする強化療法と目標血糖値を180 mg/dL以下とする従来療法に割り付け，90日以内の死亡を検討した．その結果，90日以内の死亡率は，従来療法群（24.9％）と比較し，強化療法群で（27.5％）と有意に上昇した（**図1**）．また強化療法群では，**低血糖（40 mg/dL）**の発症が有意に上昇していた．低血糖では交感神経の緊張を介して，致死的不整脈や急性冠症候群と関連することが明らかとされている．NICE-SUGAR trialを含めたメタ解析においても，強化療法は低血糖を増加させるが，一方で外科系の症例においては有益性が示唆されていることから[11]，今後，多面的に検討していく必要があり，特に高齢者，特殊な基礎疾患をもつ状況での治療目標，低血糖を避けた強化治療の効果を検討していくことが課題となる．現時点では，術後の血糖コントロールは，低血糖を避け，180 mg/dL以下を目標とする安全な管理が推奨される．

　血糖値を定期的に測定し，その血糖値に応じてインスリンを使用するインスリンスライディングスケールは，高血糖に対する対症療法であり，**使用期間は最小限に留め，責任インスリン**（ある時点の血糖値に影響を与えるインスリン．昼食前の血糖値では朝投与したインスリンが責任インスリンとなる）**の考え方に基づいたインスリン投与を行うべき**である[12]．実際に，2型糖尿病患者を対象とし，経口血糖降下薬を中止し，インスリンスライディングスケールとインスリン頻

回投与を比較した研究において，インスリン頻回投与群で血糖変動が小さく，術後合併症が少なかったことが報告されている[13]．

4. 各薬剤の扱い方

一部の少量の経口血糖降下薬でコントロール良好な場合を除き，手術の大小にかかわらず周術期はインスリンを使用するのが原則である．

1 SU薬

どの薬剤も**半減期が長く**，周術期は原則中止とする．

2 メトホルミン

腎機能障害時には**乳酸アシドーシス**の危険が高まることから[14]，周術期は原則中止とする．

3 チアゾリジン

体液貯留をきたす薬剤であり[15]，周術期は原則中止とする．

4 αグルコシダーゼ阻害薬

上部小腸からの糖質の吸収を阻害するため消化器症状が出現する．全身状態，食事量が安定するまで原則中止とする．

5 DPP-4阻害薬，GLP-1受容体作動薬

低血糖をきたしにくく，作用機序としては継続可能であるが，周術期の有効性が臨床試験で証明されていないため，現時点ではインスリン治療へ変更する．

6 SGLT2阻害薬

尿に持続的に糖を排出させ，インスリン非依存的に血糖改善を得られる点で，これまでの糖尿病治療薬とは異なった作用機序をもち，降圧，脂質代謝改善，体重減少といった多面的作用を併せもつ薬剤である．ただし，euglycemic diabetic ketoacidosis（正常血糖値を示す糖尿病性ケトアシドーシス）をきたすことも報告されており[16]，周術期は原則中止とする．

> ●ここがピットフォール：注意すべき状況
> **速効型インスリンを混注した点滴ボトルの投与から中間型・持効型インスリン皮下注射への変更**
> 皮下注射は効果発現に数時間を要するため，メインボトルへのインスリン混注から皮下注射に切り替える場合には，3〜4時間両者を併用する．

> ●ここがポイント：持続注入シリンジを用いた速効型インスリン投与
> 周術期の経静脈的施設によりさまざまな方法があるが一例を紹介する（表2）[17]．患者の状態によりインスリン感受性（インスリン抵抗性）は異なるので，適宜調整する．

表2　持続注入シリンジを用いた速効型インスリン投与の一例

血糖値（mg/dL）	調整する流量
〜70	−0.6 mL/時＋低血糖処置
71〜99	−0.3 mL/時
100〜180	そのまま
181〜250	＋0.3 mL/時
251〜300	＋0.6 mL/時
301〜	＋0.9 mL/時

生理食塩水49.5 mL＋速効型インスリン50単位（0.5 mL）＝50 mL（1単位/mLとして，シリンジポンプを使用）．1.0 mL/時から開始．血糖が安定するまでは1時間ごとに調整し，目標域に入れば4時間ごとに変更する

おわりに

　インスリンを適切に使用し，血糖値を管理することで周術期を安全に乗り切ることができる．適切な血糖コントロールを行うには，いつ，どのようなインスリンをどのくらい使用するかを常に想定することが必要である．個々人により，また，状態によりインスリン感受性（インスリン抵抗性）は異なるので，細かく様子をみながらの調整をくり返すことを通じて，状況にあったインスリン量の調節を行えるようになることが重要である．また，経静脈栄養，経腸栄養といったルートによっても血糖上昇の程度は異なることにも留意が必要となる．現在は，24時間持続血糖モニタリング（continuous glucose monitor：CGM）も使用可能であることから，今後はさらにきめ細やかな血糖コントロールを行える可能性がある．

文献・参考文献

1) Melchior T, et al：Accelerating impact of diabetes mellitus on mortality in the years following an acute myocardial infarction. TRACE Study Group. Trandolapril Cardiac Evaluation. Eur Heart J, 20：973-978, 1999
2) Stamler J, et al：Diabetes, other risk factors, and 12-yr cardiovascular mortality for men screened in the Multiple Risk Factor Intervention Trial. Diabetes Care, 16：434-444, 1993
3) Rayfield EJ, et al：Infection and diabetes：the case for glucose control. Am J Med, 72：439-450, 1982
4) Joshi N, et al：Infections in patients with diabetes mellitus. N Engl J Med, 341：1906-1912, 1999
5) 「糖尿病専門医研修ガイドブック 改訂第6版 日本糖尿病学会専門医取得のための研修必携ガイド」（日本糖尿病学会/編），診断と治療社，2014
6) Martin ET, et al. Diabetes and Risk of Surgical Site Infection：A Systematic Review and Meta-analysis. Infect Control Hosp Epidemiol, 37：88-99, 2016
7) Hikata T, et al：High preoperative hemoglobin A1c is a risk factor for surgical site infection after posterior thoracic and lumbar spinal instrumentation surgery. J Orthop Sci, 19：223-228, 2014
8) Kwon S, et al：Importance of perioperative glycemic control in general surgery：a report from the Surgical Care and Outcomes Assessment Program. Ann Surg, 257：8-14, 2013
9) Dungan KM, et al：Stress hyperglycaemia. Lancet, 373：1798-1807, 2009
10) Finfer S, et al：Intensive versus conventional glucose control in critically ill patients. N Engl J Med, 360：1283-1297, 2009
11) Griesdale DE, et al：Intensive insulin therapy and mortality among critically ill patients：a meta-analysis including NICE-SUGAR study data. CMAJ, 180：821-827, 2009
12) Hirsch IB：Sliding scale insulin--time to stop sliding. JAMA, 301：213-214, 2009
13) Umpierrez GE, et al：Randomized study of basal-bolus insulin therapy in the inpatient management of patients with type 2 diabetes undergoing general surgery（RABBIT 2 surgery）. Diabetes Care, 34：256-261, 2011

14) Lalau JD & Race JM：Metformin and lactic acidosis in diabetic humans. Diabetes Obes Metab, 2：131-137, 2000
15) Yki-Järvinen H：Thiazolidinediones. N Engl J Med, 351：1106-1118, 2004
16) Peters AL, et al：Euglycemic Diabetic Ketoacidosis：A Potential Complication of Treatment With Sodium-Glucose Cotransporter 2 Inhibition. Diabetes Care, 38：1687-1693, 2015
17) Goldberg PA, et al：Implementation of a safe and effective insulin infusion protocol in a medical intensive care unit. Diabetes Care, 27：461-467, 2004

プロフィール

藤原和哉（Kazuya Fujihara）
新潟大学大学院医歯学総合研究科血液・内分泌・代謝内科学
（健康寿命延伸・生活習慣病予防治療医学講座）
2005年3月　　筑波大学医学専門学群　卒業
2005年4月～　麻生飯塚病院　医師
2007年4月～　筑波大学附属病院　内科医員
2009年4月～　同　内分泌代謝・糖尿病内科医員
2010年4月～　筑波大学附属病院水戸地域医療教育センター水戸協同病院
　　　　　　　内分泌代謝・糖尿病内科　医師
2015年10月～　新潟大学大学院 医歯学総合研究科 血液・内分泌・代謝内科学
　　　　　　　（健康寿命延伸・生活習慣病予防治療医学講座）特任准教授

第1章 周術期の入院患者管理の基本

6. 内服薬・吸入薬の停止，代替，再開のタイミング

西口 翔

●Point●

- 薬歴と既往歴を丁寧に聴取する
- 既往歴から術後合併症のリスクを評価する
- 入院時に周術期の服薬計画（停止，代替，再開のタイミング）を立てる

はじめに

　虚血性心疾患，心不全，脳血管疾患，糖尿病，腎不全などの既往歴のある患者は周術期の合併症のリスクが高い．丁寧な薬歴聴取と記載を行い，外科医だけでなく患者にかかわるすべての医療スタッフが確認できるようにすることが安全な手術を行うために大切である．

　ここでは，主に循環器，呼吸器，神経，リウマチ，甲状腺の治療薬に関する周術期管理を扱う．

1. 循環器治療薬について（表1）

　一般的に，**手術後48時間以内に心筋虚血の恐れ**がある．特に，高リスク患者（revised cardiac risk index：RCRI ≧ 2，第1章-10参照）に対しては術後2日目まで慎重な管理を要する[1]．

1 β遮断薬

1）長所・短所
- 長所：心筋の酸素需要量の減少により心筋虚血のリスクを減少する，不整脈を予防する
- 短所：投薬の副作用として，徐脈，低血圧がある

●ここがピットフォール：使用を控えるとき
気管支喘息，伝導ブロック，低心収縮能患者の心不全増悪時，褐色細胞腫，Raynaud現象（寒冷刺激により手足の指の色が蒼白や紫になる）などがある場合には使用を控える．

2）継続・中止
- 原則継続が望ましい
- 狭心症の治療薬として投薬されている患者では，周術期に中断すると虚血の恐れがあり，合併

表1　循環器治療薬の周術期管理

	注意事項	手術前の中止	術後に経口摂取困難な状況が続く場合の代替
β遮断薬	中断で血圧上昇，頻脈，虚血のリスクが上昇する	手術日も内服	注射製剤で継続
α2拮抗薬	中断で急激な血圧上昇，虚血のリスクが上昇する	手術日も内服	－
Ca拮抗薬	継続で出血のリスクが上昇する可能性がある	手術日も内服	術後コントロール不良な高血圧や頻脈時に注射製剤を使用
ACE阻害薬とARB	継続で低血圧になることがある	手術前夕中止	－
利尿薬	継続で脱水や低血圧になることがある	手術日朝中止	注射製剤を使用
スタチン	継続で筋障害のリスクが上昇する．周術期の心血管保護効果がある	手術日も内服	－
非スタチン系脂質異常症治療薬	ニコチン酸製剤やフィブラート系薬剤は横紋筋融解症を生じる可能性がある．陰イオン交換樹脂系薬はほかの薬の吸収を抑制する可能性がある	手術前日中止	－

ARB：angiotensin Ⅱ receptor blocker（アンジオテンシンⅡ受容体遮断薬）

症や死亡のリスクが上昇する．一方，高血圧や片頭痛予防に使用されている場合，中断による心配は少ない

3）剤形・代替薬

もともとβ遮断薬を服用している患者では術前から継続し，術後もできるかぎり早期から再開するか，経口できなければプロプラノロール（インデラル®注射製剤）が代替可能である．心拍数を50〜60回/分を目標にするのが望ましいが，血圧が下がり過ぎてしまわないように注意する[2]．

2 α2拮抗薬

1）長所・短所

中枢作動性交感神経薬は周術期の予後を改善することが示されているが，非心疾患手術患者の研究では死亡率や心筋梗塞の発症は抑制せずに，低血圧や非致死的心停止を含む有害事象が増加した[3]．高用量内服患者が急に中断した場合は血圧上昇を生じる．

2）継続・中止
・原則継続が望ましい
・周術期には新たに開始しない

3）剤形・代替薬
・代替薬なし

3 Ca拮抗薬

1）長所・短所

周術期のCa拮抗薬のデータは少ない．しかし，術中の血行動態の安定化，心疾患手術患者の死亡率の低下，非心疾患手術の虚血と心房性不整脈の低下と関係していたという報告がある[4〜6]．中断による離脱症状はあまり一般的ではない．

2）継続・中止

出血リスクについては議論の余地があるが，理論的には明らかに有益である．それゆえ，もともと服用している患者では継続が望ましい．

3）剤形・代替薬

- ジルチアゼムの静脈注射は，経口薬の内服できない患者では代替可能である
- 徐放製剤が多く，粉砕して経管投与されるべきではない

> ●処方例：術後で急な降圧を要するとき
> ・収縮期血圧を 150〜160 mmHg 以下に管理する
> ・ジルチアゼム（ヘルベッサー®）：0.25 mg/kg を 2 分かけてボーラス投与
> 　　　　　　　　　　　　　　　　 5〜15 mg/時で持続静注
> ・ニカルジピン（ペルジピン®）　：5〜15 mg/時で持続静注

4 ACE 阻害薬 /ARB

1）長所・短所

服用患者の術前の管理については議論の余地がある．理論的には手術時のレニンアンジオテンシン系の代償性活性化を鈍らせ，低血圧を長期化する．

手術時や術後低血圧のリスクは上昇するが，心筋梗塞や死亡リスクの増加を示唆するエビデンスはなく，術後の高血圧イベントを抑制する可能性がある．

2）継続・中止

ACC/AHA の 2014 ガイドラインでは，周術期の ACE 阻害薬の継続は特にうっ血性心不全や高血圧患者では妥当とされている[7]．手術前日の夕方から中止し，低血圧とならないようにするのが望ましい．

3）剤形・代替薬

代替薬なし．

5 利尿薬

1）長所・短所

主に以下の 2 つの作用に気をつける．

① カリウム低下：低カリウム血症は心疾患を有する患者の周術期の不整脈のリスクを増加させる．また，麻痺性イレウスや麻酔中の筋弛緩作用を生じる可能性がある
② 血管内血流量の減少：利尿薬投薬により血管内血流量が減少し，さらに麻酔薬の導入で全身の血管が拡張して低血圧を生じる可能性がある

2）継続・中止

手術日の朝まで継続すると低血圧のリスクを上昇する可能性があることに加え，外科手術中に必要性がある場合にはすぐに静脈注射で開始可能なため，一般的には手術日の朝は中止し，患者が経口で水分摂取可能になったら再開することが望ましい．

3）剤形・代替薬

体液過剰が疑われる患者に対してループ利尿薬（ラシックス®）の静脈注射が代替可能で，よく使用される．

6 スタチン（脂質異常症治療薬）

1）長所・短所

周術期の投薬で心血管イベントを抑制する可能性がある．麻酔薬との相互作用はまだ明らかになっていない．肝臓〔シンバスタチン（リポバス®）〕や腎臓〔プラバスタチン（メバロチン®）〕の低灌流が存在するときには，筋障害のリスクが増加する．

2）継続・中止

現在のエビデンスでは，手術時は心血管イベントリスクの高い患者では継続が望ましい．

3）剤形・代替薬

代替薬なし．

7 非スタチン系脂質異常症治療薬

1）長所・短所

ニコチン酸製剤とフィブラート系薬剤〔フェノフィブラート（リピディル®）〕は筋症や横紋筋融解症を生じる．スタチンと併用されるときにはリスクが増加し，手術で筋障害のリスクも上昇する．陰イオン交換樹脂系薬（胆汁抑制薬）は周術期に腸からの薬の吸収を阻害する．周術期のエゼチミブの長所と短所はまだ明らかになっていない．

2）継続・中止

ニコチン酸製剤，フィブラート系薬剤，陰イオン交換樹脂系薬（胆汁抑制薬），エゼチミブ（ゼチーア®）は周術期は一時的に中止することが望ましく，薬剤排泄のために手術前日からの中止が望ましい．術後経口摂取可能になったら再開する．

3）剤形・代替薬

代替薬なし．

8 ジゴキシン

1）長所・短所

薬の適応として2つある．
- 左心機能低下患者の再入院を抑制する
- 心房細動の左室への影響をコントロールする

2）継続・中止

周術期も継続が推奨される．たいていは，術前の薬の量の調整は必要とされない．

3）剤形・代替薬

必要時にはジゴキシン（ジゴシン®）の静脈注射が代替可能である．

2. 呼吸器治療薬について（表2）

1 吸入気管支拡張薬（β刺激薬と抗コリン薬）

1）長所・短所

β刺激薬〔サルメテロール合剤（アドエア®），ホルモテロール合剤（シムビコート®）〕や抗コリン薬〔イプラトロピウム（アトロベント®），チオトロピウム（スピリーバ®）〕は，喘息あ

表2 呼吸器・消化器治療薬の周術期管理

	注意事項	手術前の中止	術後経口摂取困難な状況が続く場合の代替
吸入気管支拡張薬	-	手術日も吸入	吸入操作が難しければ,ネブライザーを使用
テオフィリン	中毒に至ることがあり,血中濃度に注意が必要である	手術前夕中止	-
ロイコトリエン拮抗薬	治療効果は3週間持続する	手術日も内服	-
H₂受容体拮抗薬	-	手術日も内服	注射製剤で継続
プロトンポンプ阻害薬	偽膜性腸炎のリスクが上昇する可能性がある	手術日も内服	注射製剤でH₂受容体拮抗薬あるいはプロトンポンプ阻害薬を継続

るいは慢性閉塞性肺疾患(COPD)患者で術後の肺合併症を抑制するため,周術期も継続すべきである.

2) 継続・中止
手術日当日も含めて周術期にβ刺激薬を継続する.

3) 剤形・代替薬
手術日朝も吸入を行う.術後に定量吸入器が使用できないときには,ネブライザーや人工呼吸器の回路内から投与可能である.

2 テオフィリン

1) 長所・短所
治療域が狭く,重篤な不整脈や神経毒性を生じる可能性がある.周術期の薬剤と相互作用を生じる可能性がある.

2) 継続・中止
手術前日の夕方から中止が望ましい.術後経口摂取可能になったら再開する.

3) 剤形・代替薬
ほかの薬剤として吸入β刺激薬,コルチコステロイド,抗コリン薬などがある.

3 ロイコトリエン拮抗薬

1) 長所・短所
・排出半減期は比較的短いが,喘息症状と呼吸機能への効果は治療終了後3週間持続する
・ザフィルルカスト(アコレート®)やモンテルカスト(シングレア®,キプレス®)は喘息維持治療として使用するが,発作の治療には用いられない
・ほかの薬剤との相互作用や中断による有害事象ははっきりしていない

2) 継続・中止
手術日朝まで継続し,術後服薬可能時に再開することが望ましい.

3) 剤形・代替薬
代替薬はなく,必要とされる効果は長期間持続する.

表3　リウマチ治療薬の周術期管理

	注意事項	手術前の中止	術後経口摂取困難な状況が続く場合の代替
NSAIDs	継続で周術期の出血のリスク上昇するかもしれない	術前3日間中止	−
メトトレキサート	骨髄抑制のリスクがある	手術日も内服．腎機能障害患者では術前2週間中止	−
アザチオプリン	骨髄抑制のリスクがある	術前1週間中止	−
生物学的製剤	感染症のリスクがある	少なくとも術前2週間で中止	−
痛風治療薬	アロプリノールとプロベネシドの中断で痛風発作を引き起こすことがある	手術日朝中止	術後痛風発作時はステロイドの点滴が代替可能

3. 神経内科治療薬について

■ 抗てんかん薬

1）長所・短所
- 抗てんかん薬による周術期の痙攣発作の予防が大切
- 手術中に痙攣発作が生じると合併症や死亡率を増加させるため，既往にてんかんを有する患者では抗てんかん薬による予防が有効である

2）継続・中止

既往にてんかんを有する患者では，抗痙攣薬を周術期に継続し，できるだけ中断期間を短くする．術後経口摂取可能になったらすみやかに再開する．

3）剤形・代替薬

フェニトイン（アレビアチン®），ホスフェニトイン（ホストイン®），フェノバルビタール（ノーベルバール®）が注射製剤として代替可能である．

4. リウマチ治療薬について（表3）

1 NSAIDs

1）長所・短所
- COX-1阻害による抗血小板作用は周術期に出血リスクを増加させるが，アスピリン（バイアスピリン®）のように血管イベントのリスクを抑制する可能性がある
- セレコキシブ（セレコックス®）のようなCOX-2選択性阻害薬では腎毒性は変わらないが，抗血小板作用は弱い

2）継続・中止
- 基本的には術前に中止する．術後経口摂取可能になったら再開する
- 周術期の出血リスクが上昇するため，COX-2選択阻害薬も含めてNSAIDsの術前中止が望まれる

- 多くのNSAIDsでは，血小板機能は中止3日以内に正常化するので，少なくとも術前3日前には中止する
- イブプロフェンは半減期が約2.5時間なので，手術24時間前に中止する
- 疼痛管理，出血のリスクを踏まえて検討する必要がある．COX-2阻害薬が著効する患者では，抗血小板作用が少ないので薬を継続する

●ここがピットフォール：使用を控えるとき
アスピリン喘息，腎機能障害，最近の消化管出血，出血性疾患，妊婦では使用を控えるべきである．

3）剤形・代替薬
中等度の疼痛管理，内服困難時の発熱，中等度から高度術後疼痛に対する鎮痛補助に注射製剤としてフルルビプロフェン（ロピオン®），経直腸よりジクロフェナク（ボルタレン®）が代替可能である．周術期の使用時は脱水がないこと，腎機能障害がないことの確認をするべきである．

2 DMARDs
1）長所・短所
週1回のメトトレキサート（リウマトレックス®）継続患者と外科手術2週前に中止した患者を比較して感染症の増加は認めなかった[8]．有害事象としては腎機能障害と骨髄抑制が生じうる．

2）継続・中止
メトトレキサート（リウマトレックス®）は正常腎機能時には周術期も継続し，腎機能障害を認める場合は術前2週間前に中止すべきである．アザチオプリン（イムラン®，アザニン®）は術前1週間前に中止し，術後経口摂取可能になったら再開するべきである．

3）剤形・代替薬
代替薬なし．

3 生物学的製剤
1）長所・短所
イギリスリウマチ学会のデータでは，非手術患者で重篤な皮膚軟部組織感染のリスク上昇に関連していたが，エタネルセプト（エンブレル®），インフリキシマブ（レミケード®），アダリムマブ（ヒュミラ®）間に差は認めなかった[9]．薬剤と手術部位感染との関連は明らかになっていない．

2）継続・中止
重篤な感染症リスクを避けるため，少なくとも術前2週間は中止すべきであり，創部が完全に治癒してから再開する．

3）剤形・代替薬
代替薬なし．

4 痛風治療薬
周術期は，急性痛風発作のリスクが上昇する．

1）長所・短所
コルヒチンは腎機能障害を起こしたり，ほかの薬剤と相互作用して筋力低下や多発神経炎を生じる可能性がある．

2）継続・中止

コルヒチンとアロプリノール（ザイロリック®）やプロベネシド（ベネシッド®）などの尿酸降下薬は手術日の朝から中止し，患者が内服可能になったら再開する．

3）剤形・代替薬

・代替薬なし
・痛風発作が周術期に生じた場合には，関節内注射やコルチコステロイドの全身投与が代替可能である

5. 甲状腺治療薬について

頻度が高い疾患であるが，術前に全例甲状腺機能評価する必要はない．しかし，病歴や身体所見から甲状腺疾患を疑う場合は，血液検査などで甲状腺機能評価を行う．

1 甲状腺機能亢進症治療薬

1）長所・短所

> ●ここがポイント
> 術前に甲状腺機能が正常化しているかが大切．

未治療あるいはコントロール不良の甲状腺機能亢進症患者では，手術により甲状腺クリーゼを生じる可能性があり，生命の危険性がある！ 可能であれば甲状腺機能が改善するまで3～8週間程度手術を延期する．

2）継続・中止

もともと服薬している患者では，手術日の朝から中止し，術後内服可能になったら再開する．

甲状腺機能が重症で甲状腺クリーゼのリスクがあっても，手術を緊急でしなくてはいけない場合には，麻酔科と内分泌科と相談のうえ，甲状腺治療薬で新たな甲状腺ホルモン合成を抑え，投与1時間後に甲状腺ホルモン分泌を抑制するヨードの投与を行う．

3）剤形・代替薬

手術中は発熱，血圧上昇頻脈に対して，注射薬でβ遮断薬のプロプラノロール（インデラル®）で対応する（**1.1 β遮断薬**参照）．10分間かけて0.5～1.0 mg使用してから，その後数時間ごとに10分間かけて1～2 mg使用し，脈拍を80回/分以下に管理する．

2 甲状腺機能低下症治療薬

1）長所・短所

レボチロキシン（チラーヂン®S）は，効果が数日間持続する．重症の甲状腺機能低下症（粘液水腫性昏睡状態，意識障害を認める場合，心嚢液貯留や心不全を伴う場合など）やfree T4が0.5 ng/dL以下のときには治療を優先し，可能な限り手術の延期を検討する．

2）継続・中止

手術日の朝から中止し，経口摂取可能になったら再開する．

3）処方・代替薬

経口摂取困難でも効果は数時間持続する．

6. その他の薬剤について

1 前立腺肥大症治療薬

1) 長所・短所
- α_1 受容体遮断薬〔ドキサゾシン（カルデナリン®），タムスロシン（ハルナール®）〕である
- 白内障手術時に虹彩の緊張が低下する intraoperative floppy iris syndrome が生じることがある

2) 継続・中止
術前評価の際に α_1 受容体遮断薬の服薬について病歴聴取する．白内障の手術を含め眼科受診時には服薬について確かめる必要がある．

3) 剤形・代替薬
代替薬なし．

2 消化器治療薬（H_2受容体拮抗薬，プロトンポンプ阻害薬）（表2）

1) 長所・短所
- 手術によるストレスで粘膜障害が生じるリスクが上昇するため，これらの薬の投与が効果的となる
- H_2受容体拮抗薬は，周術期のせん妄を生じることがある
- プロトンポンプ阻害薬は偽膜性腸炎のリスクが上昇する可能性がある

2) 継続・中止
消化性潰瘍のリスクを抑えるため，手術日も継続し，術後も継続する．

3) 剤形・代替薬
H_2受容体拮抗薬もプロトンポンプ阻害薬も注射製剤があるため，経口困難時は代替薬で継続する．

おわりに

初期研修医や外来診療する機会の少ない後期研修医にとって，高血圧，心不全，片頭痛，脊柱管狭窄症，慢性閉塞性肺疾患，気管支喘息，関節リウマチ，甲状腺機能異常，てんかんなどの慢性疾患の治療薬を処方する機会はめったにないと思われる．そのため，薬の商品名をみても一般名や薬の作用，一般的投薬量や服薬方法，薬の副作用について馴染みがない．臨床現場では，術後合併症にテキパキと対応する先輩研修医は一見カッコよく見えるが，本当にデキル研修医は『不要な術後合併症を起こさない』．皆でこれをめざしましょう！

文献・参考文献

1) Lee TH, et al：Derivation and prospective validation of a simple index for prediction of cardiac risk of major noncardiac surgery. Circulation, 100：1043-1049, 1999
2) Beattie WS, et al：Does tight heart rate control improve beta-blocker efficacy? An updated analysis of the noncardiac surgical randomized trials. Anesth Analg, 106：1039-1048, table of contents, 2008
3) Devereaux PJ, et al：Clonidine in patients undergoing noncardiac surgery. N Engl J Med, 370：1504-1513, 2014

4) Colson P, et al：Hemodynamic effect of calcium channel blockade during anesthesia for coronary artery surgery. J Cardiothorac Vasc Anesth, 6：424-428, 1992
5) Wijeysundera DN, et al：Calcium antagonists are associated with reduced mortality after cardiac surgery：a propensity analysis. J Thorac Cardiovasc Surg, 127：755-762, 2004
6) Wijeysundera DN, et al：Calcium channel blockers for reducing cardiac morbidity after noncardiac surgery：a meta-analysis. Anesth Analg, 97：634-641, 2003
7) Fleisher LA, et al：2014 ACC/AHA guideline on perioperative cardiovascular evaluation and management of patients undergoing noncardiac surgery：a report of the American College of Cardiology/American Heart Association Task Force on Practice Guidelines. Circulation, 130：e278-e333, 2014
8) Grennan DM, et al：Methotrexate and early postoperative complications in patients with rheumatoid arthritis undergoing elective orthopaedic surgery. Ann Rheum Dis, 60：214-217, 2001
9) Dixon WG, et al：Rates of serious infection, including site-specific and bacterial intracellular infection, in rheumatoid arthritis patients receiving anti-tumor necrosis factor therapy：results from the British Society for Rheumatology Biologics Register. Arthritis Rheum, 54：2368-2376, 2006
10) Muluk V, et al：Perioperative medication management. UpToDate, 2015
11) Manzullo EF, et al：Nonthyroid surgery in the patient with thyroid disease. UpToDate, 2015
12) Merli GJ, et al：Perioperative care of the surgical patient with neurologic disease. UpToDate, 2015

プロフィール

西口 翔（Sho Nishiguchi）
湘南鎌倉総合病院総合内科
目の前の患者さんのために，コツコツ，無理なく，皆で頑張りましょう！

第1章 周術期の入院患者管理の基本

7. ERAS® プロトコル：周術期管理の大変革

寺島秀夫

Point

- ERAS® の本質は"周術期に特化して作成されたクリニカルパスのアウトライン"であるが，学術団体による検証と策定作業によって安全性と効果の強化が図られている
- ERAS® の主目的は，エビデンスに基づく集学的リハビリテーションプログラムによって術後回復を促進し早期社会復帰を実現することにある
- ERAS® は結腸切除術を対象として策定され発展してきたが，現在，多岐にわたる手術に応用されている
- ERAS® の実践にはチーム医療が不可欠である

はじめに：ERAS® のコンセプトとは何か

　近年の周術期管理に大きな変革をもたらした原動力は，「術後の回復促進に寄与する各種のケアをエビデンスに基づき統合的に導入して，安全性と効果の強化を図った集学的リハビリテーションプログラムを確立するコンセプト」の登場である．このコンセプトはenhanced recovery after surgery（ERAS），fast-track surgery，fast track program，enforced multimodal rehabilitation program，enhanced recovery program，accelerated rehabilitation care などの名称で呼ばれ，実臨床へすでに導入されている[1]．以上の呼称のうちでERAS（和訳は**術後回復強化**）が最も知名度が高く，本コンセプトの同義語として頻用されているが，Olle Ljungqvist Medical Aktiebolag の商標となっているため，ERAS®と記す必要がある．ERAS®のコンセプトに基づく周術期管理計画表は，本来ERAS®プロトコルまたはプログラムと称するべきであるが，単にERAS®を呼ばれることが多い．ERAS®は最新のエビデンスに準拠して常に改良が施され進化し続けることから，本稿の解説はその"現況"である点に留意していただきたい．

1. ERAS® の目的：患者個人と社会のそれぞれに設定

　患者個人レベルにおける目的は，手術侵襲の軽減と合併症の予防によって**安全性の向上と術後回復の促進**を達成し，その成果として**在院日数の短縮と早期社会復帰**を実現することにある．一方，社会レベルでの目的は，安全性を損なうことなく医療費の削減を達成することにある．

2. ERAS® の起源

　ERAS® の起源は，2001年に欧州静脈経腸栄養学会（The European Society for Clinical Nutrition and Metabolism：ESPEN）において組織された **ERAS group** に端を発する．ERAS groupは，デンマーク，オランダ，ノルウェー，スコットランド，スウェーデンの5カ国の施設代表者によって構成され，2004年に結腸切除術を対象にしたERASプロトコルをESPENハイライトニュースとして紹介した．そのプロトコルは翌2005年には，同学会の機関誌においてコンセンサスレビューとして公表され，**ERAS® の主要素 計17項目** が提示された（主要素以外に静脈血栓症の予防，抗菌薬による感染予防に関しても言及）[2]．

3. ERAS® の誕生と発展をもたらした背景

　ERAS® の歴史的背景を考証してみると，その誕生と発展に必然性を見出すことができる．

1 クリニカルパスとチーム医療の登場

　クリニカルパスの目的は，**エビデンスに基づいた医療の標準化とその普及，同時にチーム治療を推進することによって質の高い医療の提供を保証する**ことにある．医療コストの削減効果は，本来，副次的なアウトカムに過ぎない．加えて，クリニカルパスのマネジメントシステムにおいては，個々のアウトカムが多種の医療スタッフ間で絶えず評価され，更新された経験値に新たなエビデンスを取り入れることにより改善を行うプロセスが常時機能しているため，治療の最適化を推進するポテンシャルが内包されている．以上の見地からERAS® を掘り下げてみると，その**本質は"周術期に特化して作成されたクリニカルパスのアウトライン"に帰着**する．しかしながら，一般的なクリニカルパスとの差別化は，特定の病院レベルに留まらず，**学術団体において検証と策定作業が行われている**点にある．

2 腹腔鏡下手術の登場

　腹腔鏡下手術が有用であるとする論理には，「腹腔鏡下手術は低侵襲である→低侵襲手術では生理機能の回復が早い→ゆえに腹腔鏡下手術後は身体機能のリハビリテーションを迅速に進めることができる」との"三段論法"が前提として存在する．これに対して，デンマークのKehletは，腹腔鏡下手術が術後の回復を促進して在院日数の短縮を可能にする要因は，開腹せずに手術操作を行う手技上の特性によるものではなく，術後に適応されるリハビリテーションプログラムの相違ではないかと推論した[3]．つまり，腹腔鏡下手術では，機能回復が早いとする前提があるので，従来の術後管理計画を前倒したリハビリテーションプログラムが導入され，その結果，回復過程が迅速化される．一方，開腹手術後では，絶飲食期間を含め，旧態依然とした慣習に基づく術後管理法が適応されるので，当然のことながら，回復が遅延することになる．その当時，根拠なき既製概念，特に絶飲食期間を打破するためには大きな関門が立ちはだかっていた．従来，消化管吻合術後に早期経口栄養摂取（第1章-3参照）を行うことは，外科医の経験則により困難かつ危険と断定され，慣習的に術後の絶飲食期間が設定されていた．この背景には，以下の2点の既成概念があった．第1に，開腹手術後3～5日間は生理的に麻痺性イレウスの状態になるため，消化管を利用することは困難であると認識されていた．第2に，外科医にとって，消化管吻合部を創傷治癒が完成するまで極力安静にしておくべきとする考え方が主流であり，術後早期の飲食に

はその機械的刺激により吻合部リークを誘発する危険性があると捉えられていた．このようなエビデンスなき慣習の呪縛を解き放つパラダイムシフトを迎えるうえで一翼を担ったのが，腹腔鏡下手術の登場にインスパイアされた外科医たちであった．

　Kehletらのグループは，開腹結腸切除の術後管理に，各要素を強化した集学的リハビリテーションプログラムを導入することにより，術後在院日数の中央値が2日にまで短縮可能なことを1999年，2000年と立て続けに報告した[4, 5]．2000年の検討[5]では米国麻酔学会術前状態分類（ASA分類）のclass 3, 4に相当する患者が全体の1/3を占めており，ハイリスク患者の場合でも，本プログラムの実践によって安全性を確保しながらその在院日数が有意に減少することが示された．さらに，彼らは，2005年，無作為化評価者・患者盲検試験として待機的結腸切除が予定された患者を開腹切除群と腹腔鏡下切除群に分け，両群とも集学的リハビリテーションプログラム（fast-track surgeryと命名）を用いて同一の周術期管理を行い，機能的回復の速度とその程度を比較検討した臨床研究を発表した[6]．その結果，両群間に有意差がなかったことが明らかにされ，術後の回復速度を規定するものは，"開腹 vs. 腹腔鏡"という手術手技の問題ではなく，"術後リハビリテーションプログラムの差異"であるとした上述の仮説が立証されるに至った．

●ここがポイント：術後（麻痺性）イレウス

消化管手術後に発生する消化管の運動不全を意味する．消化管運動の回復速度は部位別に異なり，胃は24～48時間内に運動機能が回復する[7]．小腸は回復が早く，閉腹後4～8時間で機能的に正常に復することが明らかにされている[8]．一方，大腸の回復は1番遅く，絶飲食におかれた場合，排ガスまでに少なくとも2～3日を要し[7]，術後早期経口栄養摂取の律速段階となる．

3 術後栄養療法の効果と限界

　侵襲が加わった生体で発生する最大の消耗は体タンパク質，特に筋タンパク質の異化亢進であり，この消耗が侵襲から健常時への回復を遅延させる最大の要因となる．そこで，従来の栄養療法は，侵襲からの早期回復を図るための基本戦略として，タンパク質の異化抑制（protein sparing effect：タンパク質節約効果）と合成促進に注力してきたが，その実現は論理的にも実証的にもきわめて限られたものであった（**第1章-3**参照）．

　1999年，当時の代謝栄養学領域において第一人者であったWilmoreは，"Postoperative protein sparing"というタイトルで書かれた総説のなかで，21世紀に向けて革新的な方向性を提言した[9]．その要旨としては，術後栄養療法によるタンパク質節約効果は著しく限られており，短期のアウトカムにほとんど貢献し得ないことを論説したうえで，その対策として近年手術侵襲を軽減するために開発された手技・処置などを積極的に取り入れることにより術後の回復を促進させること（筆者注：ERAS®に該当）を提案し，「栄養サポートに興味のある医師もこれらの変化に順応するべきである」と勧告した．すなわち，**術後栄養療法の限界を見極めることによって基本戦略の転換を図ったのである**．

表1 待機的結腸切除術に対する ERAS® の主要素

術前	1. 入院前カウンセリング（教育） 2. 腸管の前処置なし 3. 手術前夜〜朝の絶飲食なし，水分・炭水化物の摂取 4. 前投薬なし	16. 経口栄養摂取		21. 血糖管理
術中	5. 経鼻胃管留置なし 6.（胸部）硬膜外麻酔・鎮痛 7. 短時間作用型麻酔薬 8. 輸液，ナトリウムの過剰投与を避ける 9. 開腹創の縮小化，ドレーンを画一的に留置せず 10. 体温管理（温風式保温） 20. 腹腔鏡下手術（アプローチ方法の改善）	18. 静脈血栓予防 19. 感染予防皮膚前処置含む	継続	
術後	11. 離床・歩行を促進するパス 12. 経口麻薬の非使用，硬膜外麻酔終了後にNSAIDsの投与 13. 悪心・嘔吐の予防 14. 腸蠕動運動の促進（術後イレウス予防） 15. カテーテル類（尿道カテーテルなど）の早期抜去 17. 転帰・順守状態の調査	16. 経口栄養摂取		

- オリジナルガイドライン（文献2）は項目1〜17
- 2012年版ガイドライン（文献11）による改変では項目6と7が標準的麻酔プロトコルに統合され，項目17が削除された結果，計19項目となった
- 推奨度（GRADE system[12]）：すべての項目において強い推奨
  NSAIDs：non-steroidal anti-Inflammatory drugs，追加項目・削除項目

4. ERAS® の現況：2012年最新版と最近の知見

　現在，ERAS® society は，結腸切除術以外に，胃切除術，膵頭十二指腸切除術，直腸・骨盤手術，膀胱癌に対する根治的膀胱切除術，婦人科/腫瘍手術に対するガイドラインも公表している[10]．待機的結腸切除術に対して策定された ERAS®（2005年版）[2] が原点であり，その主要素1〜17項目（表1）には汎用性があり，ほとんどの外科領域における周術期管理に応用可能となっている．それゆえ，本稿では待機的結腸切除に対する ERAS® をモデルとして論述することにする．

　表1に待機的結腸切除術後に対する ERAS® の主要素を示すが，外科医と病棟看護師の連携のみではプロトコルを実践し得ないことは一目瞭然である．例えば，3・4・6・7・8・10の項目は麻酔科医が主体となって管理を行う領域であり，1・17に関しては外来看護師や地域連携室，11には理学療法士，16には栄養士との連携が必要となる．すなわち，ERAS® は，"チーム医療"でなければ成立し得ない．

　2005年版（オリジナル）ガイドライン[2] は，2009年[13]，2012年[11] に順次改訂が施され，現在に至っている．両改訂版では推奨度が付記されているが，それぞれの判定システムが異なることに留意しておく必要がある．2012年版[11] では，grading of recommendations, assessment, development and evaluation（GRADE）system[12] が用いられている．これは推奨項目の順守による望ましい効果が弊害を上回ると確信できる場合に"強い推奨"となり，ERAS® の推奨項目すべてに強い推奨が付記されている．本稿では，誌面の関係上，主要素すべてを取り上げることができないため，改革のインパクトが強い項目，注目すべき改訂項目，エビデンスに論点を絞って解説する．

1 改革のインパクトが強い項目

1）術前炭水化物負荷

　近年，麻酔前の絶飲食期間が大幅に見直され，**固形食および牛乳は麻酔導入6時間前まで可**とし，**清澄水**（脂肪・ミルクなどを含まない透明な液体．例えば水，スポーツドリンク，ブラックティー，ブラックコーヒーなど）**の摂取に関しては2時間前まで可**となっている．ただし，**糖尿病性神経症を合併している患者の場合**は，胃からの排泄が遅延していることがあるため，嘔吐・誤嚥の危険性が増加する可能性が指摘されており注意が必要である[13]．

　ERAS®では，術前の飢餓状態を回避するために，**12.5％の炭水化物含有飲料水を手術前夜に800 mL，麻酔導入2時間前に400 mL摂取**させることが推奨されている（術前炭水化物負荷）．その効果として，患者の喉の渇き・空腹感・不安感が軽減され，さらに代謝栄養学的には術後のインスリン抵抗性が改善され，高血糖リスクの低減やタンパク質代謝の好転が期待しうることが解説されている[2]．

　しかしながら，術後インスリン抵抗性の発現機序に基づくと，**術前炭水化物負荷は，飢餓状態に続発する血中遊離脂肪酸の過度な増加に起因する末梢性インスリン抵抗性を抑制できるが，手術侵襲に対する生体反応の一環として分泌されるストレスホルモンや炎症サイトカインが誘導する末梢および中枢性インスリン抵抗性を抑制し得ず，ゆえに，非常に限定された効果しか発揮できない可能性が示唆される**[14]．実際，術前炭水化物負荷に関するコクラン・レビュー（2014年版）[15]が明らかにした結果は，先の論理的な予測と完全に一致しており，末梢インスリン感受性の増加が得られていたものの，在院期間の短縮は臨床的な意義がはっきりしない僅かな程度に留まり，術後合併症やほかの重要なアウトカムに関してもほとんどあるいは全く効果が認められていなかった．つまり，術前炭水化物負荷には理論的にも臨床的にも限定的な効果しかないため，手術侵襲によるインスリン抵抗性を軽減できるような低侵襲性アプローチの導入によって術前炭水化物負荷の効果を補完する必要性がある．大腸癌患者の術後免疫機能を腹腔鏡下手術と開腹手術別に比較検討したメタ解析[16]によれば，腹腔鏡下手術群では手術当日および第一病日の血漿C反応性タンパク質（c-reactive protein：CRP）が有意に低値であったことが示されている．CRPの動向は炎症性サイトカインの動態を反映することから，CRPの低減は炎症性サイトカインにより誘導されるインスリン抵抗性の軽減に連動する．以上の論拠に基づけば，**インスリン抵抗性を改善する方略として，抜本的には低侵襲手術（腹腔鏡下手術）を，補助的には術前炭水化物負荷を位置付け，両者の活用が合理的**と推断できる[14]．

2）術後早期経口栄養摂取（第1章-3参照）

　周術期栄養管理の原則は経口栄養摂取であり，手術後もできる限りすみやかに通常食を摂取することを推奨している．経口摂取量を補うために，経口栄養補給（ONS）が利用可能と付記されている．この推奨は"術後早期経口栄養摂取"に該当し，実施に際しては**悪心・嘔吐の症状，術後（麻痺性）イレウスがないことが必須**となるので主要素13・14が組み込まれている（**表1**）．さらに，4つの主要素5・6・8・20が，術後（麻痺性）イレウスの予防ないし期間短縮に効果を発揮する[11]．このように，ERAS®は術後早期経口栄養摂取の促進を支援するスキームを構築している．

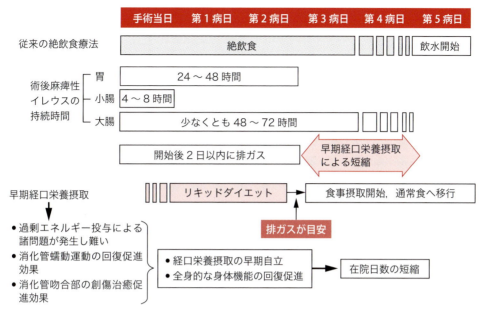

図1　早期経口栄養摂取の有用性に関する理論的背景

●ここがピットフォール：早期離床は腸管蠕動運動を促進するのか？

術後（麻痺性）イレウス対策として早期離床と歩行（主要素11）が有効であると未だに信じられている向きがあるが，**その効果を否定するエビデンスが存在する**．1990年，電気生理学的な方法によって，開腹術後に少なくとも約70 mの棟内歩行を行っても腸蠕動運動の回復が促進されないことが報告された[17]．なお，同研究の副産物として，排ガスが認められたときの大腸は正常な筋電図パターンに復していることが確認され，**排ガスがあったら食事を開始する**慣習は科学的に正しいことが裏付けられている．

Column

術後早期経口栄養摂取の有用性に関する理論的背景（図1）

　その有用性は4点に集約される．第1に，食事摂取とONSはともに強制栄養法ではないことから，**overfeedingによる諸問題は発生し難い**（第1章-3参照）．第2に，**早期経口栄養摂取自体が術後イレウスに対して有効な治療**（一般的に摂取開始後2日以内に排ガスが認められる）として作用し，食事摂取への移行を促進する[1]．つまり，主要素14．腸蠕動運動の促進とは相互作用の関係にある．第3に，早期経口栄養摂取は**消化管吻合部の創傷治癒を促進**する[18]．第4に，**総合的なアウトカム**として，退院には経口栄養摂取の自立が不可欠であるので，短期間で通常食の摂取に到達できれば，それに応じて**在院日数が短縮**される．

> ### Column
> ### 早期経口栄養摂取の適応拡大：上部消化管吻合術後
>
> 　上部消化管に吻合操作が加わる手術の場合には，早期経口栄養摂取が広く普及していない実情があった．2006年版のESPENガイドライン[19]でも，上部消化管に吻合部がある場合，経腸栄養チューブの先端を吻合部よりも肛門側に留置して栄養投与を行うことが推奨されていた（グレードB）．そこで，筆者らの研究チームは，ラットを用いて上部消化管吻合後の早期経口栄養摂取モデルを作成し，リキッドダイエットの早期経口摂取が吻合部の創傷治癒を有意に促進することを実証し[18]，さらに，そのメカニズムの解明を進めた[20]．臨床においては，最大級の手術侵襲となる胸部食道癌術後を対象として早期経口栄養摂取の安全性と有用性を確認した[21]．具体的には，術後第1病日の朝に覚醒し気管挿管チューブ抜管，第2病日からゼリー状経口補水液の摂取，第3病日から半消化態栄養製剤・経口補水液200～600 mL／日の飲用，第5病日より食事摂取（全粥食または五分粥食）を開始するスケジュールである．術前合併症のない26例に対してこのプロトコルを適応したところ，完遂率は96％であり，吻合部リークや退院後の再入院は一例もなく，安全に実施し得た．また，全例，誤嚥なく経口摂取が可能であり，第4病日（経口摂取始2日後）までに排ガスが認められ，消化管のリハビリテーションが順調に進行し，プロトコル完遂例の平均在院日数は9.2日（15％は最短8日目の退院）と迅速な回復が達成された（**第1章-2，症例参照**）．
>
> 　現在まで，胃切除術後[22〜24]，さらには膵切除術（膵頭十二指腸切除，膵体尾部切除，膵中央切除，膵全摘）[25]においても，早期経口栄養摂取を含むERAS®は術後合併症・死亡率を増加させることなく安全に実践できることが報告されている．したがって，基礎研究と臨床研究のアウトカムに基づいて，**早期経口栄養摂取は上部消化管の吻合操作を伴う手術に対しても適応の拡大が可能**と考えられる．

2 注目すべき改訂内容

1）腹腔鏡下手術の導入

　2009年の改訂版[13]では，新たな主要素として腹腔鏡補助下手術（条件：外科医ないし診療科がその技術に熟練）が採用された．さらに，2012年の改訂版[11]では，**腹腔鏡"補助"下手術が腹腔鏡下手術に変更**され，これに伴って**開腹創部の最小化は推奨事項から削除**された．ERAS®には，開腹結腸切除術後の回復速度を腹腔鏡下手術のそれに近似化させ，さらには凌駕することを目標として発展してきた経緯がある．しかしながら，術前炭水化物負荷の項において論じたごとく，手術侵襲の低減を確実かつ効果的に達成するうえで低侵襲手術に優る手段はないのである．

2）術後イレウス予防におけるチューインガムの効能

　チューインガムは強い推奨（エビデンスレベル中等度）の位置付けとなっている[11]．その作用機序としては，脳-迷走神経刺激（摂食の疑似体験）を介して消化管機能の回復を促進することによって術後イレウスを軽減すると想定されている[26]．

　2015年に公表されたコクラン共同計画システマティック・レビュー（研究数81件，患者総数9,072人）[26]において，質の低い研究が多く含まれていたものの，チューインガムは，大腸手術の場合，排ガスと排便までの時間をそれぞれ12.5時間・18.1時間，在院日数を1.0日，いずれも有意水準で短縮させることが示された．同時にERAS®による管理が行われているとチューインガムの効果は減弱することが示唆されたが，ERAS®では腸管蠕動運動の促進に有益なケアが複数実施されることを鑑みれば，当然の結果と捉えるべきであろう．

チューインガムのアドバンテージは，副作用がほぼないため，ほかのケアよりも活用しやすい点にある．その一方で，実臨床に導入するうえでの難点として，チューインガムの摂取方法に関して研究ごとに大きな相違があるため（具体的には，噛む時間は最短5分～最長45分，1日の噛む回数は最小3回～最大2時間ごと），最も効果的な摂取方法は確立されていない．

なお，筆者の施設では早期経口栄養摂取に前向きでない患者（リキッドダイエットの味が苦手など）の場合に，「嗜好に合うチューインガムを1日3回以上，1回当たり5分以上噛む」を推奨している．今後，本邦でもチューインガムの導入が促進されることを期待したい．

❸ 大腸手術領域におけるエビデンス：ERAS® vs. 従来型の周術期管理

以前は，ERAS®を構成する項目が少なくとも4つ以上実施されていれば，ERAS®実践と認定する基準を用いてメタ解析が行われることが多かった[27～29]．これに対して，2011年に報告されたコクラン共同計画システマティック・レビュー[30]では，7項目以上が実施されている場合のみをERAS®実践と定義付け，従来型管理（定義：2項目以下のケアに留まる）との比較が行われた．このような厳格化によって，メタ解析に採用された臨床研究はわずか4件（大腸手術患者237人：ERAS®群119人，従来型管理群118人）に留まった．アウトカムであるが，死亡率に関しては両群間で有意差はなかった．すべての合併症で評価した場合，ERAS®群（実施された項目数の中央値11）では，その相対リスクが0.5，つまり有意水準で50％のリスク減少が認められたが，ただしこれは重大な合併症（敗血症，吻合部リーク，出血，腹壁創哆開，腹壁瘢痕ヘルニア，癒着）の低減によるものではなかった．在院日数はERAS®群において有意に減少（平均差－2.94日）しており，一方，再入院率は両群間で同等であった．著者らは，ERAS®は安全といえるが，研究の質に関する問題ならびに十分なアウトカムの欠如をふまえると，**標準治療としてERAS®を推進することの妥当性を立証できてない**と結論付けている．

ERAS®の確固たるエビデンスを確立するためには，質の高い多施設共同無作為化比較試験が必要である．しかしながら，ERAS®の普及が従来型の周術期管理にも多大な影響を及ぼしており，両者の境界が次第に不明瞭になりつつある現状を踏まえると，研究デザインには困難を伴うことが予想される．

Advanced Lecture

■ ERAS®における腹腔鏡下手術のエビデンスは？

ERAS®（実施された項目数の中央値16）による周術期管理下で腹腔鏡下大腸手術（314例）と開腹大腸手術（284例）のアウトカムを比較検討した最新のシステマティック・レビュー[31]によれば，腹腔鏡下手術では，全入院期間（術後在院日数＋術後30日以内に再入院した場合の日数）の有意な短縮（平均差－1.92日），合併症数の有意な減少（相対リスク0.72：リスク38％減）が得られていたが，術後在院日数，合併症を併発した患者数，再入院率，死亡率においては有意差が認めらなかった．メタ解析に採用された臨床研究（5件）の質の問題から，いずれのアウトカムに関するエビデンスレベルも低～中等度に留まっており，**腹腔鏡下手術の優位性が確立されているとは言い難い現状**にある．

おわりに：ERAS® 実践に際しての注意事項

完成度の高いERAS®が作成できていても，これのみでは不十分であり，3つの必要条件が求められる．第1に，**手術の質が確保されている**（手術の精度管理）．第2に，**医療従事者の経験を"個人"と"チーム"のレベルで高め合う環境**が確立されている[32]．経験値の上昇とともに，ロスタイムなく円滑に各身体機能のリハビリテーションを推進し，同時に有害事象（合併症）を予見し回避することが可能となる．第3に，**患者自身の満足が得られている**ことが重要である．

文献・参考文献

1) 寺島秀夫：周術期栄養管理②—ERASプロトコル：実践に役立つ基礎と臨床の最新知見．「キーワードでわかる臨床栄養 改訂版」（大熊利忠，金谷節子/編），pp231-244，羊土社，2011
2) Fearon KC, et al：Enhanced recovery after surgery：a consensus review of clinical care for patients undergoing colonic resection. Clin Nutr, 24：466-477, 2005
3) Kehlet H：Surgical stress response：does endoscopic surgery confer an advantage? World J Surg, 23：801-807, 1999
4) Kehlet H & Mogensen T：Hospital stay of 2 days after open sigmoidectomy with a multimodal rehabilitation programme. Br J Surg, 86：227-230, 1999
5) Basse L, et al：A clinical pathway to accelerate recovery after colonic resection. Ann Surg, 232：51-57, 2000
6) Basse L, et al：Functional recovery after open versus laparoscopic colonic resection：a randomized, blinded study. Ann Surg, 241：416-423, 2005
7) Holte K & Kehlet H：Postoperative ileus：a preventable event. Br J Surg, 87：1480-1493, 2000
8) Catchpole BN：Smooth muscle and the surgeon. Aust N Z J Surg, 59：199-208, 1989
9) Wilmore DW：Postoperative protein sparing. World J Surg, 23：545-552, 1999
10) ERAS® Society Guidelines.
    http://www.erassociety.org/index.php/eras-guidelines
11) Gustafsson UO, et al：Guidelines for perioperative care in elective colonic surgery：Enhanced Recovery After Surgery（ERAS®）Society recommendations. Clin Nutr, 31：783-800, 2012
12) Guyatt GH, et al：Going from evidence to recommendations. BMJ, 336：1049-1051, 2008
13) Lassen K, et al：Consensus review of optimal perioperative care in colorectal surgery：Enhanced Recovery After Surgery（ERAS）Group recommendations. Arch Surg, 144：961-969, 2009
14) 寺島秀夫：外科周術期管理の最前線—術後回復力強化プログラム—6.術前炭水化物負荷の効果と限界：作用メカニズムに基づく検証．日本外科学会雑誌，116：249-253，2015
15) Smith MD, et al：Preoperative carbohydrate treatment for enhancing recovery after elective surgery. Cochrane Database Syst Rev, 8：CD009161, 2014
16) Liu C, et al：Laparoscopic versus conventional open surgery for immune function in patients with colorectal cancer. Int J Colorectal Dis, 26：1375-1385, 2011
17) Waldhausen JH & Schirmer BD：The effect of ambulation on recovery from postoperative ileus. Ann Surg, 212：671-677, 1990
18) Fukuzawa J, et al：Early postoperative oral feeding accelerates upper gastrointestinal anastomotic healing in the rat model. Word J Surg, 31：1234-1239, 2007
19) Weimann A, et al：ESPEN Guidelines on Enteral Nutrition：Surgery including organ transplantation. Clin Nutr, 25：224-244, 2006
20) Tadano S, et al：Early postoperative oral intake accelerates upper gastrointestinal anastomotic healing in the rat model. J Surg Res, 169：202-208, 2011
21) Terashima H, et al：Fast track program accelerates short-term recovery after transthoracic esophagectomy with extended lymphadenonectomy. Clin Nutr Suppl, 3：77-78, 2008
22) Suehiro T, et al：Accelerated rehabilitation with early postoperative oral feeding following gastrectomy. Hepatogastroenterology, 51：1852-1855, 2004
23) Hirao M, et al：Patient-controlled dietary schedule improves clinical outcome after gastrectomy for gastric cancer. World J Surg, 29：853-857, 2005
24) Hur H, et al：Effects of early oral feeding on surgical outcomes and recovery after curative surgery for gastric cancer：pilot study results. World J Surg, 33：1454-1458, 2009

25) Kagedan DJ, et al：Enhanced recovery after pancreatic surgery：a systematic review of the evidence. HPB (Oxford), 17：11-16, 2015
26) Short V, et al：Chewing gum for postoperative recovery of gastrointestinal function. Cochrane Database Syst Rev, 2：CD006506, 2015
27) Wind J, et al：Systematic review of enhanced recovery programmes in colonic surgery. Br J Surg, 93：800-809, 2006
28) Gouvas N, et al：Fast-track vs standard care in colorectal surgery：a meta-analysis update. Int J Colorectal Dis, 24：1119-1131, 2009
29) Varadhan KK, et al：The enhanced recovery after surgery (ERAS) pathway for patients undergoing major elective open colorectal surgery：a meta-analysis of randomized controlled trials. Clin Nutr, 29：434-440, 2010
30) Spanjersberg WR, et al：Fast track surgery versus conventional recovery strategies for colorectal surgery. Cochrane Database Syst Rev, ：CD007635, 2011
31) Zhuang CL, et al：Laparoscopic versus open colorectal surgery within enhanced recovery after surgery programs：a systematic review and meta-analysis of randomized controlled trials. Surg Endosc, 29：2091-2100, 2015
32) Maessen J, et al：A protocol is not enough to implement an enhanced recovery programme for colorectal resection. Br J Surg, 94：224-231, 2007

プロフィール

寺島秀夫（Hideo Terashima）
筑波大学大学院人間総合科学研究科疾患制御医学専攻外科　教授，筑波大学附属病院消化器外科　教授・ひたちなか社会連携教育研究センター　部長
詳細は第1章-2参照

第1章 周術期の入院患者管理の基本

8. 麻酔科からみた周術期管理の基本
適切な術前評価と麻酔法の選択

岡野　弘, 徳嶺譲芳

● Point ●

- 周術期管理は, 患者の全身状態と病態の把握からはじまる
- 病識のない患者の既往歴の聴取は難しい. 患者を診察しながら病歴を予測する
- 患者の状態と合併症から最適な麻酔法が選択される

はじめに

　近年の手術手技や周術期管理の進歩に伴い, 従来ではリスクが高いため手術ができないと考えられていた患者でも手術できるようになってきた[1]. しかしながら適切な評価が行われないままに手術が行われた場合は, 術後合併症に悩まされる結果となる.

　本稿では, 症例を通じて, 他科の先生たちに知っておいてもらいたい術前評価と適切なコンサルテーションについて述べる.

> **症例**
> 　77歳, 男性. 身長165 cm, 体重43 kg. 膀胱癌に対して経尿道的膀胱腫瘍切除術が予定された. 既往は高血圧で, 降圧薬と利尿薬が他院で処方されていた.
> 　上級医から, メインではないが執刀に入るよう指示を受け, 術前検査一式と手術申し込み（希望麻酔：脊椎麻酔）をしておくように言われた. 手術の説明は上級医がすでに行っている. 任されている前検査一式（血液検査など）と手術室の申し込みは, 滞りなく行った.
> 　患者に, 自分も執刀することを伝えに病棟に行くと患者がいない. 病室から出て探すと, 患者はトイレから病室に向かってよたよた歩いてくる. そして立ち止まった.

1. 患者は病名を簡単には教えてくれない！

> **症例のつづき**
> 　様子が変なので, 患者にどうしたのか聞いてみると, 足がしびれるので, 休んでいるという. これってもしかして, intermittent claudication（間欠性跛行）？

そう疑問に思いKUB（腎-尿管-膀胱）撮影をもう一度見てみると，腰椎がつぶれて骨棘がある．急いで，整形外科医に画像を見てもらうと，急ぐものでもないようなので術後にでも紹介してくれと言われた．ほっと安心…．患者に足のしびれはいつからか聞いてみると，10年前からしびれはずっと変わらないと言う．他院の整形外科に見てもらったこともあるが，今のところ手術はしないでよいと言われたので，通うのをやめたそうだ．診断名は知らない．

　手術前日，麻酔科医の術前診察が午後6時に行われた．麻酔科医から連絡で，脊椎麻酔が無理だったら全身麻酔に変更するので，呼吸機能検査をすること，異常だったら呼吸器内科へコンサルトをするよう指示があった．「今からじゃ無理です！」そう言っても聞いてもらえない．追い打ちをかけるように，麻酔科医から，「胸部の聴診は行ったのか？」と聞かれた…．あわてて患者の診察をすると，背部で呼気にrhonchusが聞こえる．さらに，前胸部で心雑音まで聴取した…．

■ ピットフォール：既往歴を知るには通り一遍の病歴聴取だけでは不十分

　診察の極意に，「病名は患者が教えてくれる」という言葉がある．しかし，患者が実際に病名を言ってくれるわけではない．実は，患者の訴えを聞くだけでは十分でない．なぜなら，患者によっては病識がないため，訴えそのものがないからである．患者から診断を引き出すには，患者を注意深く観察しなければならない．

　筆者は，外来で患者の術前診察をするときは，患者がよばれて診察室に入室する間，注意深く観察することにしている．術前診察はart of scienceである．日々観察することで見えてくるものがあるはずだ．

●コラム：患者の観察で見えてくるもの

ある患者が，検診で子宮頸癌を疑われ円錐切除術が予定された．患者は不安そうだが，医者や病院に慣れている雰囲気を感じた．既往歴は特にないと病歴聴取票に記載されていたが，「本当に何の病気もないですか？」とくり返し聞いてみると，じつはBehçet病の疑いで，ほかの大学病院で何年も検査をくり返していたことが判明した．神経Behçet病なら脊椎麻酔は禁忌である．そこで，麻酔法を全身麻酔へ変更した．
Behçet病のことは主治医も把握してなかった．患者は，「麻酔とBehçet病に関係があるとは思わなかった…」そうである．患者のなかには，故意に嘘をついているわけではないが，既往で医療者と良好な関係が保てなかったとき，その経験を意識的に忘れようとするものだ．
麻酔科医は，短時間で患者の状態を把握しなければならない．患者に強い関心をもち，関心があることを言葉で示すことで患者の信頼を得ることができる．正しい病歴を聞き出すコツは，患者に対する強い関心と注意深い観察であるといえよう．

表1　修正MRCスケール

Grade 0	not troubled with breathlessness except with strenuous exercise.	激しい運動時を除き，息切れで困ることはない．
Grade 1	troubled by shortness of breath when hurrying or walking up a slight hill.	急いで歩いたとき，あるいは緩い坂道を登ったとき，息切れして困る．
Grade 2	walks slower than people of the same age due to breathlessness or has to stop for breath when walking at own pace on the level.	息切れのため同年齢の人よりもゆっくり歩く，あるいは，自分のペースで平地を歩くときでも，息継ぎのため立ち止まらなければならない．
Grade 3	stops for breath after walking 100m or after a few minutes on the level.	平地を約100 m，あるいは数分間歩いただけで息継ぎのため立ち止まる．
Grade 4	too breathless to leave the house or breathless when dressing or undressing.	息切れが強くて外出できない，あるいは，衣服の着脱だけで息切れする．

文献3より引用

2. 重篤な疾患をもっている患者は，複数の重篤な疾患をもっていることが多い

> **症例のつづき**
>
> 　帰ろうとしている検査技師に無理をいって呼吸機能検査をしてもらうと，閉塞性換気障害（％VC 85.0％，％FEV$_{1.0}$ 52.5％）がある．結果が出たのが午後7時半．すでに，呼吸器内科医は帰ってしまっていた．明日一番はじめの予定だった手術を最後に替えて，午前中に呼吸器内科に見てもらうことにした．
>
> 　手術当日の午前中に呼吸器内科に無理をして見てもらうと，修正MRCスケールGrade 4でCOPD（chronic obstructive pulmonary disease：慢性閉塞性肺疾患）Ⅱ期と診断され，禁煙の指導と，長時間作用性β$_2$刺激薬＋ステロイドの吸入薬を処方された．呼吸器内科のコメントには，CTで肺動脈径が大きく[2]，心雑音が三尖弁閉鎖不全由来なら，肺高血圧症の可能性が濃厚である．できれば術前に循環器内科にコンサルトした方がよいとあった．あ～，もう循環器内科にコンサルトしている時間はない！
>
> 　結局，手術は延期となった．

●ここがポイント：息切れの程度の評価（修正MRCスケール）

本邦では一般にHugh-Jones分類が使われていた（Hugh-Jones分類は，Fletcherが提唱した分類なので，正式にはFletcherをつけFletcher-Hugh-Jones分類と記載しなければならない）．この分類は，British Medical Research Council（MRC）によって改訂され，Fletcher-Hugh-Jones分類はなくなった．このため近年は修正MRCスケールが使用されるようになった（表1）[3]．

症例のつづき

翌日の循環器内科の診察では，「心電図で右心負荷所見と心エコー検査で右室の拡大があり，肺高血圧症が疑わしい．三尖弁閉鎖不全の存在も診断に合致する．心エコーがpoor studyのため肺動脈圧の評価が十分できなかったので，今後右心カテーテル検査が必要」とのコメントであった．

また，「もし，手術をするなら，心不全の既往もあるので，麻酔では右心不全に注意するように」とコメントされていた．心不全の既往？ と疑問に思い見た循環器内科の診療録には，数年前起座呼吸があり夜間不眠となった際，利尿薬の投与で改善したようだと記載されていた…．

3. 術前評価

本症例での術前評価をまとめてみよう．プロブレムリストは以下の通りである．

■ プロブレムリスト

1）患者情報
- 77歳，男性，身長165 cm，体重43 kg，BMI 16
- 既往：慢性閉塞性肺疾患
- 喫煙歴：20本/日×40年
- 呼吸機能検査（VC 2.01 L，%VC 85.0％，%$FEV_{1.0}$ 52.5％，$FEV_{1.0}$ 1.3 L）
- 生化学検査：Alb 2.5 g/dL，BUN 18 mg/dL

2）問題点
① 息切れ（修正MRCスケール Grade4）
- 閉塞性肺疾患
- 心不全疑い
- 肺高血圧疑い

② 喫煙

③ ASA分類 class Ⅲ

> ●ここがポイント：ASA分類
>
> 一般的な周術期合併症の発症を予測するのに役立つ全身状態の1つの評価方法として米国麻酔医学会の身体状況分類（ASA分類）がある（表2，全身状態の評価であって，リスク評価ではないことに注意[4]）．ASA Class ⅠからⅥまでに分けており，Classが上がるほど手術の合併症や死亡率が高くなることが報告されている．

表2　ASAによる全身状態分類

Class Ⅰ	（手術となる原因以外は）健康な患者
Class Ⅱ	軽度の全身疾患をもつ患者
Class Ⅲ	重度の全身疾患をもつ患者
Class Ⅳ	生命を脅かすような重度の全身疾患をもつ患者
Class Ⅴ	手術なしでは生存不可能な瀕死状態の患者
Class Ⅵ	脳死患者

4. 術前評価に応じて，術後のリスクがより少ない麻酔を選択する

　術後の呼吸器合併症のリスクは，患者因子と手技因子に大別される．患者因子には，①年齢60歳以上[5, 6]，②ASA class Ⅲ以上[5, 6]，③COPD[5, 6]，④喫煙[5, 6]，⑤未治療の喘息[6]，⑥肺高血圧症[7]，⑦重症糖尿病（インスリン治療）[8]，⑧心不全の既往[8]，⑨低アルブミン血症（Alb＜3.0 g/dL）[8] があり，高度肥満や睡眠時無呼吸症候群は，術後の呼吸器合併症のリスク因子であると考えられているが，エビデンスはまだ確立していない[9]．

　本症例では，①〜④，⑥，⑧，⑨が当てはまり，術後の呼吸器合併症のリスクが高いことがわかる．

　一方，手技因子[5] には，①全身麻酔，②胸部あるいは上腹部の手術，③緊急手術，④長時間手術などがあげられる．本症例は，手術部位は下腹部内臓であり，手術時間も通常長時間とはならない．

　以上から，脊椎麻酔が行えるなら，患者因子がハイリスクであっても，呼吸器合併症のリスクを低減できる可能性があることが理解できる．もし，全身麻酔を行うなら，観血的動脈圧ライン（A-line）を局所麻酔下に挿入し，循環動態を観察しながら緩徐に全身麻酔を導入することになるだろう．A-lineに連続的動脈圧心拍出量モニター（arterial pressure-based cardiac output：APCO）を接続して，心拍出量や末梢血管抵抗をモニタリングしながら麻酔を行うことや，重症な肺高血圧症があるなら，中心静脈圧ラインも血管作動薬の持続投与に必要となるかもしれない．

おわりに

　症状，病歴・既往についての詳細な病歴聴取は必須であるが，患者に病識がない場合，注意深い身体診察と病歴聴取から隠れた病態を見つけ出す必要がある．本症例は術前に呼吸器内科と循環器内科へコンサルテーションを行うことが必要であった．心肺機能が低いと考えられる患者では，心機能と肺機能を別々に考えることが難しい場合がある．複合している病態を予測し，臨床症状と検査値から専門科に適切にコンサルトすることが重要である．

● **ここがポイント！**
周術期管理は，患者の状態把握からはじまる！

麻酔法の選択は，患者評価に基づいて行われる．手術術式＝麻酔法ではないことを肝に銘じてほしい．

文献・参考文献

1) Bainbridge D, et al：Perioperative and anaesthetic-related mortality in developed and developing countries：a systematic review and meta-analysis. Lancet, 380：1075-1081, 2012
2) Iyer AS, et al：CT scan-measured pulmonary artery to aorta ratio and echocardiography for detecting pulmonary hypertension in severe COPD. Chest, 145：824-832, 2014
3) 宮本顕二：MRC 息切れスケールをめぐる混乱―いったいどのMRC 息切れスケールを使えばよいのか？―．日本呼吸器学会雑誌，46：593-600, 2008
4) Owens WD：American Society of Anesthesiologists Physical Status Classification System in not a risk classification system. Anesthesiology, 94：378, 2001
5) Smetana GW, et al：Preoperative pulmonary risk stratification for noncardiothoracic surgery：systematic review for the American College of Physicians. Ann Intern Med, 144：581-595, 2006
6) Smetana GW：Preoperative pulmonary evaluation. N Engl J Med, 340：937-944, 1999
7) Hill NS, et al：Postoperative pulmonary hypertension：etiology and treatment of a dangerous complication. Respir Care, 54：958-968, 2009
8) Arozullah AM, et al：Multifactorial risk index for predicting postoperative respiratory failure in men after major noncardiac surgery. The National Veterans Administration Surgical Quality Improvement Program. Ann Surg, 232：242-253, 2000
9) Tsai A & Schumann R：Morbid obesity and perioperative complications. Curr Opin Anaesthesiol, 29：103-108, 2016

プロフィール

岡野　弘（Hiromu Okano）
杏林大学医学部麻酔科学教室　シニア・レジデント
Intensivist めざして麻酔科研修中です．ぜひ当院に見学に来てください．

德嶺譲芳（Joho Tokumine）
杏林大学医学部麻酔科学教室　准教授
ホームページ http://www010.upp.so-net.ne.jp/ultrasound-CVC/

9. 周術期の赤血球製剤輸血 ：適正使用 up-to-date

服部貢士，亀井政孝

Point

- 術前貧血は術後予後不良因子だが，積極的治療を推進するエビデンスがない
- 周術期赤血球製剤輸血は予後を悪化させる可能性がある
- Hb 8 g/dL 台を維持するための赤血球製剤輸血は許容されるだろう

はじめに

　周術期において，最も恐ろしい合併症は出血である．手術直接死にいたる悲劇への道のりは，出血から始まる．周術期大量出血は，術後7日以内の死亡症例の実に半分を占めている[1]．出血が引き金となって心停止した場合，蘇生できるのはたった5人に1人にすぎない[1]．この出血と戦うわれわれの武器は，輸血療法である．一方，救命のための輸血であるはずの赤血球製剤（red cell concentrate：RCC）投与自体が患者予後を悪化させうるとも報告されるようになり[2]，輸血量を極力抑えるための周術期戦略がきわめて重要となってきた．

　近年，PBM（patient blood management）という考え方が提唱され，①貧血診断・治療，②出血予防・治療，③輸血の適正化，に関してエビデンスに基づいた適切な血液管理を行う流れが出てきた．本稿では，これら3本柱のなかから，①貧血診断・治療と③輸血の適正化の2つについてその基本的コンセプトを紹介する．また，以下，誌面の都合により，RCC輸血に話をしぼって話をすすめる．

1. 貧血診断・治療

1 慢性疾患には貧血がつきもの

　内科患者の多くは慢性疾患をもち，その約半数が貧血を合併しているとの報告がある[3]．WHOによる貧血の定義は，男性でHb 13 g/dL未満，女性でHb 12 g/dL未満とされている．貧血を疑う症状は，顔面蒼白・易疲労感・呼吸困難感・頭痛などである．手術前貧血があると，たとえHb 10～13 g/dLの軽症例でさえ，消化器手術・整形外科手術の術後生命予後が不良となることが知られている[4]（表1）．小手術における術前貧血が術後の予後に与える影響はわかっていないが，心不全などの循環器疾患や，慢性閉塞性肺疾患などの重篤な基礎疾患を有する患者においては，術

表1 術前貧血によるリスク因子

①ICU滞在日数の延長
②入院期間の延長
③術後合併症の増加
④全体予後の悪化
⑤輸血の必要性の増加

表2 慢性貧血の鑑別診断

①低栄養
②慢性腎不全
③ビタミンB_{12}，葉酸欠乏
④悪性腫瘍・化学療法による骨髄抑制

前貧血がリスクになりうると考えられている[5]．

術前貧血は，**慢性炎症や感染による鉄代謝障害が一因**となっている．これは，各種サイトカインやリポ多糖（lipopolysaccharide：LPS）が誘導され，①肝由来のヘプシジン産生が増加し[6]腸管からの鉄吸収が阻害され，②腎臓でのエリスロポエチン合成能低下に伴い赤血球合成能も低下し，貧血を招くと考えられている．鑑別診断を**表2**に示す．

2 術前の貧血治療

1）積極的治療は必要か？

現時点では，術前慢性貧血に対する積極的な治療を支持するエビデンスは得られていない[7]．また，術前貧血は術後予後不良リスク因子ではあるが，単なるマーカーにすぎず，貧血をもたらす病態こそが本当のリスク因子である可能性がある．そのため，実地臨床においては術前貧血に対する積極的治療は行われていないのが現状である．

2）治療時の注意

術前貧血治療が必要だと判断された場合，RCC輸血，エリスロポエチン（erythropoietin：EPO）投与，そして鉄剤投与による治療が考えられる．しかし，有害事象や保険適用の観点から現実的には鉄剤投与が選択されることが多い．しかし，鉄剤投与にも問題がある．鉄剤投与の第一選択は経口鉄剤（フェロミア®，100 mg/日）だが，貯蔵鉄の正常化に3～6カ月を要する場合もあり，術前の短期投与には不向きである．そこで，経静脈的に糖酸化鉄（フェジン®，100 mg/日）を数日間点滴投与する方法が推奨されている．なお，心不全治療では鉄剤投与がQOLの向上，入院期間の短縮，運動耐容能の向上に関連するとして有望視されており[8]，経静脈的な継続投与が行われることがあるが，鉄補充療法自体にもさまざまな有害事象が報告されている（**表3**）．鉄剤に含まれる鉄イオンは，生体内で細胞に酸化ストレスを与える性質をもつ．術前点滴投与された鉄製剤は全臓器の血管内皮細胞へ酸化ストレスを与えることになり，その後引き続き手術で切り刻まれる身体はいっそう激しいストレスを受けることになる．術前鉄剤点滴投与は，炎症を助長し，感染を悪化させ，心血管系イベントをも誘発する可能性さえ指摘されている．現状では術前貧血治療に対し，**安易な鉄剤投与は控えた方が無難であろう**．

表3 鉄剤の経静脈投与の有害反応

有害反応	注意点
①急速投与によるショック症状	初回投与は監視下で行う
②低リン血症，骨軟化症	血清リン・カルシウム値のフォロー
③鉄蓄積過剰によるヘモクロマトーシス・肝硬変	血清フェリチン値のフォロー ※短期間でも要注意！
④鉄イオンによる酸化ストレス	炎症↑↑：肺内皮細胞，消化管上皮細胞 etc →心血管系イベントリスク↑↑
⑤細菌感染	―

表4 術式に応じた輸血準備方法

	T&S	MSBOS
適応症例	予想出血量500 mL以下	ほぼ確実に輸血が必要
適応術式	小手術	大手術
交差適合試験	Rh（＋），不規則抗体陰性の場合は行わない	全例行う
輸血開始時	オモテ検査でABO型のみ確認	確認済み
輸血準備量	RCC 2～4単位	C/T比＝1.5程度
メリット	交差適合試験省略による 院内在庫の利用効率↑	輸血オーダー量の最適化

大手術：消化器外科手術，骨・関節の整形外科手術，心臓外科手術など
小手術：皮膚科・眼科の手術など

3 術前準備

現在のところ**貧血を理由に手術を延期すべきではない**と考えられている．内科医にとって重要な点を，以下に説明する．

① 手術が決定した時点で，その大小を問わず，全例血液型を決定させておくこと
② 術前輸血オーダーは下記を参考に適切な量を準備する（表4）

1）術中RCC輸血の必要性が低い手術

T&S（タイプ・アンド・スクリーニング）に基づき準備する．

T&Sは血液型＝タイプ，不規則抗体陰性の確認＝スクリーニングのみを行い，準備した血液の交差適合試験を省略するというものである．輸血管理上，いったんクロスマッチを行うとその血液製剤はしばらくその患者専用のものになる．輸血投与の可能性が低い患者に対するクロスマッチを省略できれば，①検査の負担を軽減し，②準備すべき血液製剤を削減できるうえ，③ほかのより必要な患者にすみやかに転用できることから，輸血業務の簡素化，輸血製剤利用の効率化を図ることができる．

2）術中RCC輸血の必要性が高い手術

MSBOS（最大手術血液準備量）に基づき準備する．

輸血使用の可能性が高くても，過剰量の輸血準備とならないよう配慮する必要がある．そこで，施設ごとの実際の輸血量をデータ化し，それをやや上回る程度の量の輸血を準備する．実際の輸血量をT（transfusionから），輸血準備量をC（準備した輸血はすべて交差適合試験＝cross matchを行うことから）とし，C/T比が1.5程度となるようにする．

> 例：胃全摘術
> その施設で行われた症例群での平均出血量が900 ± 500 mLで，平均輸血投与量（T）が4.5単位の場合を考える．C/T = 1.5 程度となるような輸血準備量（C）は，4.5 × 1.5 = 6.75（単位）．RCCは2単位製剤なので，MSBOSに基づく輸血準備量は8単位となる．

● ここがポイント！
- 術前貧血に対して，短期間の鉄剤投与の効果は限られている
- 鉄剤投与自体が，酸化ストレスに由来する各種有害事象の原因となる
- 術前に血液型を確定させ，術式に応じた適量を準備しておく

2. RCC輸血の適正化

RCC輸血の目的は次の2つである．
① 末梢組織での酸素消費量（酸素運搬量ではない！）を増やし，好気的代謝を促す
② 血管壁ずり応力を適正に保ち，細動脈レベルでの血小板機能を維持する

しかし，**RCC輸血をすると，術後早期だけでなく長期の死亡も増加する可能性**が指摘されており，その使用量は極力抑える必要がある[2]．このためには，Hb許容限界値，すなわちRCC輸血トリガー値が問題となってくる．

1 RCC輸血トリガー値

われわれは，RCC輸血の周術期トリガー値は，**目立った循環血液量減少がない限りHb 8 g/dL付近**と考えている（明らかな循環血液量減少で頻脈になっているような患者さんの場合，Hb 8 g/dLは許容されない）．1999年，集中治療患者を対象としたTRICC study（トリックスタディ）とそれ以降の多くの質の高いランダム化比較試験（RCT）の結果から[7, 9]，トリガー値Hb 10 g/dLの考えは捨て去られた．現在問題となっているのは，「心臓や脳の虚血性疾患においてもトリガー値はHb 7 g/dLでいいのか，それとも8 g/dLとする方が安全であるのか」という点である．われわれは，以下の理由から，トリガー値はHb 7 g/dLよりHb 8 g/dLが安全であると考えている（図1）．

① 急性心筋梗塞などの緊急冠動脈カテーテル治療患者では，Hb 10 g/dLよりHb 8 g/dLの方で死亡率が有意に高かったとするRCTがあること[10]
② 心臓手術後患者では，Hb 10 g/dLよりHb 8 g/dLの方が死亡・術後感染・虚血イベント発生が統計学的有意差はなかったものの多い傾向が示され，特に女性において顕著であったとするRCTがあること[11]
③ 先のTRICC studyでは，有意差はなかったものの虚血性心疾患患者では，Hb 10 g/dLよりHb 7 g/dLの方が常に予後不良の傾向がみられたこと
④ くも膜下出血や頭部外傷を対象とした質の高いRCTが存在しないこと
⑤ 患者が，心臓や脳の無症候性虚血性疾患を合併している可能性があること
⑥ 循環血液量減少による血液濃縮により，見かけ上Hbが高くなっている可能性を否定することが困難な患者が存在していること

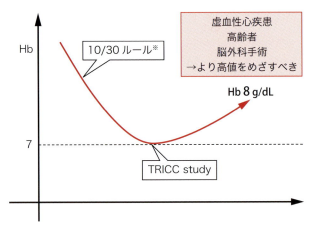

図1　輸血トリガー値はHb 8 g/dLに向かっている
※10/30ルール：Hb 10 g/dL，Ht 30％をRCC輸血開始のトリガーとしたtraditionalな輸血基準

⑦ Hb 7 g/dLを目標にしていると，出血の状況などによってHb 5 g/dLやHb 6 g/dLまで落ち込む危険性があること
⑧ Hb 7 g/dLとHb 8 g/dLを比較してHb 8 g/dLの方が予後不良であるとしたRCTが存在しないこと

このように，Hb 7 g/dLを選択するのは，健康な若年者など特殊な患者に限った方が無難である．

2 慢性貧血患者のRCC輸血トリガー値は低い？

　もともとHb 8 g/dLのような重度慢性貧血患者のRCC輸血トリガー値が，Hb 8 g/dL台より低いかどうかについてはよくわかっていない．しかし，長期間の貧血は，何らかの貧血耐性を獲得するかもしれないとの仮説は存在する．例えば，低酸素血症に短期間曝露されたヒトは，高ヘモグロビン血症を呈して細胞・組織低酸素に対応するが，3,000 m以上の高山に代々居住している慢性的な低酸素血症に曝露されている人々は，高ヘモグロビン血症とはならずHbは正常範囲であることが知られている．この事実は，長期間の組織低酸素状態は身体に耐性を生み出すことを示している．しかし，現在のところ，マウスの神経細胞では慢性貧血が虚血プレコンディショニング効果（短時間の虚血により心筋細胞の虚血耐性が増強し，その後の虚血再灌流による障害が抑制される現象）を示すことが報告されているが[12]，慢性貧血の貧血耐性に関する臨床研究は存在しない．したがって，慢性貧血患者のRCC輸血トリガー値も，**急性貧血患者と同じ，Hb 8 g/dL**として対応している．

●ここがポイント！
・RCC輸血トリガー値にHb 8 g/dLを支持するエビデンスが増えている
・特に高齢者・虚血性心疾患・脳外科手術では，過剰な制限的輸血は危険かもしれない
・ハイポボレミアでの貧血の評価は見かけ上Hbが高くなっているだけで，不適切である

3 輸血症例の術後ウイルス抗体価フォローアップ

RCC輸血を行った症例の術後管理で特に重要なのが，HBc-Ab（B型肝炎ウイルスHBc抗体），HCV-Ab（C型肝炎ウイルス抗体），やHIV-Ab（ヒト免疫不全ウイルス抗体）の輸血後検査である．輸血関連感染症予防のため，全血液製剤にPCRによるウイルス核酸検査は実施されているが，陽性とならないウィンドウ期に採取した血液製剤は，このチェックをすり抜けることが問題となっている．特に，B型肝炎ウイルス感染の報告は毎年数例程度続いており，現時点でも根絶できておらず，術後3カ月後（医療機関により異なる）のウイルス抗体価の確認は必須である．

おわりに

周術期のHb管理にあたっては，第一に十分な循環血液量を保ち，第二に貧血が急性・重篤・活動性出血でHb 8 g/dLを下回るなら緊急の輸血を検討し，第三に術前Hb・患者背景・予想手術侵襲・輸血トリガー値を軸に輸血戦略を立てることが重要となる．周術期の輸血のテンポや感覚を身につけるには，実際に経験するのが1番の近道である．本稿をヒントに，ぜひ日々の臨床で実践していってほしい．

Advanced Lecture

■ エホバの証人

患者権利として輸血を拒否することができるのは当然であるが，医療現場で混乱をきたすのは患者がエホバの証人の方々であることが多い．輸血ができず目の前で亡くなることになった場合の医療スタッフの精神的ダメージなどは議論にのぼることすらない．エホバの証人への対応は病院施設ごとにルールが取り決められているのが普通であるので，**患者がこのようなケースに該当した場合は，所属機関の当該部署にすみやかに報告し，指示を仰ぐとよい**．

文献・参考文献

1) 入田和男，他：知っておきたい周術期輸血の現状と課題 術中出血の放置できない現状とは．日本臨床麻酔学会誌，27：126-133, 2007
2) Ferraris VA, et al：Surgical outcomes and transfusion of minimal amounts of blood in the operating room. Arch Surg, 147：49-55, 2012
3) 宇野久光：高齢者の貧血有病率の検討．日本老年医学会雑誌，47：243-249, 2010
4) Musallam KM, et al：Preoperative anaemia and postoperative outcomes in non-cardiac surgery：a retrospective cohort study. Lancet, 378：1396-1407, 2011
5) Carson JL, et al：Effect of anaemia and cardiovascular disease on surgical mortality and morbidity. Lancet, 348：1055-1060, 1996
6) Ng O, et al：Iron therapy for pre-operative anaemia. Cochrane Database Syst Rev, 12：CD011588, 2015
7) Hébert PC, et al：A multicenter, randomized, controlled clinical trail of transfusion requirements in critical care. Transfusion Requirements in Critical Care Investigators, Canadian Critical Care Trials Group. N Engl J Med, 340：409-417, 1999
8) Avni T, et al：Iron supplementation for the treatment of chronic heart failure and iron deficiency：systematic review and meta-analysis. Eur J Heart Fail, 14：423-429, 2012

9) Holst LB, et al：Lower versus higher hemoglobin threshold for transfusion in septic shock. N Engl J Med, 371：1381-1391, 2014
10) Carson JL, et al：Liberal versus restrictive transfusion thresholds for patients with symptomatic coronary artery disease. Am Heart J, 165：964-971.e1, 2013
11) Reeves BC, et al：Liberal or Restrictive Transfusion after Cardiac Surgery. N Engl J Med, 373：193, 2015
12) El Hasnaoui-Saadani R et al：Cerebral adaptations to chronic anemia in a model of erythropoietin-deficient mice exposed to hypoxia. Am J Physiol Regul Integr Comp Physiol, 296：R801-R811, 2009

プロフィール

服部貢士（Kohshi Hattori）
国立循環器病研究センター麻酔科，現 東京大学医学部附属病院麻酔科・痛みセンター
麻酔科のサブスペシャリティ，心臓血管麻酔のマスターに向けて日々修練しています．心臓血管麻酔科医には，繊細かつダイナミックな呼吸・循環管理能力，輸血学の知識，術後管理を見据えた集中治療医としての力量までもが幅広く求められています．まさに手術室の総合内科医として，今日も麻酔と格闘しています．

亀井政孝（Masataka Kamei）
国立循環器病研究センター麻酔科，現 三重大学医学部附属病院臨床麻酔部

第1章 周術期の入院患者管理の基本

10. 手術前の medical clearance とは？

野木真将

● Point ●

- チェックすべきは，どんな手術？ 心臓関連の症状はないか？ リスク因子は？ 運動耐用能力はどうか？
- 科学的根拠に基づくアルゴリズムを身につける
- 手術前に必要な検査は最小限にし，管理方法に影響しない検査は避けよう！

はじめに

　高齢化社会の今，手術を受ける患者の合併症は多くなり，複雑になってきている．低侵襲手術の導入により従来は手術を回避されてきた患者層も適応となり，術前の安全性（特に心血管系のリスク）をきちんと見極める内科医の存在が大切になっている．米国の病院総合医（ホスピタリスト）はそのような術前評価をするコンサルテーションを受けることが多く，内科教育の一環として浸透している．medical clearance（内科的術前評価）とは，手術が安全にできることを保証するものではなく，内科医からプロフェッショナルな評価を下す過程といえる．この過程には外科医と患者との話し合いも含まれる．本稿では，下記の症例をふまえ実地臨床の注意点を含めて体系的なアプローチを紹介していく．

> **症例**
> 　内科研修中に，外科を研修中の同僚から相談を受けた．
> 　「今度，80歳の男性の鼠径ヘルニア手術を担当することになったんだ．既往に心臓バイパス手術もあるし，なんだか糖尿病や弁膜症もあるらしい．指導医からは手術前に内科に相談して術前評価を行い，手術の許可を得てくるように指示されたのだけど，どうしたらいい？」

1. 循環器疾患をもつ患者の術前評価

1 歴史とエビデンス

　1977年にGoldmanら[1]によってはじめての前向き多変量解析試験の結果が発表されてから，さまざまな論文が発表されてきた．いずれも，「どの臨床サインが術中術後の心イベントを予測するものか？」という疑問に対してコスト面も考慮しつつ検討している．

表1 術前リスク評価ツールの比較

	Goldman score	revised cardiac risk index (RCRI)	Gupta score
年（著者）	1977（Goldman L, et al.[1]）	1999（Lee TH, et al.[2]）	2011（Gupta PK, et al.[4]）
調査集団	40歳以上の非心臓予定手術患者1,001名	50歳以上の非心臓予定手術患者4,315名	米国NSQIP databaseの約200,000名
リスク因子	①Ⅲ音の聴取か頸静脈怒張 ②6カ月以内の心筋梗塞 ③1分間に5回以上の心室期外収縮 ④術前心電図で洞調律以外か心房期外収縮 ⑤70歳以上 ⑥腹腔内か胸腔内手術 ⑦緊急手術 ⑧大動脈弁狭窄 ⑨全身状態不良	①高リスク手術（腹腔内，胸腔内，および鼠径部より上部の血管手術） ②冠動脈疾患の既往 ③心不全の既往 ④脳梗塞（もしくは一過性脳虚血発作）の既往 ⑤インスリン療法を要する糖尿病 ⑥血清クレアチニン値2.0 mg/dL以上の腎不全	①手術のタイプ ②生活および運動耐用能力 ③血清クレアチニン値1.5 mg/dL以上の腎不全 ④ASA分類スコア ⑤年齢
結果	4段階にリスク層別化	3段階にリスク層別化	％発生率を計算
特徴	身体診察所見を含むが，運動耐用能力や内科的合併症を含まない．	低リスク群と高リスク群に分けるのに優れている．	術後30日以内の心筋梗塞や心臓関連死（myocardial infarction and cardiac arrest：MICA）を予測するのに優れているが，周術期の肺水腫や完全房室ブロックの発生率は含まれていない．心臓関連死以外の術後死亡も含む．

文献1，2，4を参考に作成

　歴史的には，術前評価は米国麻酔科学会のASA分類のように総合的に術前評価をするツールから，より具体的な項目とエビデンスを盛り込んだツールへと変遷してきた．なかでも，知っておくと便利なツールとして，1999年にLeeら[2]によって発表されたrevised cardiac risk index（RCRI）と，それを反映させた2007年改訂版の米国循環器病学会/米国心臓病学会（ACC/AHA）の「**非心臓手術における術前評価と治療ガイドライン**」[3]があげられる．

　その後にGuptaら[4]によって発表されたGupta score（NSQIP MICAモデル）や，DECREASE試験を反映させた最新のガイドラインとして，2014年に欧州循環器病学会/欧州麻酔科学会（ESC/ESA）[5]および2014年改訂版米国心臓病学会/米国循環器病学会（ACC/AHA）[3]の「非心臓手術における術前評価と治療ガイドライン」[6]もあるが，術前評価に関しては2007年のガイドライン[3]と大きく変更はない（**表1**）．

　今回は2014年のACC/AHAガイドラインと，それを強く反映した本邦の「非心臓手術における合併心疾患の評価と管理に関するガイドライン（2014年改訂版）」[7]に基づいて解説する．

2 RCRIとは

　RCRIでは，下記の6因子が周術期の合併症と関連するとされている．

①高リスク手術（腹腔内，胸腔内，および鼠径部より上部の血管手術）
②冠動脈疾患の既往
③心不全の既往
④脳梗塞（もしくは一過性脳虚血発作）の既往
⑤インスリン療法を要する糖尿病
⑥血清クレアチニン値2.0 mg/dL以上の腎不全

3つ以上が該当する場合，心血管合併症率は9.1％，そして心血管死亡率は3.6％と報告されている（表2）．

この報告は，2014年改訂版のACC/AHAの「非心臓手術における術前評価と治療ガイドライン」にも大きな影響を与えて，clinical risk factorという形で採用されている．

3 Gupta scoreとは

GuptaらによるとRCRIは非心臓手術を受ける患者においては低リスクと高リスク群を分けるのには優れていたが，血管手術や術後の心臓関連死を予測するのには正確さに欠けるとされている．

その欠点を補うとされているのが，米国外科学会のnational surgical quality improvement program（NSQIP）データベースにある20万人以上のデータをもとに開発されたGupta score[4]である．特に術中，術後30日以内の心筋梗塞や心臓関連死（myocardial infarction and cardiac arrest：MICA）を予測するのには優れているとされている．しかし，RCRIのように周術期の肺水腫や完全房室ブロックを予測することはできない．

このスコアでは，下記の5因子が計算に使われ，MICA発生率を数値（％）で表示してくれることが特徴である．

①手術のタイプ
②生活および運動耐用能力
③血清クレアチニン値1.5 mg/dL以上の腎不全
④ASA分類スコア
⑤年齢

なお，Gupta scoreのオンライン計算ソフトは，こちらからアクセスできる．
（http://www.surgicalriskcalculator.com/miorcardiacarrest）

表1に両者の比較を示すが，RCRIとGupta scoreはお互いに補い合う形で用いることがガイドラインでは勧められている．

どちらもあくまでも術前評価に値するリスク因子をもつ患者の選別に使われるものであり，これ単体では術前評価は完了しない．

4 知っておくべき定義

ACC/AHAガイドラインのアルゴリズムを理解するうえで，知っておかなくてはいけない定義や項目が4つある．

表2 ACC/AHAのactive cardiac condition, およびclinical risk factorとRCRIとの比較

	2007 ACC/AHA ガイドライン[3]		1999 Lee TH, et al.[2]
新名称	active cardiac condition	clinical risk factor	
旧名称	major clinical predictors	intermediate clinical predictors	RCRI
項目	①不安定な冠動脈疾患 　a. 30日以内の心筋梗塞 　b. 不安定狭心症 　c. 高度の狭心症 ②非代償性心不全 　a. NYHA class IV 　b. 心不全の悪化あるいは新規発症 ③循環動態に影響する不整脈 　a. 高度房室ブロック 　b. 有症状の心室不整脈 　c. 心拍数の高い（＞100回/分）上室性不整脈 　d. 症候性徐脈 　e. 新たに認めた心室頻拍 ④高度の弁膜症 　a. 高度の大動脈弁狭窄症 　　ⅰ. 平均圧較差＞40 mmHg 　　ⅱ. 大動脈弁口面積＜1.0 cm^2 　　ⅲ. 有症状 　b. 有症状の僧帽弁狭窄症 　　ⅰ. 進行性の労作時呼吸困難 　　ⅱ. 労作時失神 　　ⅲ. 心不全	①30日以上経過した心筋梗塞 ②安定した軽度の狭心症 ③慢性代償性心不全もしくは心不全の既往のみ ④脳卒中 ⑤糖尿病の既往 ⑥慢性腎不全	①高リスク手術 　a. 腹腔内，胸腔内，および鼠径部より上部の血管手術 ②虚血性心疾患の既往 　a. 急性心筋梗塞の既往 　b. 運動負荷試験で陽性 　c. 狭心症発作の既往 　d. 亜硝酸薬の使用 　e. 心電図で異常Q波 ③心不全の既往 ④脳梗塞（もしくは一過性脳虚血発作）の既往 ⑤インスリン療法を要する糖尿病 ⑥慢性腎不全 　a. 血清クレアチニン値2.0 mg/dL以上
解釈	1つでも該当すれば，術前に心血管系評価を行い，治療して安定させてから手術を実施するのが望ましい．低リスク手術前で上記項目がいずれも該当しない場合はそれ以上の評価は不要．	中等度リスク以上の手術で1項目以上該当する場合は，非侵襲的検査やβ遮断薬の術前投与を検討．	リスク因子の数が術後の心血管合併症（％）と心血管死（％）の発生予測と正の相関関係である．

解釈（RCRI）:

リスク因子	心血管合併症（％）	心血管死（％）
0	0.5	0.3
1	1.3	0.7
2	3.6	1.7
≧3	9.1	3.6

文献2, 3より作成

1) active cardiac condition（重症度の高い心臓の状態）
2) clinical risk factor（中等度リスク症状）
3) procedural risk（手術の侵襲度）
4) functional capacity（日常生活の活動度）
　下記に順番に解説していく．

1) active cardiac conditionとclinical risk factorの違いは？

　ACC/AHAガイドラインでは，active cardiac condition（重症度の高い心臓の状態）とRCRIを盛り込んだclinical risk factor（臨床リスク因子）が定義された（表2）．

active cardiac conditionに含まれるのは，

①不安定な冠動脈疾患（30日以内の心筋梗塞，不安定狭心症，高度の狭心症）
②非代償性心不全（NYHA class IV，新規発症の心不全，急性増悪中の心不全）
③循環動態に影響する不整脈（高度房室ブロック，症候性心室不整脈，心房性不整脈でレートコントロール不良，症候性徐脈，新たに診断された心室頻拍）
④重症，有症状の弁膜症（重症の大動脈弁狭窄症，有症状の僧帽弁狭窄症）

これは，2002年の旧ACC/AHAガイドラインではmajor clinical predictorsとよばれ，いわゆる「赤信号，危険！」的な徴候を表している．

clinical risk factorに含まれるのは，

①30日以上経過した心筋梗塞
②安定した軽度の狭心症
③慢性代償性心不全もしくは心不全の既往のみ
④脳卒中
⑤糖尿病の既往
⑥慢性腎不全

これは，2002年の旧ACC/AHAガイドラインではintermediate clinical predictorsとよばれ，いわゆる「黄信号，注意！」的な徴候を表している．1999年に発表されたRCRIの主要6項目のうち，高リスク手術以外の5項目がここに採用された．

2) procedural riskとは

RCRIの1項目であった高リスク手術は，ACC/AHAのアルゴリズムでは最後の部分で別に考慮されることになった．これから受ける非心臓手術の侵襲度に応じて，下記の3種類が提唱されている．

① vascular（血管外科手術）
② intermediate risk（中等度リスク手術）
③ low risk（低リスク手術）

大事な点は**すべての心臓手術が高リスクに分類される訳ではない**ということである．高リスクに含まれるのは大動脈および，その主要分岐血管にかかわる手術を予定されている患者であり，その場合は術前に厳重な評価や冠動脈疾患治療を要するマネジメントが必要となる可能性がある．高リスクの血管外科手術の周術期死亡率は5％と報告されている．

中等度リスクに含まれる手術は，胸腔内，腹腔内，頭頸部，整形外科，泌尿器科的な手術などである．血管内の手術でもリスクが比較的低めの頸動脈内膜除去術（carotid endarterectomy：CEA）や腹腔大動脈瘤の血管内治療などもここに含まれる．

低リスクに含まれるのは，その他の胸腔内や腹腔内にかかわらないような内視鏡手術や白内障手術などである．

3) functional capacityとは

前述のGoldmanらの研究[1]で，**手術前の患者の運動耐用能力（functional capacity）が術後の心血管合併症リスクと相関する**のではないかと提唱された．その後Reillyらの研究[8]で，患者の

表3　metabolic equivalent：METの具体例

	病歴聴取例
1 MET	「身の回りのことができますか？」 「食べたり，着替えたり，トイレに行くのに不自由はありませんか？」 「家の中を歩き回ることができますか？」
2〜3 METs	「ほかの人と同じくらいの速さ（時速3.2〜4.8 km/時）で平地を2ブロック歩けますか？」
4METs 以上	「家の中の軽作業（食器洗い，掃除）ができますか？」 「1階分の階段を上がることができますか？」 「登り坂を歩いて上がることができますか？」 「速歩き（時速6.4 km/時）で平地を歩けますか？」 「短距離を走れますか？」 「家の中で床磨き，大型家具の移動などの作業ができますか？」 「趣味レベルのゴルフ，ボウリング，ダンス，テニス（ダブルス），野球やサッカーなどに参加できますか？」
10 METs 以上	「水泳，テニスのシングルス，サッカー，バスケットボールやスキーなどの試合に参加できますか？」

文献3を参考に作成

自己申告による運動耐用能力でも同様の予測が可能であることが示され，術前のクリアランスに加わることになった．

客観的な数値としてはmetabolic equivalents（MET）という単位が使われることが多い（表3）．

このMETという単位は，運動によって消費するエネルギーが，安静時の何倍にあたるかを示している．例えば，1時間座って安静にしていた場合の消費エネルギーは1 METであり，1時間歩行した場合の消費エネルギーは3 METsといわれている．この単位は2006年に厚生労働省が発表した「健康づくりのための運動指針」にも採用された．

具体的には術前には**4 METs以上の運動耐用能力**があればよいとされている．4 METs程度に該当する運動としては，速歩，バドミントン，自転車（生活で使う程度），ゴルフ，卓球，太極拳，ラジオ体操，庭仕事，介護（風呂に入れるなど），アクアビクス，子どもと遊ぶ（ともに走るなど）などがある．

5 最低限必要な術前の採血項目は？

腎機能を知るために生化学検査で**BUNとクレアチニン**を測定し，耐糖能を調べるために**血糖値**を測定することが勧められている．その他の項目（電解質，血算など）は，測定されることが多いものの，ルーチン検査を支持するデータには乏しい．

6 術前に必要な非侵襲的検査は？

心血管合併症リスクがある場合には心電図を確認するとよい．心電図からは不整脈だけでなく，過去の心筋虚血や心筋肥大などの情報を得ることができる．

ルーチンの心エコーなどは管理方法を変えるほどの情報を与えてくれないかもしれない．重症の弁膜症の既往があったり，心雑音が聴取されたり，病歴聴取で訴えられる呼吸・循環器症状が弁膜症によるものだと強く疑われる場合には有用である．

胸部X線は活動性の呼吸器症状がある場合には有用だが，ルーチンで実施はしない．

2. 体系的なアプローチを学ぼう！（第2章-2 図1参照）

ACC/AHAガイドラインでは，術前評価を行った後，手術に進むかどうかは，以下の5つのポイントなどから判断できるとしている．

❶ 緊急手術かどうか？

この場合は，術前検査などをする時間はないため，内科的に補正すべき点（バイタルサイン，電解質異常，内服薬の確認など）に焦点を当てる．

❷ 重症度の高い心臓の状態（active cardiac condition）はないか？

もしある場合は，先に適切な循環器治療を施し，それまでは待機的手術は待つべきである．

❸ 低リスク手術か？

もし❶，❷に該当しない患者で低リスク手術を予定している場合は，これ以上の術前検査は原則不要となり，予定通り手術に進むことを提案してもよいとされている．Gupta score, RCRIはここで有用である．

❹（もし中等度および高リスク手術を予定している場合は，）運動耐用能力が4 METs以上あるか？

もし自己申告により4 METs以上の運動耐用能力があると判断できれば，予定通り手術に進むことを提案してもよいとされている．

❺ 臨床リスク因子（clinical risk factor）はいくつあるか？

臨床リスク因子（clinical risk factor）が高リスク手術前で1〜2項目以上，または中等度リスク手術前で3項目以上の場合は脈拍の最適化後に手術を勧めるとされている．

ガイドラインでは，追加検査（ストレステスト，冠動脈造影など）をすることが冠動脈狭窄の治療につながり周術期の心イベントを減らすことができる，と予想されると判断された場合はリスク因子（clinical risk factor）の数にかかわらず追加検査を考慮するとされている．2014 ACC/AHAガイドラインのアルゴリズムはここまでが限界であり，この最後の部分の曖昧さがゆえに，ケースバイケースでの判断が大切である．

3. 基礎疾患ごとの注意点

❶ 高血圧のある患者

収縮期血圧180 mmHg以下または拡張期血圧110 mmHg以下であれば，待機的手術を延期して降圧薬の治療を優先する有益性は未だ証明されていない[9]．

高血圧のコントロールが不良だと周術期にも血圧が上下して管理が大変であることは予想される．また，長期間の高血圧症は左室肥大を合併しやすく，血圧変動の多い周術期に相対的な心筋虚血のリスクを伴う．しかし瞬間最大数値よりも，高血圧の理由（二次性高血圧症の有無）や重要臓器へのダメージの有無の方が周術期合併症に関連していると考えられる．

術前評価の段階で，未診断の高血圧を発見した場合は標準的な管理方法（心電図，心エコー，血清レニン／アルドステロン活性比の測定，血中カテコラミン測定，腎動脈ドップラーエコー，甲状腺機能検査など）に準じて二次性高血圧症の有無に注意して評価を進めていく．特に，褐色細胞腫は稀な疾患だが，未診断のまま手術に臨むと重篤な合併症の原因になる．

患者には降圧薬内服コンプライアンスを強調し，手術当日にはどの薬を服用すべきか外科医や麻酔科医と確認するとよい．筆者は，手術当日でも利尿薬とACE阻害薬，ARB（アンジオテンシンⅡ受容体遮断薬）以外は継続してもよいとアドバイスすることが多い．利尿薬やACE阻害薬，ARBが避けられる理由としては，周術期の循環血漿量低下に伴い腎前性腎不全のリスクが高くなるからである．

2 心不全のある患者

非代償性の心不全がある場合には，その治療が優先される．非代償性の場合にはβ阻害薬を術前に新規にはじめることは推奨されない．

3 弁膜症のある患者

術前に注意が必要なのは「**症候性の**」重症大動脈弁狭窄症と「**症候性の**」または肺高血圧（＞50 mmHg）を呈する僧帽弁狭窄症である．

病歴聴取により，患者の弁膜症と症状との関係を見極め，心エコー検査での計測値（弁口面積，圧較差など）を得る．循環器内科もしくは心臓外科医とよく相談して，予定手術前に手術治療が必要かを相談しておく．最近では開胸術だけでなく，カテーテルを利用した低侵襲手術の技術向上により，高齢であっても治療選択肢が増えてきている．

4 COPDのある患者

COPD（chronic obstructive pulmonary disease：慢性閉塞性肺疾患）自体に冠動脈疾患，肺性心，心房細動，心不全などの心血管系合併症のリスクが高いことは知られているが，COPDの既往が術後の心血管死と相関するエビデンスは乏しい．

しかし，術後の呼吸器系合併症（無気肺，肺炎，喘息発作）のリスクを軽減するために勧められる術前の指示がいくつかある．例えば，予定手術の少なくとも2カ月前には禁煙，術後の排痰を促して無気肺を防ぐ呼吸リハビリテーションの実践，呼吸器系筋力の増強運動，栄養状態の最適化などがある．

活動性の閉塞性肺疾患の場合は，吸入β刺激薬と吸入抗コリン薬は手術当日まで継続するよう指示する[5]．手術前に喘鳴を聴取する場合は，術後呼吸器合併症の発生率が有意に高い（オッズ比6.2）[10]と報告されている．場合によっては全身ステロイド投与も必要となるかもしれない．

活動性の呼吸器感染症がある場合には，少なくとも10日間は抗菌薬投与が完了するまでは手術は延期すべきである．

5 糖尿病のある患者

術前に介入すべき点は少ないが，HbA1cを把握しておくことは術後管理のうえでも有益である．

長時間作用型インスリンを使用している患者の場合は，たとえ手術当日が絶食であっても手術侵襲により血糖上昇が予想されるため，50％程度に減量した量を前夜もしくは当日の朝に皮下注射しておくように筆者は指示している．

4. まとめ

冒頭の同僚への返事は以下のように考えられる．

> **返事例**
> 「鼠径ヘルニア手術は低リスク手術に分類されるから，その男性に活動性の狭心症や心不全がなくて，運動耐容能もしっかりあれば追加の検査はいらないと思うよ．ただし，糖尿病のコントロール具合や弁膜症の種類と程度が気になるから，内科から直接病歴聴取と服薬内容の確認をさせてもらってまた連絡するよ．」

おわりに

術前のmedical clearanceについて概説した．観察研究によるものも多く，欧米のガイドラインでもエビデンスがしっかりと構築されていないのが現状である．ガイドラインに準じた評価をすることで不必要な検査や医療費を抑制する目的が強く，「手術が安全にできます」という太鼓判を内科医が押すためのものではない．あくまでもケースバイケースで判断し，主科，外科，麻酔科と相談して術前評価は進めるべきである．

文献・参考文献

1) Goldman L, et al：Multifactorial index of cardiac risk in noncardiac surgical procedures. N Engl J Med, 297：845-850, 1977
   ↑術前リスク評価の草分け存在であるGoldman Indexの報告論文．

2) Lee TH, et al：Derivation and prospective validation of a simple index for prediction of cardiac risk of major noncardiac surgery. Circulation, 100：1043-1049, 1999
   ↑RCRIの概念を報告した歴史的な論文．

3) Fleisher LA & American College of Cardiology/American Heart Association：Cardiac risk stratification for noncardiac surgery：update from the American College of Cardiology/American Heart Association 2007 guidelines. Cleve Clin J Med, 76：S9-S15, 2009
   http://doi.org/10.3949/ccjm.76.s4.02
   ↑2007年AHA/ACCガイドラインの主要な編集委員であるDr.Fleisherによる総説．ガイドラインの主要なポイントを読みやすく解説しています．

4) Gupta PK, et al：Development and validation of a risk calculator for prediction of cardiac risk after surgery. Circulation, 124：381-387, 2011
   ↑Gupta scoreの概念を報告した論文．

5) Kristensen SD, et al：2014 ESC/ESA Guidelines on non-cardiac surgery：cardiovascular assessment and management：The Joint Task Force on non-cardiac surgery：cardiovascular assessment and management of the European Society of Cardiology (ESC) and the European Society of Anaesthesiology (ESA). Eur Heart J, 35：2383-2431, 2014
   ↑2007年ACC/AHAガイドライン以降に発表されたエビデンスを盛り込んだ欧州のガイドライン．Figure 3のアルゴリズムは2007年ACC/AHAガイドラインのものと似ている．

6) Fleisher LA, et al：2014 ACC/AHA Guideline on Perioperative Cardiovascular Evaluation and Management of Patients Undergoing Noncardiac Surgery：A Report of the American College of Cardiology/American Heart Association Task Force on Practice Guidelines. J Am Coll Cardiol, 64：e77-137, 2014

7) 2012-2013年度合同研究班報告，非心臓手術における合併心疾患の評価と管理に関するガイドライン（2014年改訂版）．
   http://www.j-circ.or.jp/guideline/pdf/JCS2014_kyo_h.pdf（2016年3月閲覧）
   ↑2007年ACC/AHAガイドラインを軸に書かれていますが，心疾患のみならず，多彩な内科疾患にもふれており一読に値します．

8) Reilly DF, et al：Self-reported exercise tolerance and the risk of serious perioperative complications. Arch Intern Med, 159：2185-2192, 1999
9) Casadei B & Abuzeid H：Is there a strong rationale for deferring elective surgery in patients with poorly controlled hypertension? J Hypertens, 23：19-22, 2005
10) Saad IA, et al：Clinical variables of preoperative risk in thoracic surgery. Sao Paulo Med J, 121：107-110, 2003
　↑さらに勉強したい人のためにオススメ文献．

プロフィール

野木真将（Masayuki Nogi）
The Queen's Medical Center　ホスピタリスト
京都府立医科大学卒業．宇治徳洲会病院にて初期研修，同病院の救急総合診療科にて後期研修．2011年より渡米．ハワイ大学内科レジデントおよびチーフレジデント経験後，現在はThe Queen's Medical Center（ホノルル，米国ハワイ州）にてホスピタリスト勤務．
日米の双方で総合内科を経験し，幅広い総合診療医としてハワイを訪れる日本の医学生や，海外臨床留学および日本でのホスピタリストをめざすレジデントの支援に積極的にかかわりたいです．

第1章 周術期の入院患者管理の基本

11. 周術期のリハビリテーション

有薗信一, 長谷川隆一

Point

- 周術期の呼吸リハビリテーション（以下リハ）では，去痰不全による無気肺や肺炎を予防するために，排痰法やポジショニングを実施する
- 離床リハは，離床が可能な全身状態となれば，すみやかに端坐位，立位，歩行と進めていく．目的は，ADLの拡大と運動負荷，呼吸器合併症の予防と改善，せん妄の予防と改善などである
- 嚥下リハでは，挿管チューブの抜去後に嚥下や咽頭機能を評価することが重要である

はじめに

　周術期のリハは，呼吸器合併症の予防と改善に対する呼吸リハと早期離床を目的とした離床リハ，誤嚥の評価を含めた嚥下リハの3つがあげられる．それぞれの目的によって，評価基準や方法が異なる．本稿では呼吸リハと離床リハ，嚥下リハについて，方法や評価ポイント，エビデンスを解説する．

1. 呼吸リハ

1 呼吸リハの進め方

　呼吸リハは，**去痰不全による無気肺の改善や予防，肺炎の予防**を目的に，排痰法やポジショニングなどを実施して行う．呼吸リハは，全身麻酔による開胸手術や開腹手術においてほとんどの患者が対象となる．特に術前より閉塞性換気障害や拘束性換気障害といった慢性肺疾患があり，肺機能低下が重症な患者ほど，呼吸リハが必要である．したがってこれらの患者では手術前から呼吸リハの一環として積極的に呼吸練習を行う．練習内容は，主に咳嗽やハフィング（図1，気道内分泌物の移動を目的に，口を軽く開け，強く速く「は〜〜〜っ」と強制的に呼出する），active cycle of breathing technique（ACBT）などである（図2）．
　肺機能の低下により呼吸器合併症のリスクが高い患者には，吸気筋トレーニングを併用すると手術後の呼吸器合併症の発生率が減少する[1]とされており，手術前からリハを行うことが重要である．
　具体的には**手術予定日の1〜2週間前には呼吸リハを開始できるように**，依頼をする必要がある．

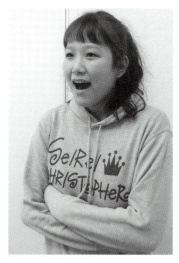

図1　ハフィング
ハフィングは，口を軽く開けて，声門を開け，強く速く「は～～～っ」と胸郭と腹筋を使って強制的に呼出する．なるべく声を出さずに実施する

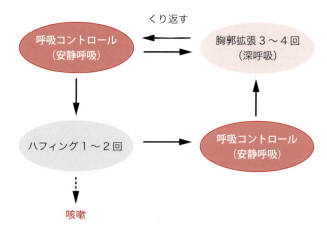

図2　active cycle of breathing technique（ACBT）と咳嗽
上に示した一連の呼吸運動の流れがACBTである．深呼吸と安静呼吸は適宜くり返した後に，ハフィング，安静呼吸の順に行っていく．ハフィング時に痰が上がってくれば，咳嗽を行う

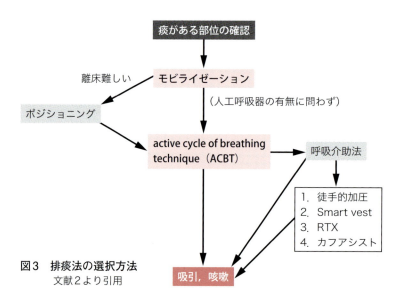

図3　排痰法の選択方法
文献2より引用

　入院または外来のどちらでも可能であり，1日20～40分間の呼吸リハプログラムで実施する．
　手術後は，手術翌日から積極的に排痰を行い，無気肺や肺炎の予防を行う．排痰方法は，痰がある部位を評価してモビライゼーション（離床やベッド上の運動）を行い，自己排痰を促すためにACBTを行う（図3）[2]．離床ができない場合は重力を利用したポジショニング（排痰しやすい体位にする）を行い，ACBTを行う（図2）．ACBTで排痰がうまくいかない，もしくは覚醒レベ

ルが悪くて指示が入らない場合には呼吸介助法（スクィージング）を行い，排痰を促す．重要なことは，**周術期においても，できるだけ患者自身で痰を自己喀出できるように**ACBTなどを実施していくことである．また手術前と比べ手術後の咳嗽力は半分程度に低下するため[3]，しっかり排痰するためには介助が必要になる．呼吸リハと併用して離床を進めていくことも重要である．

一方，呼吸器合併症のリスクが高い患者において，「**手術当日**」に呼吸リハの介入を行ったり[4]，1日の介入頻度を「**増やしたり**」すること[5]で，**合併症の発生率が抑えられる**ことも明らかにされており，呼吸リハの介入時期や頻度を適宜評価することも考慮すべきである．

2 呼吸リハのエビデンス

Hermansらは，冠動脈バイパス手術を実施する呼吸器合併症のリスクの高い患者に対して，手術前に吸気筋トレーニングを行うことによって，入院中の呼吸器合併症（無気肺，肺炎）や入院期間が有意に減少することを明らかにした[1]．一方Savciらは，手術前後の吸気筋トレーニングが，手術後の身体能力やQOLを早期に回復すると報告している[6]．手術前の吸気筋トレーニングは，コクランレビューでも有益性が示され，実施が勧告されている[7]．

心臓外科手術後の呼吸リハは，インセンティブスパイロメータ（呼吸練習器）を用いるより，排痰や離床を積極的に進めた方が呼吸器合併症の発生率を低下させることができる[4]．また，呼吸器外科手術後の呼吸リハの頻度は1日1回より3回の方が呼吸器合併症を減少させる[5]．

インセンティブスパイロメトリーについては，これまでの検討で肺活量の回復や呼吸器合併症の発生率に有益な効果は認められておらず，現時点ではルーチンに呼吸リハで用いることは推奨されない．

2. 離床リハ

1 離床リハの目的と注意点

離床を目的としたリハでは，離床が可能な身体状況となれば，**すみやかに端坐位，立位，歩行と進めていく**．周術期の離床リハの目的は，①ADLの拡大と運動負荷，②呼吸ケア，呼吸器合併症の予防と改善，③せん妄など精神状態の予防と改善，などである．離床自体には受動坐位，端坐位，立位，歩行といった運動負荷に対する循環動態の把握，確立した動作内のADLの拡大といった目的がある．離床を進めることで無気肺などの虚脱した肺胞を膨らませることや，身体を起こすことにより肺うっ血を是正し酸素化を改善させることができる．対象患者は手術侵襲が高い心臓血管外科手術や多臓器の手術，または手術前からサルコペニアや虚弱（フレイル，**第4章-2参照**）の状況である患者，呼吸器合併症のリスクが高い手術の患者である．

周術期の離床では，点滴ルートやドレーンなどの整理やバイタルサインの観察など，さまざまなリスクマネージメントを行う必要がある．理学療法士や看護師が1人で実施することはしばしば困難であるため，ほかのスタッフとコミュニケーションをとり，必要に応じてサポートすることも重要である．

離床を実施する前には，患者の心拍数や血圧の変動，SpO_2の低下などの**バイタル変化の許容範囲を検討し，メディカルスタッフと共有**する必要がある．離床は運動であるため，ある程度までは心拍数の上昇や血圧の増加，低酸素血症があるのが当然である．それらをふまえて，離床を進める効果（メリット）と離床による心負荷や全身疲労（デメリット）を，検討しバイタルの許容

表1　運動負荷休止の基準となるモニタリング値

項目	上限値，下限値
心拍数	上限：160回／分以上 下限：40回／分未満
血圧（収縮期）	上限：200 mmHg以上 下限：70 mmHg未満
呼吸数	上限：50回以上 下限：10回未満
SpO$_2$	下限：80％未満
息切れの程度 （修正ボルグスケール）	5〜8

修正ボルグスケールは，0〜10の比例的分類尺度であり，呼吸困難感の程度を定量的に評価する．0は感じない，5は強い，10は非常に強い．
文献2より引用

範囲を決める．例えば表1に示した値を目安に，運動負荷（＝離床）を休止し，値が落ち着けば運動負荷（＝離床）を再開していく[2]．値を超えたらすぐに中止するのではなく，休止を入れ運動負荷（＝離床）をくり返していくとよい．

　周術期の患者は，手術後に身体を動かすことの不安感を強くもっている．手術前に，メディカルスタッフだけでなく，医師が手術後の離床の必要性や重要性を説明していくことが重要である．医師からの説明があるだけでも患者の不安感はかなり軽減し，離床に対するモチベーションは高くなるため，医師からのコミュニケーションは積極的に行うことが望ましい．理学療法士や看護師は，離床の重要性を説明するだけでなく，患者がもつ不安なことを寄りそって拝聴することが必要である．忙しい臨床のなかで，1人の患者に時間を割くことは難しいかもしれないが，不安感が強い患者には，少しでも多くの時間を使ってコミュニケーションをとる．患者の不安感を取り除くことで，離床が進みやすくなる．

　また，患者が離床していくうえで，十分な疼痛コントロールを実施し，痛みに対する不安感も取り除くことが必要である．手術後は創部痛やルート類などでベッド上での身動きが取りづらく，患者自身が自分の置かれている状況が理解できなくなることがある．さらに手術後のせん妄状態や昼夜逆転などの認知機能の低下は，手術後の回復にも影響する．そのため，医師や看護師，理学療法士のチームスタッフ，さらに家族とのコミュニケーションをしっかり行い，手術後の患者の精神面や認知機能のサポートも行っていく．

2 離床リハの進め方

以下に離床リハの進め方の一例を紹介する．

① 周術期の初回の介入時は，すぐに離床するのではなく，コミュニケーションや指示動作がどの程度通じるかを確認し，せん妄の有無や鎮静の程度も確認する．中枢神経もしくは末梢神経の麻痺などの有無を確認しながら，背臥位で上下肢の自動または他動運動から実施する．

② 上記の運動に問題がなければ，受動坐位またはリカンベントポジション（図4）に進めていく．さらに循環動態や呼吸状態，意識レベルの悪化を認めないことを確認し，ステップアップしていく．表1の運動負荷中の休止するモニタリング値を参考にして，離床のステップアップ，ステップダウンを実施する．

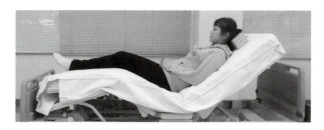

図4　リカンベントポジション
頭部を挙上した受動坐位で，膝の下を高くした姿勢である

③端坐位では，ベッドの端に座らせ，ある程度介助量が少ないことを確認し，立位，足踏みと進めていく．立位での足踏みで介助量が少なく，歩行が可能と判断できればベッド周囲の歩行から開始し，徐々に歩行量を増やしていく．

④背臥位から立位までの離床は，点滴ルートやドレーンが留置されていても可能である．チューブの事故抜去などに注意して離床を進め，歩行量を徐々に増やしていく．

3 離床リハのエビデンス

早期に離床リハを実施することによりせん妄の発生率が抑えられるといった報告もあり[8]，早く身体を動かすことにより，身体面だけでなく精神面に対しても良好な効果が得られる．消化器外科手術後275例における離床リハの報告[9]では，手術後2日目に歩行が自立する者が40.7 %，3日目に69.1 %，4日目には82.9 %となっている．Takahashiらの報告[10]では，心臓外科手術後患者133例において手術後歩行が自立しても，入院中の歩行量が少ないと再入院率が高くなるとしている（1,308歩/日が目安）．したがって手術後に歩行が自立しても，**歩行量を維持・増加させるために，入院中は離床をどんどん進めていくことが重要**である．

3. 嚥下リハ

1 嚥下リハの評価

嚥下リハは，挿管チューブによる咽頭機能の低下や声帯浮腫を起こした患者，反回神経麻痺が疑われる患者で適応となる．**挿管チューブ抜去後の嚥下の評価が重要**である．絶飲食の状況であっても唾液を嚥下する必要があるため，誤嚥する恐れがある．嚥下の評価は反復唾液嚥下テスト（repetitive saliva swallowing test：RSST），改訂水飲みテスト（modified water swallow test：MWST）などがあり，声帯機能の評価として，最長発声持続時間の評価があげられる．

RSSTの測定は対象者の喉頭隆起および舌骨部に軽く指を当てて，対象者に30秒間くり返し唾液を嚥下するように指示し，喉頭挙上によって喉頭隆起が測定者の第2指を越えた回数を測定する．MWSTは3 mLの冷水を口腔内に入れて嚥下してもらい，嚥下反射誘発の有無，むせ，呼吸の変化を評価する．3 mL冷水の嚥下が可能な場合には，さらに2回の嚥下運動を追加して評価する．最長発声持続時間の測定は会話時における習慣的な声の高さと大きさにて，最大吸気後にできるだけ長く /a/（母音のア）の発声を持続した時間を計測する．

これらの評価で嚥下の評価が難しい場合は，嚥下内視鏡（video endoscopic examination of swallowing：VE）で評価することが望ましい．

> ●ここがポイント
> MWSTの評価で水を嚥下する際には，必ず聴診器で咽頭部の呼吸音を評価する．これにより嚥下時に咽頭部に生じる嚥下音や誤嚥した際の呼吸音の聴収，水分などの咽頭残留時の呼吸音が評価できる．

2 嚥下リハの進め方

周術期における食物を使わない嚥下リハ（間接訓練）では，口腔内や咽頭部分のアイスマッサージ（濡らし凍らせた綿棒などで刺激するマッサージ），口唇と頬のマッサージ，舌と口腔内と頸部の関節可動域や筋力トレーニングなどを行っていく．また，嚥下反射の誘発の目的で嚥下反射促通法を実施する．

嚥下するポジションは，嚥下しやすい頸部や頭部の位置，リカンベントポジションの体幹の角度を評価し，そのポジションで嚥下をさせる．

口腔ケアも重要であり，口腔内の清潔を図り，細菌数を減少させ，誤嚥性肺炎を予防する．口腔内を刺激することで，唾液分泌も促進させる．その際口腔内を観察し，開口状態や唾液の貯留状態，舌苔の付着部位と程度を評価し，口腔粘膜や歯肉，舌の状況や口臭を評価する．ケアは歯ブラシやスポンジブラシを用いてブラッシングし，舌苔の除去と清拭をし，口腔内を洗浄する．

3 嚥下リハのエビデンス

気管挿管による全身麻酔後の嗄声について，栗田らは3,977名の患者の自覚症状を調査した結果，術後嗄声の発生率は37.1％であったと報告している．なお，嗄声が発生した者の73.6％は3日以内に改善している[11]．一方，挿管時間が3時間以下と比べ，3〜6時間の患者では声帯麻痺のオッズ比は2.0で，6時間以上ではオッズ比14.5と報告されている[12]．気管挿管に伴う声帯麻痺の頻度は一般手術では0.07〜0.1％，心臓手術後では0.7〜2.0％，胸部大動脈手術では8.6〜32％と報告されている[12]．さらに成人では心臓血管手術後に発生した声帯麻痺のうち約30％に誤嚥・嚥下障害があり，5〜10％が両側声帯麻痺・誤嚥性肺炎・再挿管や気管切開となっている[13]．

以上のように気管挿管では一定の確率で声帯機能不全が生じ，特に**心臓血管外科術後に関してはほかの胸部外科と比べ声帯麻痺患者が多い**ことから，嚥下障害による肺炎のリスクが高くリハ介入時には注意が必要と考えられる．

おわりに

周術期のリハとしては，最低限の廃用予防だけを目的とした内容ではなく，積極的かつ早期に呼吸リハ，離床リハ，嚥下リハに取り組んでいく必要がある．それぞれの目的を理解して，リハスタッフや看護師との医療チームで，周術期の患者にリハを提供していくことが重要である．

文献・参考文献

1) Hermans G, et al：Impact of intensive insulin therapy on neuromuscular complications and ventilator dependency in the medical intensive care unit. Am J Respir Crit Care Med, 175：480-489, 2007
2) 有薗信一，長谷川隆一：急性期および急性期から回復期の運動療法の実際．「包括的呼吸リハビリテーション ポケットマニュアル」（上月正博，海老原 覚／編），pp125-127，診断と治療社，2013
3) 増田 崇，他：開腹手術前後の咳嗽時最大呼気流速の変化．理学療法学，35：308-312，2008
4) 高橋哲也，他：冠動脈バイパス術後に呼吸理学療法は必要か？―早期呼吸理学療法導入の効果―．理学療法学，28：31-37，2001
5) 有薗信一，他：多頻度の理学療法介入は肺葉切除術後の呼吸器合併症を減少させるか？ 理学療法学，33：289-295，2006
6) Savci S, et al：Short-term effects of inspiratory muscle training in coronary artery bypass graft surgery：a randomized controlled trial. Scand Cardiovasc J, 45：286-293, 2011
7) Katsura M, et al：Preoperative inspiratory muscle training for postoperative pulmonary complications in adults undergoing cardiac and major abdominal surgery. Cochrane Database Syst Rev, 10：CD010356, 2015
8) Schweickert WD, et al：Early physical and occupational therapy in mechanically ventilated, critically ill patients：a randomised controlled trial. Lancet, 373：1874-1882, 2009
9) 平澤 純，他：消化器外科手術後患者の離床と歩行自立状況および歩行自立遅延例の特徴．理学療法学，37：364-369，2010
10) Takahashi T, et al：In-patient step count predicts re-hospitalization after cardiac surgery. J Cardiol, 66：286-291, 2015
11) 栗田直子，他：術後さ声の発生率と持続期間についての検討．麻酔，51：737-742，2002
12) 木倉睦人，他：気管挿管に伴う声帯麻痺について．麻酔，64：57-59，2015
13) Ishimoto S, et al：Vocal cord paralysis after surgery for thoracic aortic aneurysm. Chest, 121：1911-1915, 2002

プロフィール

有薗信一（Shinichi Arizono）
聖隷クリストファー大学リハビリテーション学部理学療法学科
／大学院リハビリテーション科学研究科　教授
呼吸障害，循環障害，急性期リハビリテーションが専門です．急性期医療の中で，リハビリテーションの可能性を進歩させ，1人でも多くの方の役に立ちたいと思っています．

長谷川隆一（Ryuichi Hasegawa）
筑波大学附属病院水戸地域医療教育センター水戸協同病院救急・集中治療科

第2章　内科的基礎疾患をもつ患者さんの術前評価・周術期管理

1. 術前評価の"賢い選択"

梶　有貴, 五十野博基

Point

- 術前検査は"反射的に"出すのではなく"賢く選択"しよう
- 病歴・身体所見で検査の必要性を見極めよう
- 検査によって患者のマネジメントがどのように変わるかを意識しよう

はじめに

> **症例**
> とある研修病院．外科病棟がちょっと慌ただしい．どうやらある患者の手術予定が決まったようだ．指導医にいわれずとも研修医Aは"反射的に"ルーチンの術前検査を素早くオーダーしていく．採血，心電図，胸部X線…．うんうん，デキる．何より仕事が早い．筆者の研修したような野戦病院では，すぐに動ける研修医は非常に重宝される．だけど，ちょっと考えてほしい．ルーチンで検査を出したくなる気持ちは非常によくわかるのだが，今ササッと出したその術前検査は，本当に全部必要だったのだろうか…．

これが本稿のテーマである．誤解を生む内容であるだけにはじめに断っておくが，術前検査は適切に使えば非常に有用な評価なのだ．ただ，"反射的に"全部の検査を出すレベルから一歩先にいき，術前検査を"**賢く選択**"するにはどうしたらよいかをみていこう．

1. 術前検査のメリット・デメリット

手術を受ける患者の高齢化が進み，手術も多様化してきたため，総合的に術前の評価を行って周術期の合併症を回避することは非常に重要となってきている．ただ，術前評価の具体的な内容を示した指針は案外少ない．それゆえ，それぞれの施設によって行う検査が異なるだけでなく，同施設でも医師によって検査が異なっているというのが現状で，これは日本だけでなく北米でも同じ状況のようだ[1]．

一見，術前検査を網羅的に行うことは，医者も何となく結果がわかって安心，検査を求める患者も安心，と誰も不幸にならなさそうにみえる．が，案外そうでもない．症状・所見がないにもかかわらず行われた術前採血検査において，患者のマネジメントを変えるような検査異常がみつ

かったのは多く見積もってもたったの2.6％であったという[2]．また，もし術前検査で異常がみつかったとしてもその約30〜60％は記録されていないか，または吟味されていないと推定されている[3]．それどころか，疾患がないにもかかわらず検査が陽性としてみつかることもあり，そうなると余分な検査が増え，患者の不安は増え，医療費も増え，手術日の延長によるリスクも増え，とよいことがまるでないのだ．

ではどうしたらよいだろう？ ここで重要なのが**病歴**と**身体所見**だ．病歴と身体所見で患者のリスクを評価し，リスクの高い患者に対してその人に応じた検査を行うという臨床の基本の流れが重要となってくるのである．なんだ，結局それか，と思われた方も多いかもしれないが，ある研究では病歴・身体所見を適切に施行していれば，**およそ60〜70％の術前検査は不必要**と見込まれており，案外ナメてはいけないのだ[4]．

2. 術前に確認すべき病歴・身体所見

重要と思われる病歴・身体所見は**表1**にまとめた．チェックリスト形式にしているので，ぜひ確認用に使ってほしい．

3. 術前採血検査の"賢い選択"

術前採血セットが組まれている病院も多いかもしれないが，前述の通り**病歴・身体所見**をふまえて，それぞれの**検査項目は必要なのか，不必要なのか，を常に考えてオーダーしてほしい**．一般的な採血項目（血算・生化学・凝固）について検査を考慮すべき状況を**表2**に示したので参考にしていただきたい．

また，このほかに感染症検査項目（B型肝炎，C型肝炎，HIV，ときに梅毒）を出す病院も多いのではないだろうか．この検査が施行される目的は主に院内感染対策であるため，患者の周術期リスク評価のために施行するほかの採血検査項目とは扱いが若干異なる．最近ではすべての人が感染症をもっている可能性がある，として対策を行うという標準予防策（スタンダードプリコーション）が徹底されている．そのため，たとえ検査が陽性であっても陰性であってもその後のマネジメントが変わらず，検査を提出する意味は少ないという意見もある．これらの検査については施設の院内感染対策や検査費用の負担の考え方によって異なるため，それぞれの施設の指針に従っていただきたい．ただし，もし検査を行うのであれば患者の同意を得ずに勝手に検査をするのは御法度である．必ず患者に検査の必要性を説明し，同意を得てから検査を行いたい．

4. 術前心電図の"賢い選択"

術前心電図は，心臓手術においてもちろん必須であるが，**非心臓手術については患者の心血管疾患の既往やリスクファクター，それぞれの手術の心臓リスクによって適応を判断した方がよい**だろう．ACCF/AHAガイドライン2009[6]に非心臓手術における術前12誘導心電図施行の指針がある（**表3**）．

表1　術前に確認すべき病歴・身体所見

病歴	内容
現病歴	□（簡単な）病歴　□予定している術式　□緊急性の有無　□手術のスケジュール
	⇒術前リスクを評価する目的では詳細な現病歴の必要性は低いため簡単でよい
既往歴	□心血管リスクの有無　□呼吸器リスクの有無　□基礎疾患の有無
	⇒心血管リスク：高血圧/IHD/CHF/卒中・TIA/腎疾患，呼吸器リスク：喫煙/COPD，基礎疾患：リウマチ性疾患/精神疾患など
	⇒最も重要なのはこれらの治療薬と疾患のコントロールはよいかどうかを確認しておくこと
内服歴	□内服薬　□市販薬（OTC）　□サプリメントや健康食品
	⇒市販薬には漢方薬も含む〔麻黄（マオウ）などは頻脈・高血圧をきたすことがある〕．漢方・サプリメント・健康食品で手術に大きな影響を呈することは少ないと思われるが，把握しておくことは重要であり，特に内服する必要性がなければ中止を検討する
アレルギー歴	□麻酔によるアレルギー　□ラテックスアレルギーの病歴聴取
	⇒ラテックスアレルギーはキウイ・バナナ・アボガドなどと交差抗原性をもつとされるため，詳しく病歴聴取すること
手術（麻酔）歴	□以前の手術の内容　□以前の手術の麻酔法　□以前の手術の合併症
	⇒以前の手術の内容については，患者がはっきりしたことを覚えていないことも多いので，場合によっては手術を行った病院に問い合わせるなど情報を得るための工夫が必要である
生活歴	□喫煙歴　□飲酒歴
	⇒喫煙に関しては少なくとも4週間以上の禁煙でないと術後合併症は低下しないとされる．ただし，禁煙を指導するよい機会となるため禁煙指導を同時に行う[5]
	⇒飲酒歴についてはアルコール依存の有無についても病歴聴取（必要ならばCAGEやAUDITといったスクリーニングテストを使用）
家族歴	□家族（血縁者）の既往
	⇒特に深部静脈血栓症の既往，異常な出血傾向の既往，以前の手術時に起こった合併症（悪性高熱症など）がないかを確認
ROS	□ROS（review of systems[※]）
	⇒ROSは軽視されがちであるが適切な評価が必要な自覚症状があるかどうか確認することに非常に役立つ．また気づかれていなかった基礎疾患を探すのに有用である
機能評価	□METs（metabolic equivalents）
	⇒ACCF/AHAのガイドラインによれば，4 METs以上かそれと同等の機能評価がある患者はさらなる心血管系の評価に進まなくてよいとしている．そのため4 METsの定義を覚え，これより活動が可能か否かでさらなる評価を判断する
	⇒4 METsとは，「階段2階分を制限なく昇ることができる」「（カートなし）ゴルフ・ダンス・（ダブルス）テニス」が可能なレベル
身体所見	□バイタルサイン　□頭頸部診察　□胸部診察　□腹部診察　□四肢診察
	⇒身体所見は包括的に取ってもよいが，病歴から予想される身体所見に絞った診察でもよい

IHD：ischemic heart disease（虚血性心疾患），CHF：congestive heart failure（うっ血性心不全），TIA：transient ischemic attack（一過性脳虚血発作），COPD：chronic obstructive pulmonary disease（慢性閉塞性肺疾患）
※全臓器系統について聴取を行うことで主訴と現病歴を補完し，病態理解を完成させること．誤診と治療不全を系統的に回避するために行われる

　また術前心電図の読影に関して，どこに注意して読めばよいのかが気になるのではないだろうか．これに関しては報告によって多少異なるのだが，**Q波やSTの異常，左脚ブロックにみられる虚血性心疾患の有無および心肥大の所見**をみていることが多いようだ[7]．

表2 術前採血検査の選択における指針

採血検査	検査を考慮すべき状況
血算	
白血球数	・感染症または骨髄増殖性疾患を疑う症状，所見がある ・骨髄毒性のある薬剤（例：化学療法）を行っている
ヘモグロビン濃度	・貧血を疑う症状，所見がある ・術中に多量の出血をきたすことが予想される
血小板数	・出血性素因または骨髄増殖性疾患を疑う病歴がある ・進行した肝疾患または過量飲酒を疑う病歴がある ・血小板減少をきたす疾患（例：ITP）を疑う病歴がある
生化学	
電解質（Na/K/Cl）	・腎機能障害が指摘されている ・電解質に影響を与える薬（例：利尿薬）を内服している
血糖	・糖尿病が疑われる
腎機能（BUN/Cre）	・腎疾患を疑う病歴がある ・腎機能に影響を与える薬を内服している
AST/ALT	・指針なし：肝疾患の既往があるまたは疑われる場合は肝機能検査（例：PT，APTT，アルブミン，血小板）を追加してもよい
凝固	
プロトロンビン時間（PT）	・出血性素因を疑う病歴がある ・慢性肝疾患や栄養失調が疑われる ・ワルファリンを内服している ・長期に抗菌薬を内服している
部分トロンボプラスチン時間（APTT）	・出血性素因を疑う病歴がある ・未分化ヘパリンを使用している

ITP：idiopathic thrombocytopenic purpura（特発性血小板減少性紫斑病）
文献2，6より作成

5. 術前胸部X線検査の"賢い選択"

　術前の胸部X線も病歴・身体所見でわかる以上の情報が得られることはめったにないとされている．Silvestriらの大規模前向き研究では，術前X線を施行した患者のうち，異常が認められたのが全体の18.3％であったが，その結果が麻酔マネジメントを変えたのは全体のたった5.1％であった[8]．また，Archerらがまとめたメタ解析でも全体の10％でX線異常が認められたが，予期していなかった異常が認められたのがたったの1.3％であった[9]．

　したがって，病歴・身体所見を十分にとったうえで，**新規症状が出現しているとき，既往歴がはっきりしないとき，非代償性の慢性心疾患・肺疾患があるとき，胸腔手術や横隔膜に近い部位の手術など術後呼吸器合併症のリスクが高いときに胸部X線を施行するのが妥当だろう**[6]．米国内科学会（American College of Physician）のガイドラインでは，心臓・呼吸器疾患の既往をもつ50歳以上の患者が胸部・上腹部・腹部大動脈瘤手術を行う場合は有用である，としている[10]．

　ちなみに本来，術前胸部X線は第二次世界大戦の時代に結核をみつけるために始まったとされている[11]．現在の日本は残念ながら欧米と比較して結核の有病率が未だに高く[12]，この点においては前述した欧米の胸部X線の推奨をそのまま当てはめることは困難かもしれない．こうした状況をふまえ，行う胸部X線の施行については患者の症状の有無に加え，**結核曝露歴やおのおのの地域の流行**などを考慮し総合的に適応を判断してほしい．

表3　非心臓手術における術前12誘導心電図の推奨

推奨度	患者の特徴	エビデンスレベル
Class I： 心電図を施行するべきである	・高リスクの手術が予定されている，1個以上の臨床リスク因子がある患者	B
	・中等度リスクの手術が予定されている，CAD，PAD，CVDの既往がある患者	C
Class IIa： 心電図の施行は妥当である	・高リスクの手術が予定されている，臨床リスク因子はない患者	B
Class IIb： 心電図を考慮してもよい	・中等度リスクの手術が予定されている，1個以上の臨床リスク因子がある患者	B
Class III： 心電図は施行すべきでない	・低リスクの手術が予定されている，無症状の患者	B

※1　非心臓手術の心臓リスク	
高リスク	大血管手術（大動脈手術など）
中程度リスク	腹腔内手術，胸腔内手術，内頚動脈内膜剥離術（CEA），頭頚部手術，整形外科手術，前立腺手術
低リスク	内視鏡手術，体表の手術，白内障手術，乳房手術，外来手術
※2　臨床リスク因子	
虚血性心疾患，代償性心不全または心不全の既往，糖尿病，腎障害，脳血管障害の既往	
※3　エビデンスレベル	
B	1個のランダム化比較試験または非ランダム化比較試験
C	経験者，症例研究などからコンセンサスの得られた意見

CAD：coronary artery disease（冠動脈疾患），PAD：peripheral arterial disease（末梢動脈疾患），CVD：cardiovascular disease（心血管疾患），CEA：carotid endarterectomy（頸動脈内剥離術）
文献6，7より作成

Advanced Lecture

■ "Choosing Wisely campaign"[13] とは

　皆さんは"Choosing Wisely campaign（賢い選択キャンペーン）"をご存知だろうか．これはABIM（American Board of Internal Medicine：米国内科認証機構）財団により2011年から展開されている運動で，米国の各学会から過剰医療を防ぐための提言をまとめた，"Five Things Physicians and Patients Should Question（医師と患者が問いただすべき5つの項目）"が発表され随時更新されている．医師用，患者用それぞれのリストがホームページ[14]から無料で閲覧することができ，本稿の内容である術前検査における提言も多く載っているので，一度検索してみてほしい．

　現在，カナダ，オーストラリアなど多くの国で独自のChoosing Wiselyを策定しようとする動きが広がっており，日本の医療でも大きなうねりとなると思われる．これからの医療を支える熱意ある読者の皆さんにはぜひとも知っておいていただきたい．

おわりに

　術前検査は明確な指針が定まっていない分野であるため，基本的にはそれぞれの症例や施設の取り決めを尊重していただきたい．ただし，「その検査を出したら患者のマネジメントがどのように変わるのか？」ということを常に自問する習慣をぜひとも身につけてほしい．

文献・参考文献

1) Yuan H, et al：Current preoperative testing practices in ambulatory surgery are widely disparate：a survey of CAS members. Can J Anaesth, 52：675-679, 2005
2) Smetana GW & Macpherson DS：The case against routine preoperative laboratory testing. Med Clin North Am, 87：7-40, 2003
3) Roizen MF：More preoperative assessment by physicians and less by laboratory tests. N Engl J Med, 342：204-205, 2000
4) García-Miguel FJ, et al：Preoperative assessment. Lancet, 362：1749-1757, 2003
5) 日本麻酔科学会：周術禁煙ガイドライン，2015
   http://www.anesth.or.jp/guide/pdf/20150409-1guidelin.pdf
6) 「Perioperative Medicine：Medical Consultation and Co-management (Hospital Medicine：Current Concepts)」(Jaffer AK, et al, eds), Wiley-Blackwell, 2012
7) Fleisher LA, et al：2009 ACCF/AHA focused update on perioperative beta blockade incorporated into the ACC/AHA 2007 guidelines on perioperative cardiovascular evaluation and care for noncardiac surgery. J Am Coll Cardiol, 54：e13-e118, 2009
8) Silvestri L, et al：Usefulness of routine pre-operative chest radiography for anaesthetic management：a prospective multicentre pilot study. Eur J Anaesthesiol, 16：749-760, 1999
9) Archer C, et al：Value of routine preoperative chest x-rays：a meta-analysis. Can J Anaesth, 40：1022-1027, 1993
10) Qaseem A, et al：Risk assessment for and strategies to reduce perioperative pulmonary complications for patients undergoing noncardiothoracic surgery：a guideline from the American College of Physicians. Ann Intern Med, 144：575-580, 2006
11) Sagel SS, et al：Efficacy of routine screening and lateral chest radiographs in a hospital-based population. N Engl J Med, 291：1001-1004, 1974
12) 厚生労働省：平成26年度結核登録者情報調査年報集計結果（概況）
    http://www.mhlw.go.jp/bunya/kenkou/kekkaku-kansenshou03/14.html
13) 「Choosing wisely in Japan —Less is more— あなたの医療，ほんとはやりすぎ？ 過ぎたるは猶及ばざるが如し」（徳田安春/編），尾島医学教育研究所，2014
14) Choosing Wisely®：Five Things Physicians and Patients Should Question, 2015
    http://www.choosingwisely.org/wp-content/uploads/2015/01/Choosing-Wisely-Recommendations.pdf

プロフィール

梶　有貴（Yuki Kaji）
筑波大学附属病院水戸地域医療教育センター水戸協同病院総合診療科
東京医科歯科大学大学院医歯学総合研究科 PDCA医療クオリティマネージャー養成プログラム
現在，病院総合医・感染症の修行中です．現在，株式会社メディカルノートの皆さんと志高い学生さんと一緒に米国の患者向けChoosing Wiselyを翻訳するプロジェクトをやっています．本稿でChoosing Wiselyに興味が湧いた方はぜひメディカルノート社のホームページ（https://medicalnote.jp/）もご覧になってみてください．

五十野博基（Hiroki Isono）
筑波大学総合診療グループ/筑波大学附属病院水戸地域医療教育センター水戸協同病院総合診療科

第2章　内科的基礎疾患をもつ患者さんの術前評価・周術期管理

2. 心疾患のリスク評価と虚血性心疾患の術前管理

筒泉貴彦

> **Point**
> - 術前虚血評価は，患者が周術期に心筋梗塞などの心イベントを呈するリスクを評価することである
> - 適切なリスク層別化に沿い，患者にとって有益な検査を理解することが重要である
> - 冠動脈ステント留置，抗血小板薬に代表される術前治療のメリットおよびデメリットを十分に理解し，患者にとって科学的根拠をもった介入を行うことが必要である

はじめに

　非心臓手術において，虚血性心疾患を含めた心イベントが起こることは決して稀なことではない．患者の高齢化に伴い虚血性心疾患を基礎疾患としてもつ症例は増加しており，内科医は自身の患者が手術に臨むにあたり，心イベント発生のリスクやそれに対する対策についての知識を有することが必要となる．

> **症例**
> 　68歳男性．以前より胆石発作を複数回認めており，2週間後に胆嚢摘出術を行うこととなった．既往歴に狭心症を指摘されたことはあるが確定診断には至っていない．現在は特に症状なく，階段で3階まで問題なく昇ることができる．カルベジロール10 mgおよびアスピリン100 mgを内服されている．
> 　外来受診時，血圧130/80 mmHg，脈拍72回/分，SpO₂ 98％（室内気），呼吸数16回/分，体温36.8℃．外観上，明らかな異常所見なし．心音正常で明らかな心雑音は聴取しない．頸静脈怒張および四肢の浮腫を認めない．採血にて腎機能，肝機能に異常なし．心電図異常所見なし．
> 　今症例において，術前評価としてどのようなことを行わないとならないか．

1. 周術期の心イベントリスク評価

　上記のような症例に対して，内科医は周術期に発症する心筋梗塞および死亡（major active cardiac event：MACE）のリスク予見および術前評価・マネジメントを行うことが必要となる．

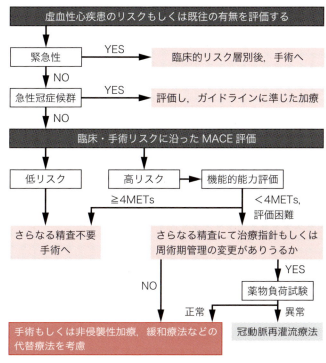

図1 非心臓手術における術前評価アルゴリズム
文献3より引用

　日米のガイドラインをもとに，評価すべきポイントを説明していきたい（図1）[1〜3]．

1 虚血性心疾患の既往もしくはリスクがあるかどうかを評価する

　術前の病歴聴取において虚血性心疾患の既往および治療歴について十分な病歴聴取が必要である．**特に6カ月以内の心筋梗塞は手術の危険因子**である．診断がついていなくても症状として動悸，息切れ，胸痛の症状や日常生活の行動制限（後述参照）がある際は術前の精査が必要である可能性がある．ほかに高血圧，糖尿病，脂質異常症，喫煙歴などの危険因子がある際にも評価しておく必要がある．

2 手術の緊急性について評価する

　緊急性がある，すなわち手術を行わないと救命し得ない状況においては，患者の心イベント発生率が高くても手術を行うメリットが高いと判断されることがある．緊急性については以下のように定義されている[1]．Emergencyに分類される際は，術中のMACE発症の可能性があっても，救命のために手術に臨むことがある．

① **Emergency**：通常6時間以内に手術を行わないと救命できない，もしくは四肢切断をまぬがれない状況をさす
② **Urgency**：Emergencyほどではないが，通常6〜24時間内に手術を行わないといけない状況をさす
③ **Elective**：最長1年まで手術を延期できるほど安定している状況をさす

表1　非心臓手術のリスク分類

低リスク＜1％	中等度リスク1〜5％	高リスク＞5％
乳腺手術 歯科手術 内分泌手術 眼科手術 婦人科手術 再建手術（形成外科） 整形外科小手術（膝） 泌尿器科小手術	腹腔内手術 頸動脈手術 末梢動脈形成術 動脈瘤血管内修復術 頭頸部手術 神経外科/整形外科大手術 （股関節，脊椎） 肺・腎・肝移植 泌尿器大手術	大動脈・主幹血管出術 末梢血管手術

文献8より引用

3 急性冠症候群の有無について評価する

　Emergencyに該当しない手術適応のある症例においては，**急性冠症候群がある際はその治療を優先**する．治療については急性冠症候群のガイドラインに準じることが前提であるが，その際に予定されている手術の至適時期も治療プランに組み込む必要がある．例えば，冠動脈ステント留置術を行う際は抗血小板薬を2剤併用する（dual antiplatelet therapy：DAPT）ことが必要となるが，使用するステントの種類により抗血小板薬の使用期間が定められる〔bare metal stent（BMS）であれば最低4週間，drug eluting stent（DES）であれば，最低6〜12カ月のDAPT加療が必要となる〕．短期間での使用中止はステント血栓症のリスクを増大させる．以下にAHAガイドラインの推奨を記載する．

1）非心臓手術が1年以内に行われる場合
　BMS留置，DAPT 4〜6週間継続，手術中は可能ならばアスピリンの継続を依頼．

2）非心臓手術が2〜6週間以内に行われる場合
　バルーン拡張術（percutaneous old balloon angioplasty：POBA），必要に応じた緊急BMS留置術，DAPTは最低2週間（BMS留置された際は4〜6週間），手術中は可能ならばアスピリンの継続を依頼．

3）緊急の非心臓手術が必要な場合
　各病態のリスクを話し合い最適な治療法を検討する．

4 臨床所見および手術の包括的MACEリスクを評価する

　患者の周術期におけるMACEリスクを評価することは，患者および家族に対して手術によるメリットおよびデメリットを伝える面でも重要である．一般的にMACE発症率が1％以上の際はハイリスクと判断される．

　revised cardiac risk index（**RCRI**，第1章-10参照）は簡便に行うことができる評価方法である[4]．一方で最近の研究では，非心臓の血管手術に臨む症例の評価および死亡リスク評価としての正確性はやや乏しいことが示唆されている[5]．**NSQIP MICA**（national surgical quality improvement program risk index for myocardial infarction and cardiac arrest, Gupta scoreとも呼ばれる）[6]は，RCRIよりリスク評価の点で優位性が証明されたが，特殊な計算を必要とする煩雑さはある[7]．

　手術の種類別によるリスクについては前述のリスク評価に組み込まれているが，本邦ガイドラインでも使用されている表を供覧する（表1）．

表2 Duke activity status index（DASI）

項目	点数
①自分のことができる（食事，着替え，風呂，トイレ）	2.75
②室内歩行ができる	1.75
③平地で1，2ブロック歩行ができる	2.75
④階段や上り坂をあがる	5.50
⑤短い距離を走る	8.00
⑥ほうきがけや皿洗いなどの軽作業ができる	2.70
⑦掃除機をかける，床みがき，食料品運びなどの中等度作業ができる	3.50
⑧床をごしごしみがく，重い家具を持ち上げるなどの重作業ができる	8.00
⑨落ち葉を集める，草むしり，芝刈り機を動かすなどの庭仕事ができる	4.50
⑩性交渉ができる	5.25
⑪ゴルフ，ボーリング，ダンス，ダブルステニス，野球ボールやサッカーボールを投げるなどの中等度レクリエーションができる	6.00
⑫水泳，シングルテニス，サッカー，野球，スキーなどの激しい運動ができる	7.50
Duke activity status index ＝ 12質問の合計点（最高点58.2，最低点0） 最大酸素摂取量（METs）：（0.43 × duke activity status index）＋ 9.6	

文献10より引用

5 リスク層別化を行い，それに応じた対応をする

MACEのリスクが低い（通常1％以下）と判断された際は，それ以上の精査は必要とせず手術に臨むことが推奨されている．

一方，MACEのリスクが高いと判断された際は，さらなる評価として患者の機能的能力（functional capacity）を確認する．**4METs以下の機能的能力しか有さない症例は周術期においてMACEのリスクは増大**する[9]．一般的な病歴聴取（1階から3階まで歩いて上がる，床の拭き掃除をする，カートを使用しないゴルフ，ダブルスのテニス，毎日のランニング）により4METs相当の運動が可能かどうかを推測することができる[2]．詳細な評価方法としてはDuke activity status index（DASI，表2）質問票を使用することが推奨されている[10]．

4METs以上の機能的能力を有している場合は基本的にはさらなる精査を行わず手術に臨むことができるとされている．ただし，MACE発症リスクが高い症例においては麻酔科，循環器内科とも相談することが推奨される．4METs未満の機能的能力しか有さない症例，もしくは評価ができない症例（寝たきり，脳梗塞後遺症で歩行できない症例など）においてはさらなる検査がマネジメントを変えうる際にのみ考慮される．さらなる検査および加療については次項および別稿（第2章-3. 心臓負荷試験の選択と意義）を参照いただきたい．

2. 術前の心検査

「念のために心エコー」，「術前に一応冠動脈造影をしておいて，狭い血管がないか確認しておく」ということが筆者の研修医時代に行われていた．しかし，術前の心検査はあくまで**患者が周術期において心イベントを起こすリスクが高い症例において，そのリスクを軽減するために必要な検査および介入を行うこと**が肝要である．以下に代表的な検査についての説明を記載する．

1 心電図

無症候の患者に対し，虚血性心疾患の既往の有無のスクリーニング目的に使用することは，低リスク以外の手術においては考慮されてもよい．

2 心エコー

心不全症状を示唆する症状がある症例や，低心機能を指摘されたことがある症例において施行することは考慮されてもよい．結果次第により心不全の治療介入を検討する可能性がある．

3 トレッドミル検査，心筋シンチグラフィなどの心臓負荷試験

詳細は別稿に譲るが（第2章-3参照）．心臓負荷試験を行う適応がある症例は限定されていることにはくれぐれも留意していただきたい．つまり，4METs以上の機能的能力を有し，通常の手術に耐えうる心予備能がある無症状の症例において，それ以上の負荷をかけて虚血を証明しても有益な情報とならないということである．有益でないどころか不必要な治療介入，術者および患者の不安の増強というデメリットをきたしうることもある．

4 冠動脈造影検査

前述の心臓負荷試験と同様，ルーチンの冠動脈造影検査は避けるべきである．術前で重要なのは手術に耐えうる心予備能があることを評価することであり，それは冠動脈の形態と相関しない．また，うかつに検査を施行してしまうと狭小化した冠動脈を広げなくてはいけないという悪しき感情に付きまとわれ，不必要な介入を行ってしまう．

3. 周術期におけるマネジメント

これまでの術前の患者および手術のリスク評価の下，適切なマネジメントを考慮する必要がある．実際には治療オプションの多くは周術期のリスクを減らさないばかりか急性冠症候群を増加させうる．これはすでに周知のように，急性冠症候群はプラークの破綻により起こる病態であるため，予防的に冠動脈を物理的に広げるという行為自体は根本的な治療にならないからである．以下に考慮されうる治療オプションについて説明する．

1 β遮断薬

術前にβ遮断薬を開始することでMACEが低下することが報告されたが，その一方で敗血症や脳梗塞発症率が上昇するという研究が発表されている[11]．おそらくβ遮断薬は心保護作用があると思われるが，術前の投与量が過剰になることによる弊害には留意しなくてはならない．これまでβ遮断薬を内服されていた症例は内服の継続をすることは推奨されている[3]．MACEハイリスク症例においてはβ遮断薬の新規投与を検討してもよいが，手術の少なくとも1日以上前から投与量を慎重に検討したうえで開始することが必要である．

2 スタチン

β遮断薬同様，これまで内服されていた症例においては継続することは妥当性がある．血管手術においては新規に開始することを検討してもよいが，エビデンスは十分とはいえない．また，

スタチンによる副作用も皆無ではないことから，ルーチンに投与することは現在推奨されていない．

3 抗血小板薬

最近の研究では非心臓手術に臨む際にアスピリンを開始することは死亡率やMACE発症率を減少させず，出血のリスクを増大させることが証明された[12]．ただし，虚血性心疾患を有する症例，特に冠動脈ステントが留置されている症例においてルーチンで中止してはならない．前述のようにステント留置時期を確認し，必要な投与期間は遵守しなければならない．必要に応じて手術の延期を考慮し，手術を早急に行う必要がある際は循環器内科および外科との慎重な話し合いが必要となる．

4 ニトログリセリン

冠動脈拡張作用があるがMACEを予防するエビデンスはないため，術前のイベント抑制目的の使用は推奨されない．本邦ではニコランジル点滴を周術期管理のルーチンとして用いることがあるが，周術期において著明な低血圧を誘発することもあり，その使用は以前よりニトログリセリンを使用している症例において考慮するにとどめるよう本邦ガイドライン[2]にも記載されている．

5 大動脈内バルーンポンプ（Intra-aortic balloon pump：IABP）

冠動脈への血流増加も期待されるが，こちらもMACE予防の根拠に乏しい．急性心不全合併時のサポートとして使用されることは検討されてもよい．

6 輸血

以前まではHb 9〜10 g/dL以上は維持することが推奨されていた（liberal strategy）が，近年の研究ではrestricted strategy（Hb 7〜8 g/dL以下になるまで輸血しない）を使用しても合併症率，死亡率が増大しないことが証明されている[13]．

7 その他

最近の研究においてαアゴニストであるクロニジンはMACE予防に有用でないことが報告された[14]．ACE阻害薬やARB（アンジオテンシンⅡ受容体遮断薬）を内服されている際の継続については妥当性があるとされているが，術中の低血圧のリスクは増大するので注意が必要である．もし周術期に中止していたとしても術後可能な限り早く再開することが推奨されている．

4. 冒頭の症例での対応

冒頭の症例はNSQIP MICAでは0.14％と術中MACE発症リスクは低いと判断されたが，RCRIでは狭心症の既往および腹腔内手術を行う点で狭心症の診断が正しければハイリスクと判断される．ただし，急性冠症候群を呈しておらず，4METs以上の運動もできることから手術を行うことには問題はないと判断された．外科医と相談の結果，β遮断薬の継続は了承された．抗血小板薬についてはステント留置の既往もなく，出血の懸念から周術期は中止されることとなった．また，さらなる虚血評価を行うメリットは乏しいと判断された．

おわりに

術前評価において重要なのは患者が心合併症を起こさず手術を乗り切ることであり，それを冠動脈の狭い部分を広げることにすげ替えてはいけない．術前のリスク評価を行い，ハイリスク症例においてどのようなエビデンスがある検査加療を行うことでリスクを軽減できるかを判断することが内科医としての責務である．

文献・参考文献

1) 2014 ACC/AHA Guideline on Perioperative Cardiovascular Evaluation and Management of Patients Undergoing Noncardiac Surgery : Executive Summary. Circulation, 130 : 2215-2245, 2014
2) 2012-2013年度合同研究班報告，非心臓手術における合併心疾患の評価と管理に関するガイドライン（2014年改訂版）．http://www.j-circ.or.jp/guideline/pdf/JCS2014_kyo_h.pdf（2016年3月閲覧）
3) Fleisher LA, et al : 2014 ACC/AHA Guideline on Perioperative Cardiovascular Evaluation and Management of Patients Undergoing Noncardiac Surgery : A Report of the American College of Cardiology/American Heart Association Task Force on Practice Guidelines. J Am Coll Cardiol, 64 : e77-e137, 2014
4) Lee TH, et al : Derivation and prospective validation of a simple index for prediction of cardiac risk of major noncardiac surgery. Circulation, 100 : 1043-1049, 1999
5) Ford MK, et al : Systematic review : prediction of perioperative cardiac complications and mortality by the revised cardiac risk index. Ann Intern Med, 152 : 26-35, 2010
6) National Surgical Quality Improvement Program risk index for Myocardial infarction and Cardiac Arrest. http://www.surgicalriskcalculator.com/miorcardiacarrest
7) Gupta PK, et al : Development and validation of a risk calculator for prediction of cardiac risk after surgery. Circulation, 124 : 381-387, 2011
8) Poldermans D, et al : Guidelines for pre-operative cardiac risk assessment and perioperative cardiac management in non-cardiac surgery. Eur Heart J, 30 : 2769-2812, 2009
9) Reilly DF, et al : Self-reported exercise tolerance and the risk of serious perioperative complications. Arch Intern Med, 159 : 2185-2192, 1999
10) Hlatky MA, et al : A brief self-administered questionnaire to determine functional capacity (the Duke Activity Status Index). Am J Cardiol, 64 : 651-654, 1989
11) POISE Study Group, et al : Effects of extended-release metoprolol succinate in patients undergoing non-cardiac surgery (POISE trial) : a randomised controlled trial. Lancet, 371 : 1839-1847, 2008
12) Devereaux PJ, et al : Aspirin in patients undergoing noncardiac surgery. N Engl J Med, 370 : 1494-1503, 2014
13) Carson JL, et al : Liberal or Restrictive Transfusion in High-Risk Patients after Hip Surgery. N Engl J Med, 365 : 2453-2462, 2011
14) Devereaux PJ, et al : Clonidine in patients undergoing noncardiac surgery. N Engl J Med, 370 : 1504-1513, 2014
15) Devereaux PJ & Sessler DI : Cardiac Complications in Patients Undergoing Major Noncardiac Surgery. N Engl J Med, 373 : 2258-2269, 2015
16) Laine C, et al : In the clinic. Preoperative evaluation. Ann Intern Med, 151 : ITC1-15, quiz ITC16, 2009

プロフィール

筒泉貴彦（Takahiko Tsutsumi）
明石医療センター総合内科
2017年から新専門医制度がはじまり，よりジェネラルに種々の患者の問題に対応できるようになれる内科医の育成が期待されています．自身の専門分野にとらわれず，幅広く対応できる懐の深い医師になれるようお互い頑張りましょう！

第2章 内科的基礎疾患をもつ患者さんの術前評価・周術期管理

3. 心臓負荷試験の意義と選択

外山昌弘

Point

- 手術の緊急性，手術リスクの程度によって循環器リスクの評価の必要度が異なる
- 心臓負荷試験の目的は，運動耐容能の評価と，冠動脈疾患の検出と重症度の評価である
- 運動耐容能が4METs以上の患者では周術期の循環器リスクは低い
- 負荷試験の種類はそれぞれの患者について禁忌に注意して選択する
- 負荷試験で広範囲の虚血性心疾患が疑われる場合には冠動脈造影を考慮する
- 術前のルーチンの冠動脈造影は推奨されていない

はじめに

　すべての手術は患者に対して何らかの侵襲を伴う．さらに，出血や感染，各種薬剤の影響などによってサイトカインや神経内分泌因子が産生・分泌され，血管は収縮や弛緩をきたし，血圧や脈拍が変動する．血液凝固・線溶系への影響も加わり，冠動脈イベントをはじめとした心イベントが発生しやすくなる．

　また，周術期に心筋梗塞を発症した場合の死亡率は，30〜70％ときわめて高いことが知られており[1]，すべての非心臓手術において循環器リスクを考慮する必要がある．ここでは欧州のガイドラインに基づいた術前の心臓負荷試験の意義と選択，冠動脈造影について述べる．

症例

　70歳代の男性．進行大腸癌のため開腹手術を予定している．
　高血圧で内服加療中であるが，進行大腸癌と診断され，手術治療を予定している．10年前から脳梗塞のため右半身に麻痺があり，日常生活動作は室内でのつたい歩き程度である．数年前に胸痛を自覚したことがあるが最近はない．入院時に施行した心電図検査で側壁誘導に陰性T波を認めた．術前に循環器リスクの評価をどのように進めるか．

1. なぜ周術期に心筋梗塞が発症するのか？

周術期心筋梗塞（perioperative myocardial infarction：PMI）の発症には2つの機序が考えられている[2]．**急性冠症候群（Type 1 PMI）**と**酸素需給不均衡（Type 2 PMI）**による機序である．

Type 1 PMIには，冠動脈の不安定プラークが関与している．これは有意狭窄に至らなくとも動脈硬化を有する病変において，プラークが不安定化し破裂や血栓が生じることによって発生する．周術期のカテコラミン分泌，血圧変動，頻脈，冠動脈の収縮，凝固・線溶系の変化，血小板機能の亢進などが誘因となる．Type 2 PMIは，冠動脈の有意狭窄病変に，負荷が加わった場合に生じる虚血発作である．周術期の血圧上昇，頻脈，輸液負荷，脱水，感染症，貧血などが誘因となる．

現在，有意狭窄に至らない不安定プラークの簡便な検出方法や治療法は確立していない．このためType 1 PMIの発症予測や予防は困難であるが，**複数の冠危険因子をもつ例やコントロール不良例ではリスクは高い**と考えるべきである．心臓負荷試験の目的は，**運動耐容能の評価**と，Type 2 PMIの発症リスクである冠動脈の器質的狭窄を検索することである．なお，本邦では冠攣縮を有する患者が多く[3]，周術期の冠攣縮発作についても考慮が必要である．

2. 心臓負荷試験の適応となる症例は？

本邦[4]，米国[5]，欧州[6]の術前の心疾患評価に関するガイドラインが，いずれも2014年に改訂された．いずれのガイドラインにもほぼ共通したアルゴリズムが取り入れられている．

ここではその中で欧州のガイドラインにおける心臓リスク評価のアルゴリズムを示す（図1）．はじめに，Step 1：緊急手術の必要があるか，Step 2：その患者の循環器系に不安定な問題があるか（表1），Step 3：手術治療自体のリスクが高いか（表2），Step 4：運動耐容能（functional capacity）はどの程度か，について段階的に評価を進める．

Step 1がYesであれば手術を優先する．次に，Step 1がNo，かつStep 2がYesの場合，循環器疾患の精査・治療を優先する．この場合，負荷試験は**禁忌であり**[7]（表4），冠動脈造影など必要に応じほかの検査手法を選択する．Step 1，Step 2ともにNoであれば，原疾患と循環器系がともに安定していることを示している．その場合，Step 3の手術リスクが「Low」であれば，それ以上の循環器的な評価は必須ではない．Step 3で手術リスクが「Intermediate」～「High」であれば，Step 4の運動耐容能の評価を行う．運動耐容能が低下している（＜4 METs）患者の周術期リスクは高い[9]ことが知られている．4METsの運動とは，1階から3階まで歩いて上がる，床の拭き掃除をする，カートを使用しないゴルフ，ダブルスのテニス，毎日のランニングなどである．したがって，低運動耐容能の患者に対して，「Intermediate」以上のリスクの手術を計画している場合に，心臓負荷試験が推奨される．すなわち，**状態が安定している低運動耐容能（あるいは運動耐容能不明）の患者で，「Intermediate」以上のリスクの手術が予定されている症例**が，術前の心臓負荷試験の適応となる．

3. 心臓負荷試験の種類と選択の基準は？

心臓負荷試験は主に患者の運動耐容能の評価と冠動脈疾患の検出を目的に行われる．冠動脈疾

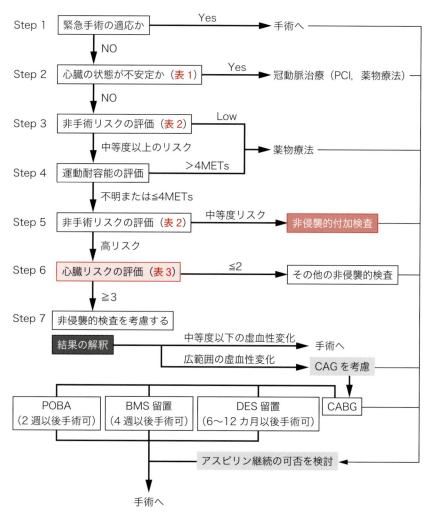

図1　術前の心臓リスク評価のアルゴリズム
　　　文献6より引用

表1　不安定と判断される心臓の状態

・不安定狭心症
・急性心不全
・重篤な不整脈
・有症候性の弁膜疾患
・残存虚血を有する亜急性心筋梗塞

文献6より引用

表2 非心臓手術のリスク分類

低リスク <1%	中等度リスク 1〜5%	高リスク >5%
体表の手術 乳腺手術 歯科手術 甲状腺手術 眼科手術 再建手術(形成外科) 無症候性の頸動脈病変に対する手術(CEA, CAS) 婦人科小手術 整形外科小手術(膝) 泌尿器科小手術	腹腔内手術 有症候性の頸動脈病変に対する手術(CEA, CAS) 末梢動脈形成術 動脈瘤血管内修復術 頭頸部手術 神経/整形外科大手術(股関節,脊椎) 泌尿器科・婦人科大手術 腎移植 胸腔内非大手術	大動脈・主要血管手術 下肢開放創の血管再建,切断,血栓除去 十二指腸,膵臓手術 肝切除,胆道系手術 食道切除術 腸管穿孔修復術 副腎切除術 膀胱全摘術 肺切除術 肺移植,肝移植

文献6より引用

表3 心臓のリスク要因

・虚血性心疾患
・心不全
・虚血性脳卒中または一過性脳虚血発作
・腎機能障害
・インスリン治療を要する糖尿病

文献6より引用

表4 各種負荷試験の禁忌[8]

運動負荷法の絶対禁忌
・急性心筋梗塞発症早期
・不安定狭心症,コントロール不良の不整脈
・症候性高度大動脈弁狭窄症
・急性あるいは重症心不全
・急性肺塞栓または肺梗塞
・急性心筋炎または心膜炎
・解離性大動脈瘤などの重篤な血管病変
アデノシン,ジピリダモール,ATP負荷法の禁忌
・薬物治療によっても安定していない不安定狭心症(急性冠症候群)
・ペースメーカ治療の行われていないII度以上の房室ブロックや洞不全症候群
・洞性徐脈(心拍数<40回/分,相対禁忌)
・QT延長症候群
・低血圧(収縮期血圧<90 mmHg)
・代償不全状態の心不全
・アデノシン,ジピリダモール,ATPに対する過敏症の既往例
・喘息などの気管支痙攣性肺疾患ないしその既往のある患者,あるいはその疑いのある患者
ドブタミン負荷法の禁忌 (運動負荷に準じるが以下のケースで特に注意を要する)
・急性心筋梗塞発症後1週間以内
・薬物治療でも安定していない不安定狭心症
・閉塞性肥大型心筋症などの左室流出路狭窄
・高度大動脈弁狭窄症
・頻脈性不整脈,重症不整脈の既往
・コントロール不良の高血圧(>200/110 mmHg)
・大動脈解離または大きな大動脈瘤

患に対する検出感度，特異度はいずれの負荷でも大差はなく，**個々の症例において禁忌**[8]（**表4**）に注意して選択する．

① 運動負荷心電図検査（運動負荷法）

　運動耐容能は日常生活活動度によって評価することができるが，トレッドミルや自転車エルゴメータによる段階的運動負荷によっても定量的評価が可能である．運動耐容能の正確な定量評価にはエルゴメータを用いた心肺運動負荷試験（cardiopulmonary exercise test：CPX）が有効であるが，耐術性としての運動耐容能の評価や虚血の検出にはトレッドミルテストが適している．トレッドミル運動負荷試験で一般的に使用されているBruce プロトコールのステージ1が4.8 METsに相当する．4 METsが1つの基準であるので，ステージ1が支障なく遂行できれば手術に対する循環器リスクは高くない（耐術性に問題はない）と判断する．運動耐容能が良好な患者における冠動脈疾患の検出には，さらに強い運動強度の負荷が必要であることが多い．トレッドミル運動負荷試験の冠動脈疾患に対する感度，特異度はそれぞれ70〜75％，70〜80％程度で，日常診療における一般的な陰性的中率は95％以上である．安静時に胸部誘導V5，6にストレインパターンのST下降を伴う左室肥大の場合には，負荷による心電図変化は偽陽性であることが多い．また，左脚ブロック例，ジギタリス内服例ではST変化の判定はできない．

　運動能力が低い患者では，目標心拍数に到達する前に運動が終了してしまったり，運動開始直後に目標心拍数に到達してしまうことがある．このような場合の心電図所見は偽陰性となりうる．低い運動強度で虚血性変化が認められる例では，有意に周術期イベントが多く，術後長期予後が不良である．Bruceプロトコールのステージ2以後に虚血性変化が認められる例は，耐術的には一般的に問題ないと考えられるが，個々の症例について慎重な対応が必要である．下肢に問題があるなどで運動に制限がある患者では，薬剤負荷検査で評価する．

② 負荷心筋シンチグラフィ検査（アデノシン，ジピリダモール，ATP 負荷法）

　核医学検査による心筋血流イメージングに負荷試験をくみあわせることによって，虚血や梗塞を検出する方法である．負荷には，運動あるいは薬剤（ジピリダモール，アデノシン，ATP，ドブタミン）を用いる．ジピリダモール・アデノシン・ATPは血管拡張作用により，運動・ドブタミンは心拍出量の増加作用を利用して冠血流予備能を評価する．負荷画像と安静画像を比較し，可逆性のある欠損を「虚血領域」，不可逆的な欠損を「梗塞領域」と診断する．運動負荷に比較して血管拡張薬を使用した場合の冠血流増加量は多いが，両者の診断能は同等である．本邦において，負荷心筋シンチグラフィ検査の負荷薬剤としてのドブタミンの適応はないので，ドブタミン負荷は血管拡張薬による負荷が施行できない例において考慮する．

　運動負荷シンチグラフィの感度，特異度は85〜95％，80〜95％，日常診療における一般的な陰性的中率は95％である．心筋血流イメージングを用いることによって，虚血あるいは梗塞領域の部位と範囲の評価が可能である．虚血領域の広さと周術期リスクには関連があり，ジピリダモール負荷心筋シンチグラフィで可逆性欠損が心筋全体の20％以下であれば，周術期心イベント発生率は正常者と同等である[6]．

③ 負荷心エコー図検査（ドブタミン負荷法）

　本法の利点は，リアルタイムで心機能，弁機能の評価が可能なことである．術前に**重度の弁膜症（特に弁狭窄）**や**壁運動低下**を認める症例では，周術期心イベントリスクは高い．負荷薬剤に

はドブタミンが一般的に用いられ，新たな壁運動異常の出現によって心筋虚血を検出する．冠動脈疾患に対するドブタミン負荷法の感度，特異度は80〜95％，85〜95％で，陰性的中率は93〜100％である．運動負荷法と同様に，低心拍数で壁運動異常が出現するほど周術期心イベント発生率が高く，特に年齢別予測最大心拍数の60％未満ではオッズ比7.0と高率である．負荷心筋シンチグラフィ検査のように，虚血や梗塞領域の部位と広さの評価が可能であるが，結果が画質，術者の技量や主観に影響されてしまうことがありうる．

4. 心臓負荷試験が治療方針を変えるのはどのような場合か？

　現時点では予防的な冠動脈血行再建術が患者の予後を改善したというエビデンスは存在しない．PMIの50％が急性冠症候群（Type I PMI）として発症するため，有意狭窄病変の血行再建のみですべてのPMIの発症を予防することはできない．したがって，術前にリスク評価のためにルーチンで冠動脈造影（coronary angiography：CAG）を行うことや，すべての有意凶作病変に対する術前の血行再建は推奨されていない．CAGや経皮的冠動脈形成術（PCI）を行うことによる手技的なリスクの増加や，不必要な手術の遅れといった不利益を生じる可能性もある．PCIを施行した場合には抗血小板薬の投与が必要である．特にステントを留置した場合には，数週〜数カ月以上の抗血小板療法が必要であり，仮に抗血小板薬の減量や中止をした場合にはステント血栓症のリスクが懸念されるため，手術が長期に延期せざるを得なくなる可能性もある．

　運動負荷心電図や負荷心筋シンチグラフィ，負荷心エコー図検査の結果，虚血性心疾患が示唆された場合には，CAGを施行することが望ましいが，現時点で術前の冠動脈血行再建術が有益であるとされるのは，①保護されていない左主幹部病変例，②ST上昇型急性心筋梗塞（STEMI），非ST上昇型急性冠症候群（NSTE-ACS），CCSC（Canadian Cardiovascular Society Classification）Ⅲ度，Ⅳ度の不安定狭心症の患者に限られていることを考慮し決定する．

　術前に冠動脈血行再建を行う場合には，ステント留置を行わないバルーン拡張のみの治療（POBA），あるいはbare-metal stent（BMS）による治療が推奨されている．POBAであれば14日，BMSであれば30日以上のインターバルがあれば手術が可能である．悪性腫瘍など手術の延期が難しい症例では，POBAやBMSによって必要最小限の冠動脈血行再建を施行し，残存病変や再狭病変に対しては術後の安定した時期に薬剤溶出ステント（DES）などによる治療を追加することも考慮すべきである．

　PMIはひとたび発症するときわめて予後は不良である．心臓負荷試験により異常が認められ広範囲の虚血が疑われる症例には，冠動脈造影による評価を行い術前の冠動脈血行再建や，手術術式や麻酔方法など治療全体について再検討するなど，患者のリスクが最小限になるように努めなくてはならない．

5. 症例の解説

　欧州ガイドラインのアルゴリズムに沿って本例のリスクを評価する．Step 1では，手術の緊急性を検討する．本症例は大腸癌の予定手術であり緊急性はない．Step 2では，循環器的に不安定な状態であるかを検討する．最近の胸部症状はなく，心電図にも急性の変化は認められないので，

循環器的には安定した状態と考えられる．Step 3では手術リスクを検討する．**表2**から，本例の手術リスクは「中等度」に分類される．Step 4では患者の運動耐容能を評価するが，本症例は片麻痺のため日常生活動作が制限され運動耐容能は不明である．以上より，運動耐容能が「不明または4 METs以下」で，手術リスクが中等度に該当するため，「心臓負荷試験」の適応である．しかし，負荷試験の前に，安静時の心エコー図検査は必須である．その後，薬剤負荷試験を行うが，患者のほかの背景（**表4**）を考慮して負荷薬剤を選択する．本症例は，心エコー図検査で後壁に壁運動低下を認め，アデノシン負荷心筋シンチグラフィで同部位に固定性欠損が認められた．後壁の陳旧性心筋梗塞と考えられたが，狭い範囲のため耐術的には問題ないと判断し，手術を施行した．周術期に特に問題はなく経過した．

おわりに

手術侵襲ストレスに対する生体の反応は複雑である．術前に予測可能である周術期心血管イベントは全体の一部であるが，PMIはひとたび発生するときわめて予後が不良であり，適切なリスク評価が望まれる．そのためには個々の症例について丁寧に評価を進めていくことが重要である．

文献・参考文献

1) Mangano DT：Perioperative cardiac morbidity. Anesthesiology, 72：153-184, 1990
2) Landesberg G, et al：Perioperative myocardial infarction. Circulation, 119：2936-2944, 2009
3) Nagayoshi Y, et al：Significance of coronary vasospasm in the perioperative management of non-cardiac surgery. Circ J, 76：1965-1971, 2012
4) 2012-2013年度合同研究班報告，非心臓手術における合併心疾患の評価と管理に関するガイドライン（2014年改訂版）．http://www.j-circ.or.jp/guideline/pdf/JCS2014_kyo_h.pdf（2016年3月閲覧）
5) Fleisher LA, et al：2014 ACC/AHA Guideline on perioperative cardiovascular evaluation and management of patients undergoing noncardiac surgery. A report of the American College of Cardiology/American Heart Association Task Force on Practice Guidelines. Circulation, 130：e278-e333, 2014
6) Kristensen SD, et al：2014 ESC/ESA Guidelines on non-cardiac surgery：cardiovascular assessment and management：The Joint Task Force on non-cardiac surgery：cardiovascular assessment and management of the European Society of Cardiology（ESC）and the European Society of Anaesthesiology（ESA）. Eur Heart J, 35：2383-2431, 2014
7) Fletcher GF, et al：Exercise standards for testing and training：a scientific statement from the American Heart Association. Circulation, 128：873-934, 2013
8) 「心臓核医学検査リスクマネージメント 負荷心筋シンチグラフィに関する安全指針WG報告（2013年4月改訂）」（日本心臓核医学会リスクマネージメントWG委員会），日本心臓核医学会，2013
9) Biccard BM：Relationship between the inability to climb two flights of stairs and outcome after major non-cardiac surgery：implications for the pre-operative assessment of functional capacity. Anaesthesia, 60：588-593, 2005

プロフィール

外山昌弘（Masahiro Toyama）
筑波大学附属病院水戸地域医療教育センター水戸協同病院循環器内科　部長
総合内科専門医，認定循環器専門医，ICLSディレクター，JMECCインストラクター
多くの研修医が集まる病院で，臨床，研究，教育に取り組んでいます．若い医師からも多くのことを学んでいます．

第2章 内科的基礎疾患をもつ患者さんの術前評価・周術期管理

4. 心疾患患者の周術期管理

小島栄治, 渡辺重行

●Point●

- 術前の心リスク評価のみで満足してはいけない！術後の心不全, 不整脈などの監視が合併症の低減に直結する
- 植え込み型デバイスをこわがってはいけない！

はじめに

　非心臓手術において周術期に発症する心筋梗塞は最大の脅威であり, 周術期死亡の10〜40％を占める[1]. しかし心筋梗塞だけでなく, 不整脈, 心不全など周術期に患者を脅かす病態は枚挙に暇がない. リスクを闇雲に恐れるだけでなく, 術前評価で心疾患が基礎にあることがわかっていれば多くが対応できる. ここでは, 慢性心不全, 弁膜症, 永久ペースメーカ, 植え込み型除細動器（implantable cardioverter defibrillator：ICD）の患者における周術期の注意点について考えてみる. なお, 非心臓手術を心リスク別に分類した表が第2章-2の表2に掲載されているので, 参照してほしい.

> **症例**
> 　患者はBrugada症候群でICDが植え込まれている49歳男性. 鼠径ヘルニアの手術中のICDに記録された波形を図1に示す. 1番目の波形は体表心電図, 2番目はマーカーチャンネル, 3番目は心内心電図をあらわす. 心内心電図に電気メスのノイズが混入し同時にICDがこれを誤ってセンシングするが, 術前に頻脈検出機能をオフにしているため, ショック治療は入らない. 通常設定では誤作動（電磁干渉による不適切な電気ショックなど）を起こす危険が高い.

1. 周術期管理〜慢性心不全をきたす基礎心疾患は？

　まず, すべての心疾患は心不全をきたすと考えなくてはならない. 臨床的には**拡張型心筋症/肥大型心筋症, 虚血性心疾患, 完全房室ブロックなどの徐脈性不整脈, 心室頻拍や頻脈性心房細動などの頻脈性不整脈, 大動脈弁/僧帽弁疾患などによる弁膜症**が含まれる.
　虚血性心疾患, 心房細動に関連するものは第2章-2, 第3章-3にゆずる.

2. 拡張型心筋症患者の注意点

　拡張型心筋症では, 心筋細胞の変性や肥大, 間質の線維化などの心筋病変が存在し, 交感神経

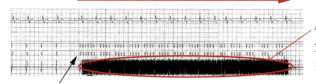

図1 自己脈のあるICD患者に頻脈検出OFFにして電気メスを使用

活性が亢進する．トロポニンTが陽性である場合，心筋細胞壊死が進行しており予後が不良であるといわれている[2]．また，不整脈，低心拍出量症候群，血栓塞栓症に注意が必要である．以下にポイントをまとめる．

①不整脈－心房性ならびに心室性の期外収縮，頻脈性不整脈の出現
②低心拍出量症候群－手術侵襲が大きい場合，出血量/輸液量が多くなる場合はSwan-Ganzカテーテルによるモニタリングも適応である．
③血栓塞栓症予防の抗凝固療法－術前に左室内血栓，心房細動による左房内血栓の予防に抗凝固療法を行う場合はヘパリン置換が望ましい．

① **不整脈への対応**：心機能の低下＋手術侵襲により不整脈が誘発されうる．**心室性の不整脈は致死的不整脈につながることが多く，十分な注意が必要である．**リドカインやアミオダロンの持続静注により対応する．また，電解質異常が原因のことも多く，尿量が保たれていることに注意しながら血清K≧4.0 mEq/L，血清Mg≧2.0 mg/dLを目標とする．

● **ここがピットフォール**
アミオダロンの静注薬（アンカロン®注150）は，①配合変化が多い，②血管刺激性があることにより中心静脈からの投与が推奨されている．また，投与開始時の**徐脈**（房室ブロックが合併することもある），**QT延長**（QTc≧0.44）に注意する．

② **低心拍出量症候群への対応**：左室収縮能低下による低心拍出量症候群（low output syndrome：LOS）に陥った場合，血管拡張薬による後負荷軽減，カテコラミンやPDE-3阻害薬による心収縮力の増強，適切な循環血液量管理により心拍出量増加を図る．しかしながら，**短絡的な血管収縮薬の使用による後負荷増大には注意**する．また，十分な前負荷が必要であるとはいえ，目標とする循環血液量の範囲が狭いため**輸液過多によるうっ血にも注意**する．臨床的には，カテコラミンを用いても血圧が十分に上がらず末梢循環不全が進行し，補液をすると肺うっ血が進んでしまうという辛い状況である．この観点からすると，古典的ではあるが心拍出量と肺動脈楔入圧を間欠的または持続的にモニタリングできるSwan-Ganzカテーテルの有用性は依然あると考えられる（なお，現在低リスクの患者へのルーチンの使用は推奨されていない）[3]．治療方針を決定するにはForrester分類が有効である．もともと**Forrester分類**（図2）は急性心筋梗塞例の血行動態の理解に用いられたものであり，心係数と肺毛細管圧により分類される．これはのちに2003年に提唱されたNohria-Stevenson分類にも影響を与えている．**Nohria-Stevenson分類**（図3）の"Wet"はうっ血所見，"Cold"は低灌流所見を示す．例えば最も重症

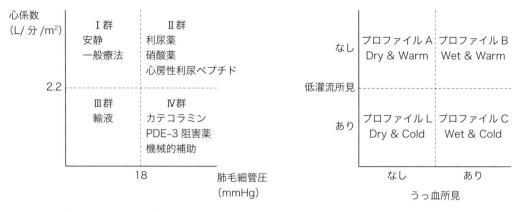

図2　Forrester分類
文献4より引用

図3　Nohria-Stevenson分類
文献5より引用

と考えられるプロファイルCではうっ血と循環不全により起坐呼吸，末梢のむくみ，冷汗，四肢冷感などが認められる．身体所見の判断には特殊な器具は必要なく，Nohria-Stevenson分類はベッドサイドで使用できる非常に臨床に沿ったアセスメントである．Forrester分類に従うと，Ⅱ群では利尿薬や血管拡張薬，Ⅲ群では補液（＋強心薬），Ⅳ群では強心薬（＋機械的補助）が必要となる．そのため，**Swan-Ganzカテーテルのデータと身体所見，心エコーの所見などをあわせ，迅速な病態の把握と循環を正常化させる処置が必要となる**．また，術前よりβ遮断薬を投与されている患者においては，周術期にも投与を継続する必要がある．

③ **血栓塞栓症予防としての抗凝固療法**：拡張型心筋症では左室内血栓または心房細動の合併による血栓塞栓症の発生が多く，この場合は術前から抗凝固療法の適応となる．その際には手術侵襲により周術期には凝固系が亢進するため，手術の出血リスクを勘案し，手術の種類により一概にいえないが術後出血のリスクがなくなってからの抗凝固療法の開始が望ましい．ヘパリンは点滴静注による用量調節が可能で，拮抗薬も存在することから周術期に用いられることが多い．一般的に，APTT（活性化部分トロンボプラスチン時間）で正常上限の**1.5～2.5倍に延長させることが必要となる**．

3. 弁膜症

弁膜疾患患者では非心臓手術周術期の心血管リスクが高い．特に，重症大動脈弁狭窄症は，非心臓手術における最大のリスクである．高度の大動脈弁狭窄症と僧帽弁狭窄症は循環血液量の変動にうまく対応できない．**容量過多は容易にうっ血性心不全を引き起こし，過度の脱水は循環虚脱にまで至る**こともあるため，過剰な循環血液量の変動は避けなくてはならない．

前述のことから，狭窄が高度であれば，非心臓手術を安全に行うための一時しのぎとして，あるいは根治療法として，経皮的バルーン弁切開術，大動脈弁に対してはTAVI（transcatheter aortic valve implantation；経カテーテル大動脈弁留置術）も考慮すべきである．

非心臓手術の出血リスクが高く，かつ抗凝固療法を施行しないと血栓塞栓症のリスクが高い患者（僧帽弁置換術後患者が大手術を受ける場合など）の周術期にはヘパリン置換が推奨される[6]．また，同様に菌血症の可能性がある手術の場合は感染性心内膜炎の予防に抗菌薬投与を行う[7～9]．なお，人工弁の感染性心内膜炎では起炎菌がブドウ球菌である確率が高いことが知られている．

表1　NASPE/BPEGペースメーカコード[10]

I	II	III	IV	V
ペーシング部位	センシング部位	制御方法	心拍応答機能	抗頻拍機能
O = None（なし）	O = None	O = None	O = None	O = None
A = Atrium（心房）	A = Atrium（心房）	T = Triggered（誘発）	R = Rate modulation（心拍応答）	P = Pacing（ペーシング）
V = Ventricle（心室）	V = Ventricle（心室）	I = Inhibited（抑制）		S = Shock（ショック）
D = Dual（心房＋心室）	D = Dual（心房＋心室）	D = Dual（誘発＋抑制）		D = Dual（ペーシング＋ショック）

● ここがポイント
・弁膜症のうち，大動脈弁と僧帽弁の狭窄症に対しては特に慎重な管理が求められる
・弁膜症あるいは弁置換術後の患者における非心臓手術の周術期には，適切な抗菌薬の予防投与や抗凝固管理が必要である

4. 植え込み型デバイス（ペースメーカ，ICDなど）

- まず，デバイスがなぜ植え込まれているのか（例えば，完全房室ブロックによる徐脈でペースメーカが植え込まれている，あるいは自己脈はあるが心室頻拍の既往がありICDが植え込まれているなど）を把握し，デバイスの設定を確認する
- デバイスが植え込まれている患者においては，周術期には主に**電磁干渉**※（electro-magnetic interference：EMI）**と感染**が問題となる
- 電気メスを使用するとペースメーカが抑制され，必要なペーシングが行われなくなる可能性がある．手術部位がデバイスの植え込まれている場所と離れていても影響を考慮する必要がある
- ペースメーカのモード設定については，それぞれの機能をアルファベットで表すコードがある．各コード内容をまとめたものを**表1**に示す．例えば，ペーシング部位が心室，センシング部位が心室，制御方法が抑制の場合は「VVI」となる．なお，アルファベット3文字で示すことが多いが，モードによっては4, 5文字で示す
- ペースメーカに心拍が依存している患者（≒徐脈の患者）ではVOOやDOOの固定モードに変更し，自己脈のある患者では（すべての電磁干渉がover senseされるとは限らないため）DDDのままとするか，VVIやDDIとし電磁干渉によるセンシングの抑制を軽減するためにペーシングレートを下げる（例えば40〜50/分）ことが多い
- ICDではまず頻脈の検出機能をオフにすることが需要である（電磁干渉をVF/VTと感知してしまい誤作動を起こし得る）．そのうえで設定を上記のように変更する
- VOOやDOOはペーシングのみの固定モードなので心室または心房＋心室を固定レートでペーシングし続ける．例えば完全房室ブロックの患者で自己脈が40/分であれば，ペースメーカの設定を70/分にすることで，電磁干渉があってもペーシングが持続され安全に手術が行える
- DDIやVVIでは自己脈と干渉する可能性は低いが，電気メスを使い続けることによってペーシ

※電磁干渉：**電気メス**，IH調理器具，電気風呂，体脂肪計，盗難防止装置，全自動麻雀卓などによる電磁波ノイズがデバイスに影響を与えること．

ングが抑制され，連続して脈が抜ける危険性がある．このため術中のモニタリングは必須である．また，電気メスを長時間使用しないことが勧められる
・ICDでは電磁干渉をVF/VTと感知しないよう，さらに念のため心室の感度を鈍くすることもある

おわりに

周術期管理は現実には外科系の主科で管理されることも多いが，重症あるいは合併症の多い患者こそ総合診療科あるいは循環器内科にコンサルトされる現実がある．そのようなときこそ内科的な身体所見の取り方，データの理解が患者の正確な病態把握につながり，適切な診断，治療ができる．ぜひ，論理的思考を心掛けてほしい．

文献・参考文献

1) Landesberg G, et al：Perioperative myocardial infarction. Circulation, 119：2936-2944, 2009
2) 循環器病の診断と治療に関するガイドライン（2009-2010年度合同研究班報告），拡張型心筋症ならびに関連する二次性心筋症の診療に関するガイドライン．
http://www.j-circ.or.jp/guideline/pdf/JCS2011_tomoike_h.pdf（2016年3月閲覧）
3) Fleisher LA, et al：2014 ACC/AHA Guideline on perioperative cardiovascular evaluation and management of patients undergoing noncardiac surgery：a report of the American College of Cardiology/American Heart Association Task Force on Practice Guidelines. Circulation, 130：e278-333, 2014
4) Forrester JS, et al：Medical therapy of acute myocardial infarction by application of hemodynamic subsets (second of two parts). N Engl J Med, 295：1404-1413, 1976
5) Nohria A, et al：Clinical assessment identifies hemodynamic profiles that predict outcomes in patients admitted with heart failure. J Am Coll Cardiol, 41：1797-1804, 2003
6) 循環器病の診断と治療に関するガイドライン（2008年度合同研究班報告），循環器病の診断と治療に関するガイドライン循環器疾患における抗凝固・抗血小板療法に関するガイドライン（2009年改訂版）．
http://www.j-circ.or.jp/guideline/pdf/JCS2009_hori_h.pdf（2016年3月閲覧）
7) Welton DE, et al：Recurrent infective endocarditis：analysis of predisposing factors and clinical features. Am J Med, 66：932-938, 1979
8) Wang A, et al：Contemporary clinical profile and outcome of prosthetic valve endocarditis. JAMA, 297：1354-1361, 2007
9) 循環器病の診断と治療に関するガイドライン（2007年度合同研究班報告），感染性心内膜炎の予防と治療に関するガイドライン（2008年改訂版）．
http://www.j-circ.or.jp/guideline/pdf/JCS2008_miyatake_h.pdf（2016年3月閲覧）
10) Bernstein AD, et al：The revised NASPE/BPEG generic code for antibradycardia, adaptive-rate, and multisite pacing. North American Society of Pacing and Electrophysiology/British Pacing and Electrophysiology Group. Pacing Clin Electrophysiol, 25：260-264, 2002
11) 循環器病の診断と治療に関するガイドライン（2010年度合同研究班報告），急性心不全ガイドライン（2011年改訂版）．
http://www.j-circ.or.jp/guideline/pdf/JCS2011_izumi_h.pdf（2016年3月閲覧）
12) 2012-2013年度合同研究班報告，非心臓手術における合併心疾患の評価と管理に関するガイドライン（2014年改訂版）．
http://www.j-circ.or.jp/guideline/pdf/JCS2014_kyo_h.pdf（2016年3月閲覧）

プロフィール

小島栄治（Eiji Ojima）
筑波大学附属病院水戸地域医療教育センター水戸協同病院循環器内科　科長
平成16年筑波大学医学専門学群卒業．総合内科専門医，日本心血管インターベンション治療学会認定医．専門は虚血性心疾患・末梢血管疾患のインターベンション，心不全治療．
当院ではボスの渡辺重行教授を中心に初期研修医・後期研修医が世界一コンサルトしやすい循環器内科をめざしています．かつ，日本循環器学会，日本心血管インターベンション治療学会，AHA（アメリカ心臓協会）に学会発表を行い学術的な活動も積極的に行っています．皆さんもぜひ当院の総合診療科と循環器内科の垣根の低さを見学に来てください！

渡辺重行（Shigeyuki Watanabe）
筑波大学附属病院水戸地域医療教育センター水戸協同病院循環器内科

5. 抗凝固薬，抗血小板薬を処方中の患者の周術期管理

鈴木智晴，小林裕幸

Point

- 抗凝固薬，抗血小板薬を処方中の患者の手術に際しては，血栓リスクと出血リスクの双方を評価する
- 抗凝固薬，抗血小板薬の中止時期を既存疾患，手術リスクにより決定する
- 周術期橋渡し療法の要否を検討する
- 手術・手技による出血リスクを評価し，術後のヘパリン使用の要否，抗凝固薬，抗血小板薬の開始時期を決定する

はじめに

　抗凝固薬，抗血小板薬使用中の患者が手術を受ける際には出血が心配される．しかしながら，適用があり使用しているものであるから，出血リスクのみにとらわれず，抗凝固薬，抗血小板薬の使用に至った，原疾患のリスク管理が必要なのはいうまでもない．単に薬剤の使用を中止するだけでなく，適切な代替療法が必要となることもある．

　本稿では，抗凝固薬，抗血小板薬使用中の患者の，原疾患の悪化リスクと出血リスクをいかに評価して，周術期管理を行うか，ということについて，リスク層別化の例やガイドラインの内容を交えて解説する．

1. ワルファリンによる抗凝固療法を受けている症例

> **症例1**
> 　高血圧，糖尿病，心房細動，一過性脳虚血発作の既往があり，ワルファリンによる抗凝固療法を受けている80歳男性．上行結腸癌の診断で，右半結腸切除術を受ける予定である．
> 　周術期の抗凝固療法に関して，消化器外科よりコンサルテーションがあった．
> 　この患者の周術期管理をどのようにして進めていくか．

　もともと抗凝固療法を行っている患者では，抗凝固療法を行っていない患者と比べ周術期静脈血栓塞栓症（venous thromboembolism：VTE）発症率は100倍，動脈血栓塞栓症（arterial thromboembolism：ATE）発症率は10倍になると推計される[1]．

表1 血栓塞栓リスク分類

	抗凝固療法の適応疾患		
	機械弁	心房細動	VTE
高リスク (動脈血栓症リスク ＞10％/年, 静脈血栓症リスク ＞10％/月)	・僧帽弁人工弁 ・旧式の大動脈弁人工弁（ボール弁,傾斜一葉弁）※ ・6カ月以内の脳梗塞, TIA	・CHADS$_2$スコア5〜6点 ・CHA$_2$DS$_2$-VASc スコア6〜9点（脳卒中発症率9％以上/年） ・3カ月以内の脳梗塞, TIA ・3カ月より前の脳梗塞, TIA の既往があり,かつ CHADS$_2$スコア4点以下 ・リウマチ性弁膜症	・2カ月以内のVTE ・重度の血栓傾向（例：プロテインC欠損,プロテインS欠損,アンチトロンビン欠損,抗リン脂質抗体陽性など）
	・一時的に抗凝固療法を中断した際に,血栓症を生じたことがある ・脳梗塞や血栓症リスクを高める手術予定患者（手術の例：心臓弁置換,頸動脈内膜剥離術,大血管の手術など）		
中等度リスク (動脈血栓症リスク 5〜10％/年, 静脈血栓症リスク 4〜10％/月)	・大動脈弁二葉弁で,次の1つ以上を合併する場合：心房細動,脳梗塞・TIAの既往,高血圧,糖尿病,うっ血性心不全,75歳以上	・CHADS$_2$スコア3〜4点 ・CHA$_2$DS$_2$-VASc スコア5点（脳卒中発症率5〜9％/年）	・6カ月以内のVTEの既往 ・重篤でない血栓傾向（例：第V因子ライデン変異ヘテロ接合,プロトロンビン遺伝子変異） ・再発性VTE ・担癌状態（6カ月以内の治療歴,緩和治療中）
	・3カ月以上前に脳梗塞, TIAの既往がある場合		
低リスク (動脈血栓症リスク ＜5％/年, 静脈血栓症リスク ＜2％/月)	・心房細動を伴わない,大動脈弁二葉弁かつ,ほかの脳梗塞の危険因子なし	・CHADS$_2$スコア0〜2点脳梗塞, TIAの既往なし ・CHA$_2$DS$_2$-VASc スコア0〜4点（脳卒中発症率5％/年未満）	・6カ月より以前のVTEの既往で,ほかの危険因子なし

VTE：venous thromboembolism, TIA：transient ischemic attack（一過性脳虚血発作）
CHADS$_2$スコアについては表2参照, CHA$_2$DS$_2$-VASc スコアは表3参照.
※日本ではボール弁,傾斜一葉弁は使用されていない
文献2〜4を参考に作成

1 血栓塞栓発症リスクの評価

抗凝固療法を行っている本症例について,まず血栓塞栓発症リスクを評価したい.

周術期抗凝固療法における, American College of Chest Physicians（ACCP）ガイドライン2009年度版[2]では,リスクを3段階に分類して評価を行っている.

表1は,抗凝固療法を受けている心臓機械弁置換術後,心房細動, VTEの患者について,人工弁の部位と種類, CHADS$_2$ないしCHA$_2$DS$_2$-VASc スコア（CHA$_2$DS$_2$-VASc スコアはCHADS$_2$スコア1点以下の低リスク群への抗凝固療法の適応を検討するためのスコア）,血栓傾向,既往症,これから受ける手術に関する情報を集め,血栓症リスクを高リスク,中等度リスク,低リスクに分類した表である.

本症例は心房細動があり,抗凝固療法中であるため,心房細動患者の脳梗塞発生を予測するCHADS$_2$スコア（表2）またはCHA$_2$DS$_2$-VASc スコア（表3）の評価を行う必要がある.

本症例では, CHADS$_2$スコア5点またはCHA$_2$DS$_2$-VASc スコア6点で,血栓塞栓リスク分類では高リスクに該当する. ATE発症リスク, VTE発症リスクともに10％以上となる.なお, CHADS$_2$スコア, CHA$_2$DS$_2$-VASc スコアによると, 12〜20％程度の脳梗塞リスクとなる.

表2　CHADS₂ スコア

危険因子（CHADS₂）	各項目スコア
うっ血性心不全（Congestive heart failure）	1点
高血圧（Hypertension）	1点
75歳以上（年齢：Age）	1点
糖尿病（Diabetes mellitus）	1点
脳卒中（TIAも含む：Stroke, 2点）	2点

スコア合計（点）	脳卒中・血栓症イベント（％/年）
0	1.9
1	2.8
2	4.0
3	5.9
4	8.5
5	12.5
6	18.2

文献5を参考に作成

表3　CHA₂DS₂-VASc スコア

危険因子（CHA₂DS₂-VASc）	各項目スコア
うっ血性心不全/左室機能低下（Congestive heart failure）	1点
高血圧（Hypertension）	1点
75歳以上（年齢：Age, 2点）	2点
糖尿病（Diabetes mellitus）	1点
脳卒中（脳卒中/TIA/血栓塞栓症, Stroke, 2点）	2点
血管疾患（Vascular disease※）	1点
65〜74歳（年齢：Age, 1点）	1点
女性（Sex category, 女性で1点）	1点

スコア合計（点）	脳卒中・血栓症イベント（％/年）
0	0.8
1	2.0
2	3.7
3	5.9
4	9.3
5	15.3
6	19.7
7	21.5
8	22.4
9	23.6

※　心筋梗塞, 末梢動脈疾患, 大動脈プラークの既往
文献5を参考に作成

表4　血栓症リスク別の周術期抗凝固療法[3]

高リスク	治療用量の低分子量ヘパリン皮下注, または, 治療用量の未分画ヘパリン静注
中等度リスク	治療用量ないし低用量の低分子量ヘパリン皮下注, または, 治療用量の未分画ヘパリン静注
低リスク	低用量の低分子量ヘパリン皮下注, または, 抗凝固療法を行わない

2 周術期管理

　では，血栓リスクが高度の場合，周術期の抗凝固療法はどのように扱えばよいか．リスク別の管理を表4に示す．

　高リスクでは，治療用量の低分子量ヘパリン皮下注または治療用量の未分画ヘパリン静注により，周術期の血栓症を避けるようにする．

　しかし，抗凝固療法における手術中の**出血のリスク**についても考える必要がある．

　手技別の出血リスクについては表5に示す．

　本症例では，右半結腸摘出術が予定されており，出血リスクは高リスクに分類され，術後2日間の出血リスクは2〜4％である．抗凝固療法は必要だが，出血についても留意しておく必要が

表5 手術・手技別出血リスク

高リスク（術後2日間の出血リスクが2〜4％）
心臓弁置換術
冠動脈バイパス術
腹部大動脈瘤修復術
悪性腫瘍切除術（脳神経外科，泌尿器科，頭頸部外科，腹部外科，乳腺外科）
両側膝関節人工関節置換術
椎弓切除術
経尿道的前立腺切除術
腎生検
ポリペクトミー，静脈瘤治療，Fater乳頭切開術，胆道ブジー
胃瘻造設術
内視鏡ガイド下吸引針生検
抜歯（複数）
血管外科，一般外科
大手術（手術時間45分以上）

低リスク（術後2日間の出血リスクが0〜2％）
胆嚢摘出術
開腹子宮摘出術
消化管内視鏡検査±生検，胆道・膵管ステント留置術（乳頭切開術なし），内視鏡超音波検査（生検なし）
ペースメーカー挿入術，埋め込み式除細動器挿入術，電気生理検査
抜歯（1本）
手根管解放術
膝関節・股関節置換術，肩・足・手外科手術，関節鏡手術
子宮頸管拡張術，子宮内膜掻爬術
皮膚癌切除術
鼠径ヘルニア修復術
痔核手術
腋窩リンパ節生検
陰嚢水腫修復術
白内障手術（その他眼球の手術）
血管造影（冠動脈造影以外）
気管支鏡検査±生検
中心静脈カテーテル抜去
皮膚生検，膀胱，前立腺，甲状腺，乳腺，リンパ節生検

文献1より引用

ある．また，抗凝固療法内服中の症例については，血栓リスクと出血リスクを勘案し，表6のような周術期管理が例示されている．

3 本症例での対応

以上を勘案すると，本症例については，次のような管理が計画される．

術式としては出血高リスクに該当し，血栓リスクも高い．ワルファリン内服中であり，PT-INRの測定も必要．1週間前に血算，PT-INRを測定しておく．

ワルファリンは手術の5，6日前に中止し，手術3日前に入院．入院日からヘパリン静注を使用する場合には，手術の4〜6時間前に投与を終了する．手術前日にはPT-INRを再度測定し，PT-INRに応じてビタミンKの要否を評価して，必要ならビタミンK（経口）で拮抗する．なお，橋渡し療法として治療用量の低分子量ヘパリン皮下注を開始する．ヘパリンは手術の24時間前の

表6 抗凝固療法中の患者における，周術期管理プロトコル

術前	
7〜10日前	周術期橋渡し療法の要否を検討 出血高リスク，低リスクに分類 採血検査でHb，血小板，Cre，PT-INR基礎値を測定
7日前	アスピリン，その他抗血栓薬の中止
5〜6日前	ワルファリン中止
3日前	低分子量ヘパリン開始（治療用量または中間量） 術前のヘパリン投与は，術前24時間以上前に中止
1日前	PT-INRを測定し，PT-INRが1.5未満であることを確認 1.5＜PT-INR＜1.8の場合，ビタミンK 1〜2.5 mgで拮抗

術後	
手術当日〜術後1日目	手術当日の夕方ないし翌朝に，維持量のワルファリンを再開
1日後	出血リスクが 低リスク：低分子量ヘパリン再開，ワルファリン再開 高リスク：ヘパリン投与は行わない．ワルファリン再開
2〜3日後	出血リスクが 低リスク：低分子量ヘパリン継続 高リスク：低分子量ヘパリン再開
4日後	PT-INR測定（PT-INR＞1.9で低分子量ヘパリン中止）
7〜10日後	PT-INR測定

文献1を参考に作成

皮下投与を最終の投与とする．外科と相談し，手術翌日に止血が確認されれば，維持量のワルファリンを再開する．出血リスクは高リスクなので，術後1日目ではヘパリンは再開せず，術後2日目から低分子量ヘパリン皮下注を再開する．術後4日目でINRを測定し，PT-INR＞1.9であればヘパリンは終了．以降は入院中ないし外来でのPT-INRフォローとする．

ヘパリンの使用法の一例を下記に示す．

●処方例

1）ヘパリン
- 低分子量ヘパリン（エノキサパリン，保険適用外）
  予防用量：2,000 IU 皮下注　12時間ごと
  治療用量：100 IU/kg 皮下注　12時間ごと
- 腎機能低下（CCr＜30 mL/分）では100 IU/kg皮下注　24時間ごとに減量．
  または，ヘパリンの持続静注に切り替える

2）未分画ヘパリン
- ヘパリン10 mL（10,000単位）
  ＋生理食塩水40 mL（ヘパリン10,000単位/50 mL）
- 80 IU/kg静注後，18 IU/kg/時で持続静注．はじめの24時間は6時間ごとにAPTTを測定して，APTT正常範囲の1.5〜2.5倍でコントロールする

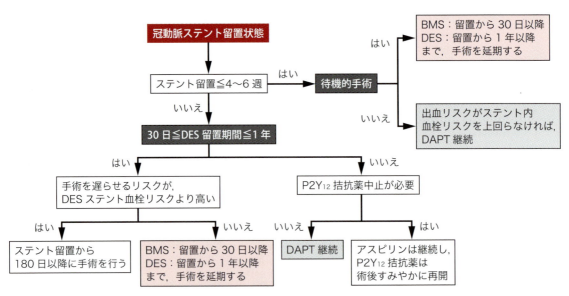

図1　冠動脈ステント留置後の患者の周術期管理フローチャート
BMS：bare-metal stent（ベアメタルステント），DES：drug-eluent stent（薬剤溶出性ステント）
文献6より引用

　本症例は出血高リスクであった．低リスクの手術には，再建を伴わない皮膚科手術，白内障手術，単純な抜歯などがあるが，皮膚科手術，白内障手術ではワルファリンは中止しなくともよく，抜歯の場合は2，3日前に中止すればよい．また，抜歯の際にワルファリンを中止しない場合には，トラネキサム酸の投与を行って出血を避けることもできる．

2. 抗血小板薬（DAPT）を内服している症例

　続いて，2次予防で抗血小板薬を内服している症例の，周術期マネジメントについて考えてみたい．

> **症例2**
> 　62歳男性．1年半前に心筋梗塞に対して経皮的冠動脈形成術が施行され，薬剤溶出性ステント（drugeluent stent：DES）が留置，その後アスピリン（バイアスピリン®）とクロピドグレルによる dual antiplatelet therapy（DAPT）を継続している．
> 　上行結腸癌の診断で，右半結腸切除術を受ける予定である．
> 　周術期の抗凝固療法に関して，消化器外科よりコンサルテーションがあった．
> 　この患者の周術期管理をどのようにして進めていくか．

　本症例では，抗血小板薬内服中の患者の周術期管理が問題となる．
　冠動脈ステント留置中の患者では，DAPTの治療期間によってマネジメントが異なってくる．
　管理の方針決定には図1のチャートが参考になる[6]．また，周術期心血管リスクと出血リスクについては，表7が参考になる．

表7 抗血小板薬内服中の患者の周術期管理

予想される出血のリスクと術式の例	心血管疾患および脳血管疾患の危険度		
	低リスク	中等度リスク	高リスク
	・MI・BMS・CABG後3～6カ月以上 ・DES・CI後12カ月以上 ・安定狭心症	・MI・BMS・CABG後3～6カ月 ・DES・CI後6～12カ月	・MI・BMS・CABG・CI後4週以内 ・DES後6カ月以内 ・不安定狭心症
低リスク 輸血の可能性の低い手術，体表の外科・形成外科手術，歯科手術，整形外科手術，（人工関節術除く），眼科前房手術など	アスピリンは継続 それ以外はすべて休止	アスピリンは継続 それ以外は専門家の推奨があれば継続を考慮	予定手術は延期 生命にかかわる手術，緊急手術はアスピリン，クロピドグレルを継続
中等度リスク 輸血の可能性のある手術，消化器手術，泌尿器科手術，耳鼻科手術，産婦人科手術，心臓血管外科手術など	アスピリンは継続 それ以外はすべて休止	予定手術は基本的に延期 延期できない場合はアスピリンのみ継続	予定手術は延期 生命にかかわる手術，緊急手術はアスピリン，クロピドグレルを継続
高リスク 頭蓋内手術，眼科後房手術，（脊椎手術など）閉鎖腔の手術，緊急手術	アスピリンを含め，すべて休止 （アスピリンは7日以上前には休止しない）	予定手術は基本的に延期 延期できない場合はアスピリンのみ継続	予定手術は延期 生命にかかわる手術，緊急手術はアスピリンを継続ヘパリンの併用含め，橋渡し治療を考慮

術前危険度が低・中等度リスクであっても，糖尿病，高血圧のコントロール不良例や多枝病変症例はリスクランクを1つあげる．
MI：myocardial infarction（心筋梗塞），CABG：coronary artery bypass grafting（冠動脈バイパス手術），CI：cerebral infarction（脳梗塞）
文献7より引用

　ACCPガイドラインでは，心血管イベント低リスク患者では術前7～10日前にアスピリンを中断することを推奨しており[2]，冠動脈バイパスグラフト手術をうける患者では，下記が推奨されている[4]．

・**アスピリン単剤治療をしている場合**：アスピリンは継続
・**DAPTを行っている場合**：アスピリンは継続し，クロピドグレルなどP2Y$_{12}$拮抗薬は5日以上前に中断する
・**BMS留置中でDAPTを使用している場合**：手術はステント留置後6週間後以降に実施する
・**DES留置中でDAPTを使用している場合**：手術はステント留置後6カ月後以降に実施する
・BMS留置から6週間以内，DES留置から6カ月以内に手術が必要な場合には，DAPTは継続する

　本症例では，DES留置後1年経過しており，心血管リスクは低リスクである．受ける手術は腹部外科手術であり，出血リスクは中等度．図1および表7より，アスピリンは継続し，クロピドグレルは術前に中止し，術後すみやかに再開する方針とする．
　では，クロピドグレルはいつ中止すればよいか．
　代表的な抗血小板薬の術前中止期間を表8に示す．
　抗血小板薬は，術後止血が確認されれば直ちに再開（術後24時間以内）し，アスピリンやクロピドグレルはloadingを行って再開する．

表8 抗血小板薬の術前中止期間

	術前中止期間
COX阻害薬 　アスピリン	3〜7日
P2Y12拮抗薬 　チクロピジン 　クロピドグレル 　プラスグレル	7日 5〜7日 7日
PDE阻害薬 　シロスタゾール 　ジピリダモール	2日 2日

文献7を参考に作成

表9 代表的な抗凝固薬の中止期間

	中止期間（リスクは表5参照）		
	CCr（mL/分）	出血低リスク	出血高リスク
ダビガトラン	＞50 30〜50	1日 2日	2日 4日
リバーロキサバン	＞50 30〜50 15〜30	1日 1日 2日	2日 2日 3日
アピキサバン	＞50 30〜50 15〜30	1日 2日 2日	2日 3日 3日
エドキサバン	＞50 30〜50 15〜30	1日 1日 2日	2日 2日 3日

文献7を参考に作成

●処方例
アスピリン1回200〜300 mg内服（腸溶錠では噛んで内服）．
クロピドグレル1回140 mg内服

　本症例では，クロピドグレルを術前7日前に中止し，アスピリンは内服継続とする．術後24時間以内で止血が確認され次第，クロピドグレル75 mg 4錠を噛んで内服し，術後2日目からはアスピリンに加え，クロピドグレル75 mg 1回1錠内服とする．

Advanced Lecture

■ ワルファリン以外の周術期管理

　抗凝固療法といっても，ワルファリン以外の薬剤が使用されていることも多い．
　周術期に中止する際，どれだけの期間中止すればよいか，中止の目安を記す（表9）．

おわりに

　出血リスク，抗凝固薬や抗血小板薬の休薬が必要となる場合に，手術を遅らせることによるリスクとベネフィットについて適切にアセスメントを行ったうえ，循環器内科，外科，麻酔科と相談して手術のタイミングを決めることが望ましい．

文献・参考文献

1) Spyropoulos AC & Douketis JD：How I treat anticoagulated patients undergoing an elective procedure or surgery. Blood, 120：2954-2962, 2012
2) Douketis JD, et al：Perioperative management of antithrombotic therapy：Antithrombotic Therapy and Prevention of Thrombosis, 9th ed：American College of Chest Physicians Evidence-Based Clinical Practice Guidelines. Chest, 141：e326S-e350S, 2012
3) Jaffer AK, et al：Perioperative management of warfarin and antiplatelet therapy. Cleve Clin J Med, 76：S37-S44, 2009
4) Colantino A, et al：Resuming anticoagulation after hemorrhage：A practical approach. Cleve Clin J Med, 82：245-256, 2015
5) Friberg L, et al：Evaluation of risk stratification schemes for ischaemic stroke and bleeding in 182 678 patients with atrial fibrillation：the Swedish Atrial Fibrillation cohort study. Eur Heart J, 33：1500-1510, 2012
6) Fleisher LA, et al：2014 ACC/AHA guideline on perioperative cardiovascular evaluation and management of patients undergoing noncardiac surgery：a report of the American College of Cardiology/American Heart Association Task Force on practice guidelines. J Am Coll Cardiol, 64：e77-e137, 2014
7) 「ICU/CCUの薬の考え方，使い方ver.2」（大野博司/著），中外医学社，2015

プロフィール

鈴木智晴（Tomoharu Suzuki）
筑波大学附属病院水戸地域医療教育センター水戸協同病院総合診療科
　身体診察と診断学，感染症，集中治療に興味をもっています．最近は治療学やエビデンス，医学教育についても興味をもっております．当院は総合診療科が全内科疾患の患者を受けもち，また他科のコンサルテーションを受けて全身管理をしたり，と非常にactiveに総合診療をやっております．また，救急外来から病棟，フォローの外来，と，はじめから最後まで患者さんを診ることができるシステムで，これを大変気に入っています．各専門家とも仲よく，気軽にディスカッションできるので，日々楽しく学んでいます．一緒に楽しく診療していただける仲間を，随時募集しております！

小林裕幸（Hiroyuki Kobayashi）
筑波大学附属病院水戸地域医療教育センター水戸協同病院総合診療科

第2章 内科的基礎疾患をもつ患者さんの術前評価・周術期管理

6. 呼吸器合併症のリスク評価と呼吸器疾患の周術期管理

石丸直人

Point

- 50歳以上，COPD，コントロール不良喘息，喫煙，OSA，肺高血圧症，心不全のある患者では術後呼吸器合併症に注意する
- 胸部・上腹部の手術，2.5時間以上の手術，全身麻酔の場合，術後呼吸器合併症に注意する
- 術前の禁煙，基礎疾患の安定化，患者教育，術後の早期離床と疼痛コントロールが術後呼吸器合併症予防の鍵である

はじめに

周術期呼吸器合併症は，周術期の2〜8％に生じるとされ，周術期死亡率や機能障害の原因となっている[1〜3]．周術期合併症には無気肺，感染症，人工呼吸器装着の延長と呼吸不全，慢性肺疾患の増悪，気管支痙攣がある．

症例

GOLD分類3期のCOPDのある60歳代の患者さん，食思不振の精査を行ったところ胃癌が見つかったため，胃全摘術を予定している．タバコは胃癌がみつかりやめたとのこと．ここ半年間は気道感染はない．室内気下でSpO_2は96％，Hb 11 g/dLである．
この患者さんの周術期呼吸器合併症を減らすにはどのようにしたらよいだろうか．

●ここがポイント：GOLD分類

世界保健機構（WHO）と米国国立衛生研究所（NIH）との共同プロジェクトで，COPDの診断・治療のガイドラインを公表している．そのガイドライン内で「GOLD分類」と称されるCOPDにおける病期分類は，気流制限の程度をあらわす予測1秒量に対する比率（対標準1秒量：％$FEV_{1.0}$）で行い，ステージごとに治療がステップアップする．
ステージ1：％$FEV_{1.0}$は80％以上
ステージ2：％$FEV_{1.0}$は50％以上80％未満
ステージ3：％$FEV_{1.0}$は30％以上50％未満
ステージ4：％$FEV_{1.0}$は30％未満または50％未満で慢性の呼吸不全を呈する

表1　術後呼吸器合併症に対する患者関連リスク因子

患者関連リスク因子		補正オッズ比
年齢	60歳代	2.09
	70歳代以上	3.04
ASAクラス	2以上	4.87
うっ血性心不全		2.93
COPD		1.79
喫煙		1.26

メタ解析によって，各リスク因子の術後呼吸器合併症に対する補正オッズ比を抽出した
ASA：American Society of Anesthesiologists（米国麻酔科学会），COPD：chronic obstructive pulmonary disease（慢性閉塞性肺疾患）
文献4を参考に作成

1. 周術期の呼吸生理

- 胸部や上腹部の手術では，横隔膜機能不全や術後の疼痛により，肺容量が減少する
- 術後1週間は肺活量（vital capacity：VC）が50〜60％低下し，機能的残気量（functional residual capacity：FRC）が30％低下する
- これらの変化は，無気肺や肺炎，換気血流不均等のリスクとなり，術後低酸素血症の原因となる
- 咳嗽の抑制や気道分泌物のクリアランス低下も術後気道感染のリスクとなる
- 下腹部の手術や四肢の手術でも，程度の差はあれ同様の変化が生じる

2. 周術期リスクとリスク評価

患者関連リスク因子と手術関連リスク因子およびその評価法について順に述べていく．

1 患者関連リスク因子（表1）

1）年齢

50歳以上で術後呼吸器合併症が増加する[4]．50歳未満の者と比べて，50歳代，60歳代，70歳代，80歳代以上で，おのおの1.5倍，2.3倍，3.9倍，5.6倍になると報告されている[4]．

2）慢性閉塞性肺疾患（COPD）

COPD患者の術後呼吸器合併症リスクは2.7〜6倍になる[5]．**COPDが重症になればなるほど術後呼吸器合併症リスクは増加**し，65歳以上，40パックイヤー以上の喫煙歴，喉頭長4 cm以下の場合には予後不良となる[3]．また，COPDは術後肺炎，再挿管，人工呼吸器離脱失敗の予測因子である[6]．

3）気管支喘息

コントロール良好な喘息では術後合併症増加は認めない．

4）喫煙

20パックイヤー以上の喫煙歴のある患者は，術後呼吸器合併症リスクが増加するため，**術前4週間以上の禁煙**が勧められている[7]．

表2 術後呼吸器合併症に対する手術関連リスク因子

手術関連リスク因子		補正オッズ比
手術部位	胸部	4.24
	腹部	3.01
	上腹部	2.91
緊急手術		2.21
手術時間延長		2.21
全身麻酔		1.83

メタ解析によって各リスク因子の術後呼吸器合併症に対する補正オッズ比を抽出した
文献4を参考に作成

5）閉塞性睡眠時無呼吸症候群（OSA）

OSA（obstructive sleep apnea：閉塞性睡眠時無呼吸症候群）患者の術後急性呼吸不全リスクは2.4倍となり，人工呼吸器装着率や誤嚥性肺炎，急性呼吸窮迫症候群の発症率の増加を認める[8]．CPAP治療をされている場合には，周術期合併症が減るという報告もあるが，変わらないという報告もあり，一定の見解は得られていない[9〜11]．

6）肺高血圧症

肺高血圧症患者においても術後呼吸器合併症リスクは4倍前後に増加すると報告されている[12]．

7）心不全

心不全患者では，術後呼吸器合併症が2.9倍に増加する[4]．なお，Goldman cardiac risk index（第1章-10.参照）が呼吸器合併症リスク予測に用いられる[3]．

8）機能的状態

介護依存や知覚障害があると，術後呼吸器合併症が増加する[4]．さらに，**全身状態の指標であるASAクラス2以上**では術後呼吸器合併症が4.9倍に増加する[4]．

9）代謝性要因

Alb 3 mg/dL未満，BUN 30 mg/dL以上の場合，術後呼吸器合併症がおのおの2.5倍，2.3倍に増加する[13]．

2 手術関連リスク因子（表2）

1）手術部位

横隔膜に近い方が術後呼吸器合併症が増加しやすく，上腹部手術，食道摘出術では術後呼吸器合併症は，おのおの19.7％と18.9％であったのに対し，下腹部手術では7.7％であった[4]．頭頸部手術や神経系の手術でも，術後肺炎が増加する[14]．

2）手術時間

2.5時間以上を超える手術では，術後呼吸器合併症が増加しやすい[1]．

3）麻酔法

患者関連リスクおよび手術関連リスクが高リスクの患者群では，硬膜外麻酔よりも**全身麻酔**を行った方が，術後呼吸不全発症率が増加するという報告がある[15]．

4）神経筋弛緩薬の種類

長時間作用型の神経筋弛緩薬を投与された患者の方が，短時間作用型の神経筋弛緩薬を投与された患者と比べて，術後呼吸器合併症が多いということがわかっている[16]．

3 術前リスク評価

前述のリスク因子がないかどうか病歴を聴取しつつ,身体診察にて,呼吸音の低下や喘鳴音,ラ音,呼気の延長がないか評価し,経皮SpO_2測定を行う.

術前に考慮する検査には,**肺機能検査,動脈血血液ガス分析,胸部X線検査,運動負荷検査**がある.筆者の施設では,術前に簡便に施行できる胸部X線,肺機能検査については心肺疾患を疑う場合に施行している.

1) 肺機能検査

%$FEV_{1.0}$ < 70 %,%FVC < 70 %,$FEV_{1.0}$% -G < 65 %が肺切除後の心血管呼吸器合併症リスク評価に用いられてきた[17].しかし,**肺切除術以外の手術において肺機能検査の合併症リスク評価における役割は不明**である.例えば重症COPD患者(%$FEV_{1.0}$ < 50 %)において術前肺機能検査は,術後呼吸器合併症を予測できない[18].そのため,2006年のACCP(American College of Chest Physicians:米国胸部疾患学会議)ガイドラインではルーチンでの術前肺機能検査を推奨していない[4].

2) 動脈血血液ガス分析

現時点では,高炭酸ガス血症を含めた動脈血血液ガス分析結果が,術後呼吸器合併症発症リスクを予測に有用であるというデータはない.

3) 胸部X線検査

胸部X線検査で術前胸部異常影を検討した報告では,60歳以上,心疾患,呼吸器疾患を疑う臨床所見がある場合に術前に胸部異常影を呈すると報告されている[19].しかし,メタ解析においてルーチンでの胸部X線検査は術後呼吸器合併症発症予測には有用ではないことが明らかとなっている[20].

4) 運動負荷検査

最大酸素摂取量と換気嫌気性代謝閾値が生存率や術後合併症予測に有用というシステマティックレビューも存在する[21].しかし,術後呼吸器合併症発症予測における同検査の役割は不明である.

4 術後リスク評価

代表的な4つの術後呼吸器合併症発症リスク予測ツールを紹介する(表3).

1) ARISCAT(Canet)risk index[22]

高齢,術前SpO_2低値,1カ月以内の呼吸器感染症既往,術前貧血,上腹部あるいは胸部手術,2時間以上続く手術,緊急手術の7項目で点数化し,低リスク,中リスク,高リスク群に層別化する.おのおのの群の術後呼吸器合併症発症率は,1.6 %,13.3 %,42.2 %となる.

計算が簡単であるが,重大でない合併症(気管支炎など)は計算に入っていない点に注意が必要である.

%$FEV_{1.0}$:1秒量の予測値に対する比で,COPD患者においては,生命予後と関係することがわかっている
%FVC :努力肺活量の予測値に対する比である.最大吸気位より最大努力呼気をさせて測定する.低下がある(< 80 %)場合,拘束性換気障害が示唆されるが,閉塞性換気障害でも%FVCは低下する
$FEV_{1.0}$% -G:100 × $FEV_{1.0}$/FVCで求めた1秒率である.気道閉塞を評価する指標で,低下がある(< 70 %)場合,閉塞性換気障害が存在する

表3　術後リスク評価ツールの比較

ツール	ARISCAT	Arozullah-呼吸不全	Gupta-呼吸不全	Gupta-肺炎
評価項目	年齢	年齢	年齢	年齢
	術前SpO$_2$	COPD	COPD	ASAクラス
	1カ月以内の気道感染症	機能的依存状態	ASAクラス	機能的依存状態
	術前Hb≦10 g/dL	BUN＞30 mg/dL	周術期敗血症	周術期敗血症
	手術の種類	Alb＜3 g/dL	手術の種類	手術の種類
	手術時間	手術の種類	術前の喫煙	緊急手術
	緊急手術	緊急手術		

各リスク評価ツールで用いられている項目を示す
文献10, 19, 20, 21を参考に作成

2）Arozullah respiratory failure index[13]

手術の種類や検査結果，機能状態，COPDの既往，年齢を含む数項目から術後呼吸不全発症率を予測する．5段階に層別化され，発症率は0.5〜26.6％となる．ベッドサイドで簡単に計算できる．

3）Gupta術後呼吸不全計算ツール[23]
4）Gupta術後肺炎計算ツール[24]

これらは計算が複雑であるため，計算ツールがダウンロード可能である．
(http://www.surgicalriskcalculator.com/)

3. 周術期呼吸器合併症の予防

周術期呼吸器合併症の予防としてできることは，**禁煙と基礎疾患の治療，患者教育**である．

① 術前にできる呼吸器合併症の予防

1）禁煙

喫煙者は術後呼吸器合併症リスクが高くなるが，術前のいつから禁煙した場合にそのリスクが低下するかどうかについてはわかっていない[25]．冠動脈バイパス術を受けた患者の研究で，術前2カ月以上前から禁煙した患者の方が，術前2カ月以内に禁煙した患者よりも術後呼吸器合併症リスクが低くなったという報告がある．一方で，術前の適切な禁煙期間を検討したメタ解析では，喫煙者と術前2カ月以内の禁煙者で術後呼吸器合併症リスクに差は認めなかったとされている[26]．

筆者の施設では，手術をすることがわかった時点で禁煙を勧めている．しかし禁煙決行できない場合は術前4週間以上禁煙するメリットを説明する．

2）COPD

COPD患者は術後呼吸器合併症リスクが高い[4]ため，気管支拡張薬や吸入ステロイドによる治療を適正化しておく必要がある．**急性増悪している患者の場合，待機手術は延期する**．緊急手術は手術のメリットがデメリットを上回る際に行う．プレドニゾロン＞20 mg/日を3週間以上服用している患者は，副腎不全のリスクがあり，ストレス用量のステロイド補充が必要である．

3) 気管支喘息

コントロール不良の喘息があると術後呼吸器合併症リスクが高くなる[27]．待期的手術の場合，患者はwheezesなく，予測最大呼気流速あるいは自己ベストの80％以上であるべきであり，**コントロール良好でない喘息患者は，治療のステップアップを行うべきである**．挿管30分前に短時間作用型β刺激薬の吸入も勧められる．コントロール不良な患者においては，挿管時の気管支攣縮予防として，1〜2日間の全身ステロイド治療を行う方法もある[28]．

4) 抗菌薬・上気道感染症

周術期の抗菌薬投与は，下気道感染症のある患者のみで行う．上腹部手術や胸部手術で上気道感染症がある場合の術後呼吸器合併症リスクを検討した研究はない．

5) 呼吸リハビリテーション

周術期呼吸リハビリテーションを行うことで，**無治療と比べて術後無気肺や肺炎が半減する**ということがメタ解析で明らかとされている[29]．心臓手術や腹部手術前に術前吸気筋訓練を行うことで，対照群と比べて術後呼吸器合併症発症率が0.4倍になるという報告もある[30]．

6) 患者教育

咳嗽やインセンティブスパイロメトリー（自主的な呼吸訓練を行うための機器），深呼吸を術前に行った群でも術後呼吸器合併症が半減する[31]．

2 術後にできる呼吸器合併症の予防

1) 肺拡張

深呼吸やインセンティブスパイロメトリーは上腹部手術の患者では考慮してもよい[31]．

深呼吸訓練は，深吸気の後2〜5秒間息止めを行い，FRCレベルまで緩徐に呼出する方法で，虚脱した肺胞を開き，無気肺を減らし，分泌物の除去を促し，肺容量を回復する．インセンティブスパイロメトリーは，視覚的フィードバック付きの単純な機器により深吸気を促す．個々の介入の術後呼吸器合併症予防効果に関するエビデンスは賛否両論あるが，低コストでできる介入であり，上腹部手術患者や胸部手術患者では勧められる．

2) 早期離床

早期離床を行うことで深呼吸が促され，術後呼吸器合併症を予防できる可能性がある．

3) 疼痛コントロール

術後疼痛コントロールを適切に行うことで，人工呼吸離脱が早くなり，深呼吸が促され，術後呼吸器合併症を予防できる可能性がある．腹部手術を受けたCOPD患者を対象とした観察研究では，硬膜外麻酔は術後呼吸器合併症の半減と相関していた[32]．

4) 経鼻胃管

経鼻胃管のルーチン使用により，肺炎や無気肺を含む術後呼吸器合併症が増えるという報告がある[33]．ルーチンでの経鼻胃管使用は控えた方がよいかもしれない．

おわりに

冒頭の症例は，60歳代，COPD，喫煙者，上腹部手術というリスクがあり，ARISCAT risk index 41点で中間リスク（術後呼吸器合併症発症率13.3％）であった．禁煙と気管支拡張薬による治療の適正化を行い，呼吸リハビリテーション，咳嗽やインセンティブスパイロメトリー，深呼吸

による患者教育を術前に行った．術後も，継続して肺拡張法に関する患者教育を行い，硬膜外麻酔による疼痛管理を行いつつ早期離床を促した．患者さんは，術後呼吸器合併症を発生することなく退院となった．

　呼吸器疾患の周術期管理の概要がつかめただろうか．これを参考に周術期管理を実践していただくことが，知識の定着化につながるはずである．ぜひ，やってみていただきたい．

文献・参考文献

1) McAlister FA, et al：Accuracy of the preoperative assessment in predicting pulmonary risk after nonthoracic surgery. Am J Respir Crit Care Med, 167：741-744, 2003
2) McAlister FA, et al：Incidence of and risk factors for pulmonary complications after nonthoracic surgery. Am J Respir Crit Care Med, 171：514-517, 2005
3) Lawrence VA, et al：Risk of pulmonary complications after elective abdominal surgery. Chest, 110：744-750, 1996
4) Smetana GW, et al：Preoperative pulmonary risk stratification for noncardiothoracic surgery：systematic review for the American College of Physicians. Ann Intern Med, 144：581-595, 2006
5) Smetana GW：Preoperative pulmonary evaluation. N Engl J Med, 340：937-944, 1999
6) Gupta H, et al：Impact of COPD on postoperative outcomes：results from a national database. Chest, 143：1599-1606, 2013
7) Grønkjær M, et al：Preoperative smoking status and postoperative complications：a systematic review and meta-analysis. Ann Surg, 259：52-71, 2014
8) Kaw R, et al：Meta-analysis of the association between obstructive sleep apnoea and postoperative outcome. Br J Anaesth, 109：897-906, 2012
9) Liao P, et al：Postoperative complications in patients with obstructive sleep apnea：a retrospective matched cohort study. Can J Anaesth, 56：819-828, 2009
10) Mador MJ, et al：Postoperative complications in obstructive sleep apnea. Sleep Breath, 17：727-734, 2013
11) Proczko MA, et al：STOP-Bang and the effect on patient outcome and length of hospital stay when patients are not using continuous positive airway pressure. J Anesth, 28：891-897, 2014
12) Melville B, et al：Development of a questionnaire for assessing the school environment. Int Q Community Health Educ, 15：15-20, 1994
13) Arozullah AM, et al：Multifactorial risk index for predicting postoperative respiratory failure in men after major noncardiac surgery. The National Veterans Administration Surgical Quality Improvement Program. Ann Surg, 232：242-253, 2000
14) Arozullah AM, et al：Development and validation of a multifactorial risk index for predicting postoperative pneumonia after major noncardiac surgery. Ann Intern Med, 135：847-857, 2001
15) Yeager MP, et al：Epidural anesthesia and analgesia in high-risk surgical patients. Anesthesiology, 66：729-736, 1987
16) Berg H, et al：Residual neuromuscular block is a risk factor for postoperative pulmonary complications. A prospective, randomised, and blinded study of postoperative pulmonary complications after atracurium, vecuronium and pancuronium. Acta Anaesthesiol Scand, 41：1095-1103, 1997
17) Gass GD & Olsen GN：Preoperative pulmonary function testing to predict postoperative morbidity and mortality. Chest, 89：127-135, 1986
18) Brooks-Brunn JA：Predictors of postoperative pulmonary complications following abdominal surgery. Chest, 111：564-571, 1997
19) Rucker L, et al：Usefulness of screening chest roentgenograms in preoperative patients. JAMA, 250：3209-3211, 1983
20) Archer C, et al：Value of routine preoperative chest x-rays：a meta-analysis. Can J Anaesth, 40：1022-1027, 1993
21) Smith TB, et al：Cardiopulmonary exercise testing as a risk assessment method in non cardio-pulmonary surgery：a systematic review. Anaesthesia, 64：883-893, 2009
22) Mazo V, et al：Prospective external validation of a predictive score for postoperative pulmonary complications. Anesthesiology, 121：219-231, 2014

23) Gupta H, et al：Development and validation of a risk calculator predicting postoperative respiratory failure. Chest, 140：1207-1215, 2011
24) Gupta H, et al：Development and validation of a risk calculator for predicting postoperative pneumonia. Mayo Clin Proc, 88：1241-1249, 2013
25) Warner MA, et al：Role of preoperative cessation of smoking and other factors in postoperative pulmonary complications：a blinded prospective study of coronary artery bypass patients. Mayo Clin Proc, 64：609-616, 1989
26) Myers K, et al：Stopping smoking shortly before surgery and postoperative complications：a systematic review and meta-analysis. Arch Intern Med, 171：983-989, 2011
27) Woods BD & Sladen RN：Perioperative considerations for the patient with asthma and bronchospasm. Br J Anaesth, 103：i57-i65, 2009
28) Silvanus MT, et al：Corticosteroids and inhaled salbutamol in patients with reversible airway obstruction markedly decrease the incidence of bronchospasm after tracheal intubation. Anesthesiology, 100：1052-1057, 2004
29) Hulzebos EH, et al：Preoperative physical therapy for elective cardiac surgery patients. Cochrane Database Syst Rev, 11：CD010118, 2012
30) Hulzebos EH, et al：Preoperative intensive inspiratory muscle training to prevent postoperative pulmonary complications in high-risk patients undergoing CABG surgery：a randomized clinical trial. JAMA, 296：1851-1857, 2006
31) Celli BR, et al：A controlled trial of intermittent positive pressure breathing, incentive spirometry, and deep breathing exercises in preventing pulmonary complications after abdominal surgery. Am Rev Respir Dis, 130：12-15, 1984
32) van Lier F, et al：Epidural analgesia is associated with improved health outcomes of surgical patients with chronic obstructive pulmonary disease. Anesthesiology, 115：315-321, 2011
33) Cheatham ML, et al：A meta-analysis of selective versus routine nasogastric decompression after elective laparotomy. Ann Surg, 221：469-476；discussion 476-478, 1995

プロフィール

石丸直人（Naoto Ishimaru）
明石医療センター総合内科　医長
2001年筑波大学卒業，HANDS-FDF2008修了生．家庭医療専門医，呼吸器内科専門医．緩和ケアをサブスペシャルティーとした神戸・明石・家庭医養成プログラムディレクター．最近のキーワードは「明石鯛のように明石から世界へ」．

7. 腎機能の術前評価と腎疾患の周術期管理

廣瀬知人

Point

- 慢性腎臓病では周術期合併症リスクや死亡率が非常に高い
- 周術期合併症で特に注意すべきなのは「高カリウム血症，体液過剰，心血管疾患」
- 透析導入後でも「（残）腎機能の保護」は忘れてはいけない
- 透析患者では「入院前からの」透析日程・処方内容の調整が必要

はじめに

　一般的に**慢性腎臓病**（chronic kidney disease：CKD，尿異常や腎機能障害が3カ月以上続く状態）では周術期合併症が起こりやすく，発症率14〜64％とされる．また周術期死亡率は1〜4％，さらに緊急手術ではリスクは5倍にもなるといわれ[1]，特に透析患者における周術期死亡率は一般人口に比して約10倍以上といわれる[2]．そのため特に予定手術では，これらの評価や対策を術前に行うことが推奨される．

　またCKD患者の周術期管理でもう1つ重要なことは，腎機能保護の観点である．保存期CKDではAKI（acute kidney injury：急性腎障害）の回避，維持透析導入後では残腎機能の温存が非常に重要であり，特に導入開始6〜12カ月以内の患者においては，日々の体液・溶質管理を残腎機能に依存している割合が大きい．

　そのため本稿では上記2点を中心に，普段から血液透析，腹膜透析に関して馴染みのない研修医にもわかるよう詳細を概説する．

症例

糖尿病性腎症により半年前から他院で外来維持血液透析を開始している65歳男性．今回冠動脈3枝病変に対するCABG目的に心臓血管外科に入院した．患者は透析施設からの透析条件を含む情報提供書を持参している．入院中の透析に関して，入院当日に依頼があった．

CABG：coronary artery bypass grafting（冠動脈バイパス手術）

1. 術前管理

　CKD患者の周術期合併症は，脱水や溢水といった体液異常や，それに伴う低血圧や高血圧，

AKI，各種電解質異常などを併発しやすく，そのなかでも特に多いのが**高カリウム血症と体液過剰**である．加えて心血管疾患の合併が多く，これに伴う周術期合併症発症や死亡のリスクは高い．その他，尿毒症に伴う出血傾向や低栄養，敗血症などがある．

さらにCKD患者では**周術期の腎機能保護**も大事な要素であり，そのためには適正な体液管理，および腎毒性薬剤の中止が必要である．

そのためこれらを目標として，術前に体液電解質管理や各種合併症リスク評価，薬剤変更を行う．

1 CKD全般

CKDでは腎機能障害の進行に伴い，排泄障害による高カリウム血症，高マグネシウム血症，尿希釈生成障害による低ナトリウム血症，体液過剰，酸塩基平衡障害による代謝性アシドーシス，骨ミネラル障害（CKD-mineral and bone disorder：CKD-MBD），腎性貧血，タンパクエネルギー喪失などが出現する．これらは**CKD G4**（eGFR 15〜29 mL/分/1.73 m^2）あたりから顕著となり，さらに進行し尿毒症を呈すると血小板機能低下による出血傾向が出現する．

1）行うべき検査ととるべき所見

一般的な身体所見のうち**血圧および溢水・脱水に関する所見**が重要であり，胸部単純X線でも肺うっ血や心拡大の評価を合わせて行う．

採血に関してはbaselineの評価として，血算，凝固，Alb，BUN，Cr，Na，K，Cl，Ca，IP，Mg，血液ガス分析，また糖尿病合併があれば血糖評価も行う．貧血があれば血清鉄，TIBC（総鉄結合能），フェリチンを測定し，ジゴキシンなど内服している場合はそれぞれ血中濃度を測定する．

心血管疾患評価には，心電図および経胸壁心エコーを施行し，リスクに応じてさらに検査を追加する．

2）高カリウム血症

高カリウム血症の周術期管理に関しては，手術に伴う組織侵襲や体液喪失による循環動態悪化により血清カリウム値上昇をきたすため，手術内容によって変わる．また手術可能な血清カリウム値に関して絶対安全という数値目標を記載したガイドラインはなく，手術の可否判断に関してはその手術の緊急度に寄与するところが大きい．

予定手術であれば血清カリウム値≦5.5 mEq/Lで安全に手術可能であるとされる意見が一般的であり，それ以上であれば事前にカリウム制限食，フロセミド投与，カリウム交換樹脂内服での排泄増加を促す．

しかし血清カリウム値＞5.5 mEq/LであってもCKD患者では比較的安全だと考えられており，実際に不整脈発生率は有意に増えなかったとする報告もある[1]．その理由としては，CKD患者では体内総カリウム量や細胞内カリウム量が慢性的に多くなり，結果として中等度高カリウム血症では細胞内外カリウム勾配は変わらず心電図変化を起こすことも少ないと考えられるためである．そのため緊急手術においては，心電図変化のない慢性的な血清カリウム値＜6 mEq/Lであれば通常問題ないとされる．血清カリウム値6.0〜6.2 mEq/Lであっても手術に耐えうるとする報告もあるが[3]，術中の不整脈リスクを下げるため姑息的ではあるがグルコース・インスリン療法などを行う方がよいと考える．具体的な方法としては，50％ブドウ糖40 mLに対して2〜5単位（ブドウ糖4〜10 gあたり1単位）の速効型インスリン製剤であるヒューマリン®Rを，患者のインスリン抵抗性を鑑みて混注し，静注する．

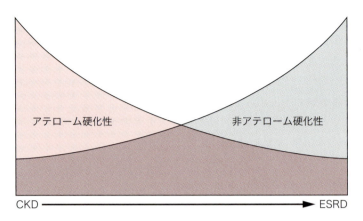

図1　腎機能低下に伴う心血管疾患合併の推移
ESRD：end-stage renal disease（末期腎不全）
腎機能低下が進行するにつれて，合併する心血管疾患は虚血性から非虚血性へとの推移し，ESRDにおいては非虚血性心疾患合併が多くなる
文献5より引用

3）体液過剰

術前の最適な体液管理には，**術中に投与される補液量や喪失する体液量を想定した管理**が必要であり，外科医および麻酔科医と周術期の体液管理目標に関して話し合うのが望ましい．術中の血圧低下や脱水によって術後AKIが引き起こされうるが，反対に溢水によってもAKIは惹起されうる．なお膠質液であるHES（hydroxyethyl starch：ヒドロキシエチルスターチ）製剤の周術期使用はAKIを有意に増やすため，事前に主科および麻酔科に使用を控えるよう連絡しておく[4]．

4）心血管疾患の評価

CKD患者は心血管疾患の合併が多く，動脈硬化性変化に起因した虚血性心疾患の合併はもとより，腎機能低下傾向に伴い虚血以外の心臓死が増える傾向にあり，不整脈などに由来する突然死が増えるといわれる（**図1**）[5]．またCKD患者の心疾患死亡リスクは一般人口に比し10倍以上とされ，加えて糖尿病が併存しているとそのリスクは44倍にもなるともいわれる[6]．

また米国のデータでは，CKD患者は虚血性心疾患よりも心不全の方が3～5倍発生しやすいとされ，その背景として虚血性心疾患による左室駆出能低下のほか，体液過剰や高血圧に伴う左室肥大（left ventricular hypertrophy：LVH）がある．LVHはCKD患者の7～8割に認められ，腎機能障害の進行とともに増加し，心血管合併症発症や死亡の主なリスク因子であるとされ，LVHの悪化は心不全発症のみならずQT延長とも相関し，不整脈や突然死の予測因子であるともいわれる[7, 8]．

そのためスクリーニングには，**胸部症状の確認と，心電図，経胸壁心エコー検査**を施行する．心筋虚血を疑う場合の対応については他稿（**第2章-2, 3**）を参照してほしい．ちなみに，透析導入前もしくは透析導入後でも残腎機能があるCKD患者においては特に腎機能保護の観点から造影検査はなるべく避けたく，評価デバイスの選択に関しては循環器内科医との相談が必要である．

5）出血傾向

尿毒症患者では血小板機能障害（血小板数が正常でも起こる）による出血傾向が認められるとされ，透析導入前であっても尿毒症が高度であれば術前の透析を検討する必要がある．なお出血

時間の測定による出血傾向，周術期合併症発症率の予測は，検査手技上の誤差も大きく一般的には推奨されない．

6) 中止薬剤の検討

周術期の血行動態を安定させるため，ACE-I (angiotensin converting enzyme inhibitor：アンジオテンシン変換酵素阻害薬)，ARB (angiotensin II receptor blocker：アンジオテンシンII受容体遮断薬) や利尿薬は少なくとも術前24時間前には**中止**する．β遮断薬に関しては非CKD患者と同様で，入院前から内服している場合には離脱症状を避けるために内服を継続するが，新規では術後のdemand ischemiaに対するレートコントロール以外には導入しない．なぜなら，β遮断薬の新規導入は周術期の死亡率増加や脳卒中発生リスク増大と相関があると考えられているためである[9]．

また周術期AKIを避けるため，上記薬剤に加えてNSAIDsやST合剤，造影剤などの腎毒性作用のある物質も使用を避ける．なお，NSAIDs，シメチジン，ジフェンヒドラミンも尿毒症に伴う血小板機能障害を理論的に助長するため術前に中止する[1]．

7) 術前の予防投薬

周術期の**予防的抗菌薬投与**に関しては一般的なものと差異はなく，通常の手術であれば第1世代セフェムを腎機能に合わせた投与方法で使うのが望ましい．この際の注意点としては，薬剤の腎機能に伴う用量調整はeGFRではなくCCrが使われている点である．しかし実際に全例に蓄尿を行うのはいささか非現実的であり，筆者はCockcroft-Gaultの式などの推算式や，eGFRを体表面積で逆補正する方法などを用いている．

また**貧血**に関しては，必要があればESA (erythropoiesis stimulating agent：赤血球造血刺激因子製剤) や鉄剤の投与により，CKDでの管理目標値であるHb≧10 g/dLにしておく．Hb＜10 g/dLであれば血清鉄，TIBC，フェリチンも測定し，トランスフェリン飽和度 (TSAT＝血清鉄÷TIBC) ＜20％ないしフェリチン＜100 ng/mLであれば鉄欠乏と判断し鉄剤を投与する．輸血に関しては，特に腎移植を考慮している場合には免疫感作のリスクを最小限にしたいので可能な限り避けたいが，緊急手術などで必要な場合には，最小限に減らして使用する．

8) 静脈アクセス

すでにシャント造設後や近々造設予定の場合，その腕での末梢ライン確保は避け，シャント造設後であれば血圧測定も避ける．このとき，それをベッドサイドに明示しておくことが重要である．

また中心静脈カテーテル留置が必要な場合にも注意が必要で，非CKD患者と同様に内頸静脈が1st choiceであるがシャントと同側の留置は避けるべきであり，鎖骨下静脈に関してはシャント中枢部の血管狭窄の原因となり得るため可能な限り避ける．PICC (peripherally inserted central catheter：末梢挿入中心静脈カテーテル) に関しても血液透析患者では予後が短くない限りは血管保護のため避けるべきである．

9) 血糖管理

CKD患者では腎臓由来の糖新生が障害され，特に空腹時低血糖をきたしやすい．周術期に関しては高血糖も低血糖も起こしやすく，特に食事摂取が不安定となり低血糖を起こすリスクがあるため，補液を行う際には持続的な糖分補充も検討する必要がある．

2 維持透析導入後

維持透析には，血液透析 (hemodialysis：HD)，腹膜透析 (peritoneal dialysis：PD) の2種

類が存在する．

HDではバスキュラーアクセス（vascular access：VA）を利用して，週3回，平均1回4時間行われ，多くの施設で「月水金」ないしは「火木土」の2グループで，それぞれ1日2～3クールずつ行われている．VAは，内シャントとして患者本人の動静脈を吻合して作成する「AVF（AV fistula）」と動静脈を人工血管で吻合する「AVG（AV graft）」のほか，患者既存の動脈を手術により体表近くに移動させる「表在化動脈」，通院可能な長期型植え込み型カテーテルを留置する「カフ型カテーテル」，入院中に緊急で留置する「非カフ型カテーテル」が存在する．

PDでは腹腔内から皮下トンネルを形成して体表にPDカテーテルが留置され，主に自己管理で排液交換を行っている．1日に数回排液交換する場合もあれば，週何回かだけPDを行う場合もあり，その程度は残腎機能による．排液時のカテーテル接合に関しては手動で滅菌操作をする方法と，機械により滅菌操作で接合・切離する方法があるが，いずれにせよ患者家族がある程度自立していないとできない方法である．

1）行うべき検査ととるべき所見

HD患者で特記すべき所見は，**VAの評価**である．内シャントが狭窄ないし閉塞をきたしている場合にはシャント音の高張化，断続音，減弱・消失や，シャント拍動の減弱・消失などを認め，これらの場合は予定手術であればVAの確保が優先となることもある．また**シャント感染の有無**の評価も，体表の発赤や疼痛などから評価する．

PD患者では同様に**PDカテーテル感染**がないかの評価として刺入部やカテーテルによる皮下トンネル部の発赤・腫脹，刺入部からの**浸出液の有無の確認**が必要であるが，PDカテーテル刺入部感染を予防するため，確認する際にはマスクや手袋をつけて準滅菌操作を行い，刺入部には触れてはならない．またPD排液の混濁がないかどうか，術前に一度確認をしておく．

検査に関しては，CKD患者と同様のものを評価する．

2）高カリウム血症

数値目標に関してはCKDと変わりなく，予定手術患者で血清カリウム値＞5.5 mEq/Lの場合には術前の追加透析を行う．透析効率は，透析前血清カリウム濃度，ダイアライザ，血液流量，透析液カリウム濃度などにより変化するが，およそ時間当たり25～50 mEqのカリウムを除去できるといわれており[10]，一般的にほとんどの場合で2時間HDを施行すれば十分とされる．

緊急手術に関してはその緊急度，重症度との関係により，HDを施行できるかどうか，また抗凝固薬の影響を考えて可能ならHD後どれだけ時間を空けられるか，の検討が必要である．もしHDを施行する時間も待てないほどの緊急度であれば手術を優先し，術中に麻酔科医によるグルコース・インスリン療法などでのコントロールを行う．

3）体液過剰

基本的には術前に**透析で可能な限りdry weightに近づける**．しかしHD患者で術前の血圧高値を認めた場合には体液過剰が原因のことが多いため，HDを追加し除水を試みる必要がある．これで改善のみられない血圧高値に対しては薬物療法を検討する．

また手術中に大量補液が必要であり術後肺うっ血の可能性が高い患者では，術前体重をより慎重に管理し必要があれば追加のHDを検討する．また反対に体液喪失が多い手術であれば，内シャント閉塞などの低血圧に関連した合併症が発症しやすくなる．

4）心血管疾患の評価

透析患者で最適な術前心機能評価は定まってはいない．経胸壁心エコーでの心機能評価の際に

はdry weightでの検査が望ましく，そうでないと体液量増加に伴う左室拡張末期圧上昇，肺動脈楔入圧上昇，左室駆出率低下を認めることとなる．

5）出血傾向

尿毒症による出血傾向を予防するため，術前はしっかりと透析を施行する．

またHD患者では透析中に回路凝固予防のための抗凝固薬投与が必要となる．通常はヘパリンを使用することが多いが，通常ヘパリンは透析終了後も数時間程度は抗凝固作用が持続するといわれているため，**手術当日のHDが必要な場合は可能な限りヘパリンは避ける方が望ましい**．もし使用する場合には，透析終了後に凝固能が正常化するまで手術を待つか，緊急手術ではプロタミンによるリバースを行う方法もあるが，プロタミンの半減期が短くくり返し投与が必要となるためあまり推奨できない．ヘパリン以外の方法としては，半減期が数秒とされるナファモスタットを使用する方法と，抗凝固薬を使用せずに透析を施行する方法があるが，その選択に関しては外科医と相談のうえで決定するのが望ましい．手術内容に影響がなければ回路内凝固予防のためナファモスタットを使用し，その際に活性化全血凝固時間を測定しながら透析を行う．

なお通常使用する未分画ヘパリンに比し低分子ヘパリンでは出血リスクが少ないとする意見もあるが明らかなものではなく，半減期もむしろ長いため，使用する機会はないと筆者は考える．

6）中止薬剤の検討

透析患者でも残腎機能があればCKD患者と同様にACE-IやARB，利尿薬，NSAIDsなどは術前に中止する．

7）術前の透析予定

HD患者では可能なら手術前日に透析を施行すべきであるが，種々の要因により手術当日の透析が必要な場合には，前述のように抗凝固薬を調整し透析を施行する．

PD患者では，術後の便秘やイレウスなどでのPD再開遅延による透析不足を避けるため，手術の約1週間前から透析量を増やすことが推奨されるが，明確に有効である根拠はなく専門家によっても意見がわかれる．除水に関してはHDと同様にdry weightに近づけておく．

> ●ここがピットフォール
> 特にHD患者では入院前の腎臓内科コンサルテーションが必須！

忘れてはいけないのが**事前の日程調整**である．HD患者では手術予定に合わせて透析日程を変更することもあり，特に他院のHD患者であればそれに合わせて自院のHD日程調整，他院の透析条件などの情報提供が必要となる．そのため，入院前から前もって腎臓内科医，透析室に連絡をしておく必要がある．

またPD患者では，HDと違い患者本人が自宅で調整可能であるが，透析処方内容変更があるためにやはり入院前早期に腎臓内科医，専従看護師に連絡をしておく必要がある．

8）血糖管理

PD患者では周術期に一時中止となることもあるが，PD溶液は主にブドウ糖から形成されるものが多く，中止となることで腹腔内からの持続的なブドウ糖吸収がなくなるため，その分低血糖となりやすくなる点に注意が必要である．

2. 術後管理

1 CKD全般

1) 疼痛管理

　アセトアミノフェンは用量調節なく使用可能であるが，NSAIDsは透析導入前もしくは導入後でも残腎機能がある場合には使用を避ける．またアセトアミノフェンとの合剤として近年トラマドールの使用が目立つが，CKDでは活性代謝物も含めてその濃度が1.5～2倍に達するともいわれ，明確な基準はないが症状に応じて用量および投与間隔を調整する．

　その他，オピオイドとしてはフェンタニルが主に使用され，代謝産物に活性がないことから透析患者においても基本的に減量の必要なしとされているが，減量した方がよいという意見もある[11]．なおHDによる除去は期待できないので注意してほしい．モルヒネは活性代謝物を含めてその効果が長期になるため使用を避ける傾向があり[12]，またHDでもPDでも透析性は高くない．

2) 薬剤投与

　経口摂取可能なら通常の降圧薬内服を含めた投薬を再開する．

　血糖降下薬は注意が必要で，周術期の侵襲に伴うインスリン抵抗性の変化などにより血糖が変動する可能性があるため，内服再開に関して一度検討が必要である．

　また，CKD-MBDに対してリン吸着薬を内服している場合，効果は「食事中に含まれるリンを吸着し吸収を阻害する」ことによって発現するため，術後の絶食期間は投与不要である．食事再開に伴って投与も再開する必要があるが，食事摂取不十分などリン摂取量が低下している場合にはリン摂取の度合いをみて再開を検討する．

3) 貧血

　周術期の出血により輸血が必要となることもあるが，術前同様最小限に留めたい．また術後は炎症反応やヘプシジン上昇によりESA抵抗性となる点に注意が必要である．

2 透析関連

1) 緊急透析

　主に術中および術後に発症した高カリウム血症や体液過剰により，緊急HDが必要となることがある．

　なお，循環動態不安定で緩徐な除水が必要な際にはCRRT（continuous renal replacement therapy：持続的腎代替療法）が用いられることもあるが，透析効率は通常のHDより圧倒的に低く，抗凝固薬も24時間必要となり，また臨床工学技士などの人材も24時間必要となるためメリットは少ない．必要最小限にして通常のHDに戻すべきと考える．

2) 抗凝固薬

　術後HDでは，特に大手術の場合にはヘパリン使用を24～48時間は避けるべきであり，加えて術後出血性合併症の評価が難しい部位や出血により重篤となりえる場合にはその使用を控えるべきである．ヘパリン以外の抗凝固薬の選択肢としては術前と変わりはなく，可能ならナファモスタットを使用する．その決定には相対的な要素が多いため外科医との相談が必要であり，また同時にヘパリンに戻す時期に関しても確認する．

おわりに

　CKD患者の周術期管理について術前，術後に分けて，実際に見落としがちな点を踏まえて解説した．CKD患者は併診で診ることが多く，主科である外科医や麻酔科医とは，上記の必須確認事項以外のことでも無理に抱えず確認する姿勢が大事である．それによる双方向性の円滑なコミュニケーションが，良好な周術期管理を行うための秘訣であると考える．

文献・参考文献

1) Krishnan M：Preoperative care of patients with kidney disease. Am Fam Physician, 66：1471-1476, 2002
2) Yuo TH, et al：Limited survival in dialysis patients undergoing intact abdominal aortic aneurysm repair. J Vasc Surg, 60：908-913, e1, 2014
3) Weisberg LS：The risk of preoperative hyperkalemia. Semin Dial, 16：78-79, 2003
4) Bayer O, et al：Perioperative fluid therapy with tetrastarch and gelatin in cardiac surgery--a prospective sequential analysis. Crit Care Med, 41：2532-2542, 2013
5) Herzog CA & Shroff GR：Atherosclerotic versus nonatherosclerotic evaluation：the Yin and Yang of cardiovascular imaging in advanced chronic kidney disease. JACC Cardiovasc Imaging, 7：729-732, 2014
6) Brown JH, et al：Comparative mortality from cardiovascular disease in patients with chronic renal failure. Nephrol Dial Transplant, 9：1136-1142, 1994
7) Paoletti E, et al：The worsening of left ventricular hypertrophy is the strongest predictor of sudden cardiac death in haemodialysis patients：a 10 year survey. Nephrol Dial Transplant, 19：1829-1834, 2004
8) Stewart GA, et al：Electrocardiographic abnormalities and uremic cardiomyopathy. Kidney Int, 67：217-226, 2005
9) Wijeysundera DN, et al：Perioperative beta blockade in noncardiac surgery：a systematic review for the 2014 ACC/AHA guideline on perioperative cardiovascular evaluation and management of patients undergoing noncardiac surgery：a report of the American College of Cardiology/American Heart Association Task Force on practice guidelines. J Am Coll Cardiol, 64：2406-2425, 2014
10) Ahmed J & Weisberg LS：Hyperkalemia in dialysis patients. Semin Dial, 14：348-356, 2001
11) Dean M：Opioids in renal failure and dialysis patients. J Pain Symptom Manage, 28：497-504, 2004
12) Chauvin M, et al：Morphine pharmacokinetics in renal failure. Anesthesiology, 66：327-331, 1987

プロフィール

廣瀬知人（Kazuhito Hirose）
筑波メディカルセンター病院総合診療科
主に腎電解質，代謝内分泌，栄養に関して興味があります．最近は生活習慣病外来でCKD患者の進行する腎機能悪化を抑制できたときに喜びを感じます．

第2章 内科的基礎疾患をもつ患者さんの術前評価・周術期管理

8. 肝機能の術前評価と肝疾患の周術期管理

北本幹也，眞次康弘

● Point ●

- 肝予備能低下例ではあらかじめ分岐鎖アミノ酸を投与する
- 肝硬変患者では絶食期間を短縮する
- 高齢者では不必要な安静を強いない

はじめに

慢性肝疾患患者では，目的疾患を治療したくても肝機能の良し悪しで困難な場合がある．本稿では正確に肝機能を評価し，安全に診療していく工夫を解説したい．

症例

78歳，男性．C型肝硬変にて経過観察中に多発肝癌が発見され，TACE目的に入院した．総ビリルビン0.9 mg/dL，血清アルブミン3.4 g/dL，PT活性80％，腹水なし，意識障害なし，以上より，Child-Pugh分類Aに判別された．ADLには問題は認めなかった．

TACE：transcatheter arterial chemoemblization（肝動脈化学塞栓術）

1. 肝機能評価法

従来から肝硬変患者の肝機能評価には，**Child-Pugh分類**（表1）が使用されている．本邦では，肝障害度（表2）が日本肝癌研究会から推奨されているが，これもChild-Pugh分類から脳症を除き，ICG検査を含めたものである．ICG検査を含めても各種検査結果に解離があり判断に苦しむ場合には，肝アシアロシンチグラフィーが有用になる．MELD（model for end-stage liver disease）スコアは，肝移植の適応判定に用いられることが多く，18点以上で肝移植を推奨することになっている．

表1　Child-Pugh分類

項目 \ ポイント	1点	2点	3点
脳症	ない	軽度	ときどき昏睡
腹水	ない	少量	中等量
血清ビリルビン値（mg/dL）	2.0未満	2.0〜3.0	3.0超
血清アルブミン値（g/dL）	3.5超	2.8〜3.5	2.8未満
プロトロンビン活性値（%）	70超	40〜70	40未満

各項目のポイントを加算しその合計点で分類する．

Child-Pugh分類		
	A	5〜6点
	B	7〜9点
	C	10〜15点

註1：Child分類ではプロトロンビン活性値の代わりに栄養状態（優，良，不良）を用いている．
註2：近年，日本国内においては血清アルブミン値の測定法が従来のBCG法から，よりアルブミン測定の特異度の高い改良型BCP法へ移行しつつある．特に肝疾患においては改良型BCP法によるアルブミン値が従来より低値になることについては充分注意すべきことが日本肝臓学会から注意喚起されている（特に治療方針決定，臨床試験などの際の肝障害度，Child-Pugh分類の決定に際して）．
文献1より引用

表2　肝障害度

項目 \ 肝障害度	A	B	C
腹水	ない	治療効果あり	治療効果少ない
血清ビリルビン値（mg/dL）	2.0未満	2.0〜3.0	3.0超
血清アルブミン値（g/dL）	3.5超	3.0〜3.5	3.0未満
ICG R_{15}（%）	15未満	15〜40	40超
プロトロンビン活性値（%）	80超	50〜80	50未満

註：2項目以上の項目に該当した肝障害度が2カ所に生じる場合には高い方の肝障害度をとる．たとえば，肝障害度Bが3項目，肝障害度Cが2項目の場合には肝障害度Cとする．また，肝障害度Aが3項目，B，Cがそれぞれ1項目の場合にはBが2項目相当以上の肝障害と判断して肝障害度Bと判定する．
ICG：インドシアニングリーン
文献1より引用

●トリビア：Child分類の文献考察

Child分類とは，1964年にChild CGおよびTurcotte JGにより提唱された肝硬変患者の機能分類であり，1973年にPugh RNらが栄養項目をプロトロンビン活性に変えて以来，現在もなお，世界中で使用されている．日進月歩の近来としては異例であり，彼らの先見の明に敬服する．選ばれた5項目のうちアルブミン測定法は2013年頃から，より特異度の高い改良型BCP法を採用する病院が多くなっており，3.5 g/dL以下の検体では0.3 g/dL程度低めに出ることが想定されている．プロトロンビン活性も現在ではINRが世界的に使用されているが，本邦では％表示で行われており，世界標準への統一が望ましい．肝機能評価は世界的に見直しが行われてもいい時期に来ているかもしれない．

● **ここがポイント**
MELDスコアは，log計算式が含まれ計算が難しいが，ネット検索で計算を行ってくれるページがたやすくヒットし，項目を入力したら簡単に計算可能である．その際，総ビリルビンとクレアチニンの単位はμmol/Lでなくmg/dLを選ぼう．

2. 術後回復強化をめざした肝疾患の周術期管理

2000年以降，**ERAS**® （enhanced recovery after surgery）という新しい周術期管理法が欧米より提唱され普及している[2]．エビデンスに基づいた術後早期回復のためのプロトコルを集学的に実施して合併症減少，在院日数短縮，医療コスト削減を達成するという世界的な活動である．本邦でも日本外科代謝栄養学会が，本邦の医療制度や患者特性に配慮した**ESSENSE**（ESsential Strategy for Early Normalization after Surgery with patient's Excellent satisfaction）というプロジェクトを企画している[3]．肝臓手術独自のERAS®ガイドラインはまだないが，疾患共通のプロトコルはすでに多施設で導入されている．さらに近年，TACE，ラジオ波焼灼療法（radiofrequency ablation：RFA），内視鏡的静脈瘤治療など侵襲的内科治療手技が増加しており，肝機能の悪い患者にもそれらの治療が安全に行われ，早期に退院できることは有意義である．ここでは術後回復強化に着目した肝疾患の周術期管理について述べる．

1 術前管理

1）カウンセリング
医師，看護師が治療法と術後管理法，予測される術後経過と入院期間を具体的に説明することにより，患者の不安は軽減し回復意欲が増す．

2）耐糖能異常の是正
肝硬変患者の特徴は**食後高血糖**と**インスリン抵抗性増大**である．LES（late evening snack：就寝前エネルギー投与）導入による分割食を食事とし，すでに薬物療法を行っている糖尿病患者はインスリン治療に変更する．

3）肝機能改善
肝疾患患者では二次性アルドステロン症を呈すことが多く，浮腫，腹水予防のためカリウム保持性利尿薬（スピロノラクトン50～100 mg）を術前から使用する．また，ラクツロースやプロバイオティクスを使用し，便秘・アンモニア上昇を予防する．活動性肝炎患者（AST・ALT＞100 IU/L）はグリチルリチン酸製剤を投与し，100 IU/L未満となるまで待機することが望ましい．

4）術前栄養管理
絶食は肝機能を悪化させるため，**可能な限り経口栄養摂取**を原則とする．前述のごとく耐糖能異常例が多く，**必要エネルギー：25 kcal/kg（標準体重），蛋白：1.2 g/kg**をまず目標にして栄養状態をみて調整する．蛋白不耐症でなければ低蛋白食にする必要はない．エネルギーが不足する場合は栄養剤を使用するが，分岐鎖アミノ酸（branched chain amino acids：BCAA）が強化された肝不全用経腸栄養剤である，アミノレバン®EN，ヘパンED®，ヘパスなどが使いやすいが，アミノレバン®EN，ヘパンED®の保険適用は「肝性脳症を伴う慢性肝不全の栄養状態改善」であるため用法に注意が必要である．一方，ヘパスは食品扱いのため使用制限はないが全額自己負

担となる．コンプライアンスの悪い患者もいるため，必要性をよく説明して1パック/日から開始し徐々に不足分を補う．

5）術前絶飲食短縮

麻酔導入2時間前までclear fluid（アミノ酸，脂質，食物繊維を含まない飲料）飲用を許可する．機械的腸管前処置は脱水，電解質アンバランスをきたす可能性があるので使用しない．

2 術後管理

1）血糖管理

高血糖は術後感染の危険因子となるため，血糖値140～180 mg/dLを目標にコントロールする．

2）早期離床

1週間の安静臥床で筋力は20％低下する．骨格筋量低下はアンモニア処理能力低下に繋がる．術後肺炎予防のためにも早期離床をめざす．

3）術後栄養管理

早期経口栄養が原則である．腸管不使用はbacterial translocation（**Advanced Lecture-2.** 参照）の原因となり肝機能に悪影響を及ぼす．小腸蠕動は術後数時間で回復するため，液体食であれば1病日には経口摂取可能である．浮腫予防のため減塩食が望ましいが高度食欲不振の際は摂取可能な食種ではじめ，喫食量回復に応じて減塩を強化する．食欲不振が持続する場合は栄養剤併用を考慮する．術後便秘を誘因として肝性脳症に陥ることもあるため，ラクツロース，プロバイオティクス，BCAA顆粒などを継続投与して予防する．なおプロバイオティクスにはカルバペネム，キノロン系抗菌薬で失活するものがあるため注意が必要である．

4）腹水管理

腹腔ドレーンは排液性状に異常がなければ早期抜去が原則である．通常2～3病日に抜去することが多い．腹水は経口摂取再開で増加することがあるため術後体重変化とともに注意する．治療はカリウム保持性利尿薬が第1選択であるが，効果不十分の場合フロセミドを併用する．高度の低アルブミン血症（＜2.5 g/dL）では，利尿薬への反応が乏しいため25％アルブミン製剤50～100 mLを，3日間をめどに投与して3.0 g/dLを目標とする[4]．

3. 侵襲を伴う肝臓内科治療における周術期管理

肝硬変患者を夕食から朝食まで12時間絶食にすることは，健常者の3日間絶食に相当するといわれており[5]，絶食時期はTACE，RFA，内視鏡的静脈瘤治療などの開始時間に合わせて，臨機応変に設定すべきであろう．高齢者では一両日ベッド上安静を強いるだけで歩行困難に陥ることもあるので，不必要な安静は避け，臥床時間を減らし，昼間は坐位を保つことを指導するべきであろう．

1 TACE

　Child-Pugh分類の悪い患者には抗癌剤あるいはヨード化ケシ油脂肪酸エチルエステル（リピオドール®）使用量を少なめにする，塞栓範囲を限定するなどの工夫が必要である．TACE反復が予想される患者の初回治療は強すぎない方が望ましい．2回目以降は苦痛に対する気持ちの準備ができているために，強めの治療内容でも楽だったとの感想が得られることが多い．このことは術前カウンセリングが重要で有効なことを示している．2014年から球状塞栓物質が認可されたので，肝機能の悪い患者にも比較的広範囲の塞栓が可能になっている．

2 RFA

　RFAの一般的な適応は，腫瘍径3 cm以下かつ3個以下であるが，Child-Pugh分類の悪い患者には，2個と1個に分けて行う．TACEを先行させる場合はRFAまでの期間をあけて別入院にするなどの配慮が必要である．

●ここがピットフォール：Child-Pugh分類Aは大丈夫！？

症例のごとく，Child-Pugh分類A：6点でも，血清アルブミンが3.5 g/dL以下では万全ではないと考えるべきである．それらの患者では，BCAAの前投与が望ましく，前投与によってTACE・RFA後の血清アルブミン低下が軽微ですむ可能性がある．

4. 肝癌患者の周術期死亡率・在院死

　本邦における肝癌治療後の在院死は，切除1％，TACE 1％，RFA 0.5％程度とされており，これらは許容されうる数値であろう．TACEは切除あるいはRFA適応から外れた患者が受けることが多く，高齢者や脳心血管系リスクを有する症例にも適応拡大した背景がある．しかしTACEの肝癌に対する根治性は切除・RFAには及ばないので，今後RFA以下まで改善していく必要がある．ESSENSEのように侵襲を減ずる工夫を行うことでさらなる向上が望まれる．

Advanced Lecture

1 BCAAの意義と投与のしかた

1）BCAAの意義

　BCAAは食物由来必須アミノ酸の50％，筋蛋白の35％を占めている．蛋白合成基質となるほか，骨格筋でアンモニア代謝に利用され，肝硬変では健常者より消費量が亢進するため低下する．健常人における1日のBCAA必要量は4.2 g/体重50 kgと推定され，下記3点の意義が指摘されている．

表3 経口BCAA強化製品

製品名	アミノレバン®EN	ヘパンED®	ヘパス	リーバクト®
分類	医薬品	医薬品	食品	医薬品
性状	粉末	粉末	液体	顆粒ゼリー
用量/エネルギー	50 g/200 kcal	80 g/310 kcal	125 mL/200 kcal	4.15 g/12 kcal
BCAA（mg）	5,562	5,467	3,500	4,000
蛋白質（g）	13.5	11	6.5	4
脂質（g）	3.5	2.8	6.7	―
炭水化物（g）	31	62	33.2	―

①アルブミン生成に寄与：ロイシンは基質となるばかりでなく，肝細胞受容体を介したmTOR活性化シグナルとなりアルブミンの合成を促進する
②筋肉保護：運動前のBCAA投与で遅発性筋肉痛を軽減，筋蛋白分解を抑制する
③糖代謝への好影響：イソロイシン・ロイシンはインスリン非依存性に筋肉内へのグルコース取り込みを促進する

2）BCAAの投与のしかた

肝硬変の予後に最も影響を及ぼす栄養指標はアルブミンであり，3.5 g/dL未満で予後悪化が指摘されている．分岐鎖アミノ酸のリーバクト®は1袋に約4 gのBCAAを含み，肝硬変患者においては，リーバクト®12 gを服用すれば効果的なことが知られており，通常1～3カ月で血清アルブミンは0.2～0.3 g/dL上昇する．

肝硬変患者で基本となるLESは摂取総エネルギーより200 kcal程度を分割し，軽食として就寝前に摂取するものである．消化のいいものであれば，おにぎりなどの軽食でもいいが，栄養素バランスが考慮されBCAAが強化された栄養補給が望ましく，肝不全用経腸栄養剤を1パック摂取するとよい．ヘパスには宅配サービスがあり便利である．蛋白摂取量のみが不足する患者にはBCAA顆粒を内服させる（表3）．

2 bacterial translocation（BT）とは？

小腸粘膜は食物抗原，外来微生物や腸内細菌叢に常時曝露されている．そのため上皮細胞の細胞間隙はtight junctionで結合し，管腔面の杯細胞はムチン，パネート細胞は抗菌ペプチドを産生して物理化学的バリアを形成する．さらに免疫担当細胞，パイエル板や腸間膜リンパ節が腸管リンパ装置（gut associated lymphoid tissue：GALT）を構築しIgA分泌など免疫学的バリアを形成している．

小腸粘膜は絶食により容易に萎縮しバリア機能は低下する．重症患者は原発不明の全身性炎症反応症候群（systemic inflammatory response syndrome：SIRS）をきたすことがあり，原因として腸管バリアを突破した細菌・毒素が直接血液中に侵入したり，局所産生されたケミカルメディエーターが血液中に流出して感染やSIRSを起こしうることが指摘された．この現象をbacterial translocationという．腸管バリア機能を維持するためには経口・経腸栄養が有用である．

文献・参考文献

1) 「臨床・病理 原発性肝癌取扱い規約 第6版」（日本肝癌研究会/編），金原出版，2015
2) Fearon KC, et al：Enhanced recovery after surgery：a consensus review of clinical care for patients undergoing colonic resection. Clin Nutr, 24：466-477, 2005
3) 「ESSENSE 日本外科代謝栄養学会周術期管理改善プロジェクト」（日本外科代謝栄養学会周術期管理ワーキンググループ/編），春恒社，2014
4) Gentilini P, et al：Albumin improves the response to diuretics in patients with cirrhosis and ascites：results of a randomized, controlled trial. J Hepatol, 30：639-645, 1999
5) Owen OE, et al：Nature and quantity of fuels consumed in patients with alcoholic cirrhosis. J Clin Invest, 72：1821-1832, 1983

プロフィール

北本幹也（Mikiya Kitamoto）
県立広島病院消化器内科　部長
専門分野：肝臓内科

眞次康弘（Yasuhiro Matsugu）
県立広島病院栄養管理科　主任部長・消化器外科　部長
専門分野：肝胆膵外科，栄養管理，NST（栄養サポートチーム）

第2章 内科的基礎疾患をもつ患者さんの術前評価・周術期管理

9. 術前の感染予防：抗菌薬予防投与とエビデンス

髙木雅生，矢野晴美

Point

- 術前の抗菌薬予防投与の目的は手術部位感染の予防である
- 予防投与にはセファゾリンやセフメタゾールなどを投与する
- 抗菌薬の予防投与は手術開始の1時間以内に施行する
- 抗菌薬の追加投与は半減期の2倍の時間が経過した場合や1,500 mL以上の出血があったときに施行する
- 術後の抗菌薬予防投与は24時間以内に終了する

はじめに

　手術は病変の切除などの目的のために，侵襲的処置を用いて行われる治療法である．侵襲的処置により手術部位は微生物に曝されるため，感染を起こす可能性がある．手術によって発症する感染症を手術部位感染（surgical site infection：SSI）という．
　術前の抗菌薬予防投与の目的は手術部位感染（SSI）の予防である．本稿ではSSIや術前の抗菌薬予防投与について，その考え方を中心に記す．

1. 手術部位感染について

1 手術創について

　手術創は術中の汚染の度合いにより clean wounds，clean-contaminated wounds，contaminated wounds，dirty wounds の4つに分類されている．手術部位感染の発生率は汚染の度合いに伴い上昇する．contaminated・dirty wounds に関しては臨床的にほぼ感染が成立している状態であり，これらの場合は抗菌薬予防投与というより抗菌薬治療である．実質的に抗菌薬予防投与が適応となるのは clean-contaminated wounds に対してである[1]．

2 手術部位感染の定義

　手術部位感染（SSI）とは，米国疾病予防管理センター（The United States Centers for Disease Control and Prevention：CDC）の定義では「手術から30日以内（人工物を留置する手術の場合は90日以内）に発症する手術部位の感染症」である[2]．

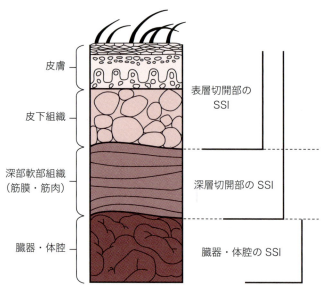

図1　SSIの3つの分類
文献2より引用

　CDCのSSI分類では表層切開部のSSI，深層切開部のSSI，臓器・体腔のSSIの3つに分類される（図1）[2]．表層切開部のSSIは皮膚と皮下組織に発病し，発赤・腫脹・疼痛・熱感などが認められることが多く，比較的診断しやすい．一方，筋膜・筋肉に発病する深層切開部のSSIと臓器・体腔のSSIの深達度評価には画像検査が必要である．

　代表的な原因微生物は**コアグラーゼ陰性ブドウ球菌**や**黄色ブドウ球菌**，医療関連感染症の原因となる代表的なグラム陰性菌である**SPACE**（*Serratia*, *Pseudomonas*, *Acinetobacter*, *Citrobacter*, *Enterobacter* の頭文字をとったもの）や**腸内細菌群**などである[1,3]．

　SSIの治療は「**ドレナージやデブリードマンを施行することが大前提**」であるが，同時に抗菌薬投与も施行する．抗菌薬の選択は，コアグラーゼ陰性ブドウ球菌と黄色ブドウ球菌に対してはメチシリン耐性（MRSA，MRCNS）であればバンコマイシン，メチシリン感受性（MSSA）であればセファゾリンを選択する．SPACEや腸内細菌群に対しては抗緑膿菌活性のある抗菌薬を選択するが，下部消化管と関連する手術や深層切開部より深部のSSIではバクテロイデスなどの嫌気性菌も考慮して選択する．

　投与期間の目安は，**表層切開部のSSIは1〜2週間**，**深層切開部のSSIは2〜4週間**，**臓器・体腔のSSIは4〜6週間**である[3]．しかし，ドレナージできない膿瘍があれば膿瘍が消失するまで投与は継続するなど，投与期間は状況によって変化する[3]．

MRSA：methicillin-resistant *Staphylococcus aureus*
MRCNS：methicillin-resistant coagulase-negative *Staphylococcus*
MSSA：methicillin-sensitive *Staphylococcus aureus*

2. 抗菌薬選択の原則

　抗菌薬は感染症を想定した場合，原因微生物を想定して投与するのが原則である．例えば，「市中発症の定型肺炎だからセフトリアキソン投与」という考え方は疾患と抗菌薬を直接結びつけているが，抗菌薬の選択をする過程では**必ず原因微生物を具体的に想定しなければならない**．つまり，前述の例であれば，「市中発症の定型肺炎であり，原因微生物として肺炎球菌やインフルエンザ桿菌，モラクセラ・カタラリスが想定されるため，セフトリアキソン投与」ということになる．もちろん，原因微生物以外にもアレルギーや地域での感受性などによって選択される抗菌薬は異なるが，いずれにしても「原因微生物を想定して抗菌薬を選択する」ことが抗菌薬選択の原則である．

3. 抗菌薬予防投与における抗菌薬の選択

　術前の抗菌薬予防投与は**術式によらずSSI予防に有効**である[4]．直前で述べたように原因微生物を想定して抗菌薬を選択することが原則であるが，**予防投与の場合は「少し」異なる**．抗菌薬の予防投与とは「**感染していない状態で，感染を予防するために抗菌薬を投与すること**」である．感染している状態や感染しているかもしれない状態での投与とは異なる．

　感染している状態であれば，必ず原因微生物が存在するため，その原因微生物に対する標準薬[※1]を投与する．原因微生物が未確定であれば，エンピリック治療[※2]として，推定される頻度の高い原因微生物の大半に有効な抗菌薬を選択する．

　しかし，予防投与の場合は，そもそも感染が成立していない．しかし，原因となりうる微生物を想定して投与することになる．この場合，推定される頻度の高い原因微生物を中心に抗菌薬は選択される[5]．

4. 術前の抗菌薬予防投与の実際

　術前予防投与における抗菌薬の選択に関しては，皮膚の常在菌の代表であるブドウ球菌，連鎖球菌などを主な対象に**セファゾリンを選択する場合が多い**．下部消化管などの手術では，バクテロイデスなどの嫌気性菌を想定する必要があるのでセフメタゾールなどを選択する．具体的には虫垂切除術，閉塞がある小腸の手術，大腸の手術などがセフメタゾール，それ以外はセファゾリンを使用する．前述のように，推定される頻度の高い原因微生物すべてに有効な抗菌薬を投与（エンピリック治療）するのではなく，**SSIの主な原因微生物の菌量を減らすことを目的に投与する**[6]．

　前述の抗菌薬ではカバーできる細菌が限定されているが，さらに広域スペクトラムの抗菌薬を使用しても予防効果が高くなるというエビデンスはほとんどなく，コストや安全性，薬物動態，抗菌活性などから前述の抗菌薬が選択されているのが現状である[5]．

※1　標準薬：感染部位と原因微生物により，標準的に使用されている抗菌薬．治療実績があり，治療効果が期待できる
※2　エンピリック治療：感染症を発症しているか，しているかもしれない状態で，原因微生物とその感受性結果が未確定の場合に行われる抗菌薬治療．使用される抗菌薬は想定される原因微生物を考慮して選択される

投与は，手術開始の時点で手術部位の濃度が十分になるようにするために，手術開始前の1時間以内に行う．バンコマイシンなど緩徐に投与する必要がある抗菌薬を使用する場合は，手術開始までの1～2時間以内に投与する[5]．

術中の再投与は，投与した**抗菌薬の半減期の2倍の時間**（セファゾリンであれば4時間，セフメタゾールであれば2時間）が経過した場合や**1,500 mL以上の出血**により投与した抗菌薬が体外に排出してしまった場合に行う[5]．

術後の抗菌薬予防投与の有効性に対するエビデンスは十分でないにもかかわらず，本邦では術後2～3日間抗菌薬が予防投与されることが多いが，**術後24時間以内に抗菌薬の予防投与は終了することが国際的には標準的である**．術後に投与してもSSI予防に有効ではなく，耐性やクロストリジウムディフィシル感染症（*Clostridium difficile infection*：CDI）のリスクを上昇させる[5]．

術後の予防投与に関しては，日本から根治切除可能な幽門側胃切除術（遠位胃切除術）を施行する胃癌患者355名における抗菌薬予防投与で，「術前・術中にのみ投与した群」と「それに加えて，術後2日目まで投与し続けた群」を無作為に1：1に振り分けてSSIの発生を比較した研究が発表された．この研究では，両群のSSI発生数には差がなかった．つまり，術前・術中のみの投与で予防は十分であり，術後は抗菌薬を予防投与することは不要であった[7]．

大腸・直腸の手術については，抗菌薬投与についてではないが，SSIのリスクファクターについての報告がある[8]．2008年から2010年までにJapan Nosocomial Infections Surveillance（JANIS）に登録された大腸術44,751例の症例のうち6,691（15％）例，および直腸術18,187症例のうち3,230（17.8％）例にSSIが発生していた．JANISで登録した変数のうち，男性，回腸ろう，大腸ろうがリスクとして同定されている．

■ 処方例

ここで症例とともに一般的な処方例を示す．

症例1

54歳女性，前交通動脈瘤破裂によるくも膜下出血に対して破裂動脈瘤の開頭クリッピング術を予定している患者を担当することとなった．

この場合は，多くの手術で施行される予防投与と同様であり，主に黄色ブドウ球菌や連鎖球菌が対象となる．処方例は以下の通り．

●処方例
セファゾリン　1回2gを手術開始の1時間以内に1回投与．
追加投与は4時間ごとまたは1,500 mL以上の出血があった場合に施行する[4]．

症例2

67歳男性，下行結腸がんに対して結腸左半切除術を予定している患者を担当することとなった．

この場合は，下部消化管の術前投与となるので，腸内細菌や嫌気性菌が対象に含まれる．処方例は以下の通り．

●処方例

セフメタゾール　1回2gを手術開始の1時間以内に1回投与．
追加投与は2時間ごとまたは1,500 mL以上の出血があった場合に施行する[5]．

おわりに

　本稿ではSSIや術前の抗菌薬予防投与について記載した．周術期の予防投与は皮膚切開時に最高血中濃度になるように投与し，術前および術中の投与のみで十分であることが日本からの臨床研究でも示されている．今後は，コスト面，耐性菌防止の観点からも最低限の予防投与がさらに普及することが期待される．

文献・参考文献

1) 「レジデントのための感染症診療マニュアル 第3版」（青木 眞/著），医学書院，2015
2) Mangram AJ, et al：Guideline for prevention of surgical site infection, 1999. Hospital Infection Control Practices Advisory Committee. Infect Control Hosp Epidemiol, 20：250-278；quiz 279-280, 1999
3) 「感染症まるごと この一冊」（矢野晴美/著），南山堂，2011
4) Bowater RJ, et al：Is antibiotic prophylaxis in surgery a generally effective intervention? Testing a generic hypothesis over a set of meta-analyses. Ann Surg, 249：551-556, 2009
5) Anderson DJ, et al：Strategies to prevent surgical site infections in acute care hospitals：2014 update. Infect Control Hosp Epidemiol, 35：605-627, 2014
6) Bratzler DW & Hunt DR：The surgical infection prevention and surgical care improvement projects：national initiatives to improve outcomes for patients having surgery. Clin Infect Dis, 43：322-330, 2006
7) Imamura H, et al：Intraoperative versus extended antimicrobial prophylaxis after gastric cancer surgery：a phase 3, open-label, randomised controlled, non-inferiority trial. Lancet Infect Dis, 12：381-387, 2012
8) Morikane K, et al：Factors associated with surgical site infection in colorectal surgery：the Japan nosocomial infections surveillance. Infect Control Hosp Epidemiol, 35：660-666, 2014

プロフィール

髙木雅生（Masao Takagi）
筑波大学附属病院水戸地域医療教育センター水戸協同病院総合診療科
水戸協同病院はみんなで楽しく学べる学校のような病院です．初期・後期研修医が主役となり，上級医に指導していただきながら，非常に多彩な経験ができます．卒業しても帰ってきたくなるようなアットホームな病院でもあります．ぜひ一度遊びに来てください．そして，一緒に診療しましょう．

矢野晴美（Harumi Yano）
筑波大学附属病院水戸地域医療教育センター水戸協同病院感染症科

第2章 内科的基礎疾患をもつ患者さんの術前評価・周術期管理

10. DVTのリスク評価と予防, そのエビデンス

鈴木智晴, 小林裕幸

Point

- 周術期の患者では, DVTは重大な合併症となりうる
- DVTのリスク評価には修正Capriniスコアを用いて, 4段階の層別化を行う
- DVT予防のための手段には, 早期離床, 弾性ストッキング, 間欠的空気圧迫法などの機械的予防法と, ヘパリン製剤, Xa阻害薬, ビタミンK拮抗薬の化学的予防法がある
- DVT予防をどれくらいの期間行えばよいかの明確なエビデンスはないが, 患者が自立して運動できるまで行う

はじめに

深部静脈血栓症 (deep venous thrombosis：DVT) は, 一般外科入院患者の15〜40％に発症し, 整形外科手術患者での発症率は40〜60％にのぼるという報告がある (表1)[1].

この報告はスクリーニング検査によって見出された無症候性のDVT発症率だが, 近年は術後の早期離床が推奨され, DVT発症率は低下していると推定されている. 表2にあるように, スコアリングシステムによるDVT発症予測値は0.5〜6％程度と低いが, 実際には手術の種類によっても異なる.

特に周術期の患者では, DVTは重大な合併症で, 死亡にもつながる.

剖検症例の後ろ向き研究には, 術後30日以内に死亡した剖検症例のうち, 約30％で肺塞栓を認めており, さらに肺塞栓が死因とされる症例はそのうち30％を占めたという報告がある[3]. DVTを発症すると, その入院中の死亡率は約10％, 3年以内の死亡率は30％程度にのぼるということもあり[4], 予防が非常に重要である. 一般外科手術では, 予防法によって異なるが20〜90％程度のリスクの低下を見込むことができる[5].

本稿では, 周術期患者におけるDVTのリスク評価法とDVT予防法, そして予防が必要な期間について概説したい.

症例

76歳男性. 1カ月前からの全身倦怠感と, 2週間前から黄疸を認めていた. 原因精査によりIV期の膵頭部癌と診断された. 黄疸を解除する目的で, 胆管空腸吻合術が施行されている. 術中の出血は特に問題なし.

手術当日, 一般外科よりDVTの予防についてコンサルテーションを受けた.

表1　DVTの発症率

患者カテゴリ	DVT発症率
内科患者	10〜20%
一般外科	15〜40%
婦人科手術	15〜40%
泌尿器科手術	15〜40%
脳神経外科	15〜40%
脳卒中	20〜50%
大腿骨頸部，膝関節形成，骨盤固定術	40〜60%
外傷	40〜80%
脊髄損傷	60〜80%
集中治療を要する患者	10〜80%

抗凝固療法を受けていない，無症候性DVT患者のスクリーニング検査で確認
文献1より引用

表2　修正Capriniリスクスコア（静脈塞栓症発症予測モデル）[2]

1点	2点	3点	5点
・41〜60歳 ・小外科 ・BMI > 25 kg/m^2 ・脚の腫脹 ・脚の静脈瘤 ・妊娠中，分娩後 ・原因不明または反復する自然流産の既往 ・経口避妊薬，ホルモン補充療法 ・敗血症（1カ月以内） ・肺炎を含む，重症肺疾患（1カ月以内） ・呼吸機能異常 ・急性心筋梗塞 ・うっ血性心不全（1カ月以内） ・炎症性腸疾患の既往 ・ベッド上安静の内科患者	・61〜74歳 ・関節鏡手術 ・開胸開腹手術（手術時間 > 45分） ・腹腔鏡下手術（手術時間 > 45分） ・悪性腫瘍の既往/既存 ・ベッドへの固定（72時間以上） ・ギプス包帯 ・中心静脈カテーテル留置	・75歳以上 ・静脈血栓症の既往 ・静脈血栓症の家族歴 ・第V因子Leiden変異 ・プロトロンビン20210A変異 ・ループスアンチコアグラント ・抗カルジオリピン抗体 ・血清ホモシステイン濃度上昇 ・ヘパリン誘発性血小板減少症 ・その他の先天的・後天的血栓素因	・脳梗塞（1カ月以内） ・関節形成術 ・骨盤，大腿骨頭，下肢の骨折 ・急性の脊髄損傷（1カ月以内）

スコア合計点	リスク	予防なしの場合にDVTを発症する確率
0点	きわめて低い	0.5%未満
1, 2点	低い	1.5%
3, 4点	中等度	3.0%
5点以上	高い	6.0%

表3　リスク別DVT予防法[2]

リスク分類	条件	DVT発症率	予防策
Very low risk	一般外科，腹部骨盤外科患者で，修正Capriniリスクスコア0点．または，形成外科術後患者で，修正Capriniリスクスコア0〜2点	0.5％未満	早期離床
Low risk	一般外科，腹部骨盤外科患者で，修正Capriniリスクスコア1〜2点．または，形成外科術後患者で，修正Capriniリスクスコア3〜4点	1.5％程度	機械的予防法（表4参照）
Moderate risk	一般外科，腹部骨盤外科患者で，修正Capriniリスクスコア3〜4点．または，形成外科術後患者で，修正Capriniリスクスコア5〜6点	3％程度	化学的予防法（表4参照）
High risk	一般外科，腹部骨盤外科患者で，修正Capriniリスクスコア5点以上．または，形成外科術後患者で，修正Capriniリスクスコア7〜8点	6％程度	機械的予防法＋化学的予防法（表4参照）

1. DVTのリスク評価

　DVT発症リスクをどう見積もり，対応するか．DVTリスク評価法にはさまざまなものがあるが，本症例では最も広く使われ，American College of Chest Physicians（ACCP）ガイドライン第9版でも紹介されている，**修正Capriniスコア**を用いて評価を行う（**表2**）[5]．

　本症例での評価のポイントは以下の3点である．

- 高齢の担癌患者の開腹手術後．原発巣である膵頭部癌は切除されていない
- 術中，出血は特に問題なし
- 修正Capriniリスクスコアでは，75歳以上で2点．開腹術後で2点．悪性腫瘍の罹患ありで2点．合計6点で，高リスクに該当する．予防をしない限り，DVTは6％の確率で発症する

2. DVTの予防法

　ACCPガイドライン第9版による，リスク別のDVT予防法は**表3**の通りである．本症例の場合は「High risk」となり，機械的予防法と化学的予防法の両方を行う．

　また，同ガイドラインでの整形外科領域でのDVTリスクは，**表4**の通り[6]．

　ちなみに，整形外科手術では，禁忌がない限りは後述の通りに化学的予防法and/or機械的予防法でのDVT予防を行う．

- 大腿骨頭置換術，膝関節置換術：化学的予防法 or 間欠的空気圧迫法
- 大腿骨頸部骨折：化学的予防法（特にフォンダパリヌクスによる予防）または間欠式空気圧迫法

表4 整形外科手術後DVTリスク[6]

	術後初期の予防期間 術後0〜14日後（％）	予防期間の延長後 術後15〜35日（％）	術後0〜35日（％）
末梢深部静脈塞栓	1.80	1.00	2.80
肺塞栓	1.00	0.50	1.50
合計	2.80	1.50	4.30

表5 整形外科手術における出血の高リスク要因

①大出血の既往（以前の出血リスクが高かった場合も含む）
②高度腎不全
③抗血小板薬の使用
④手術による出血リスクが高い（術中止血が困難だった，拡大手術，再置換術）

表6 DVT予防法[2]

機械的予防法	
・早期離床，歩行運動 ・弾性ストッキング ・IPC	
化学的予防法	
皮下注射	未分画ヘパリン 1回5,000単位 皮下注 1日2回 または，低分子量ヘパリン（エノキサパリン）1回2,000 IU 皮下注 1日2回 または，Xa間接阻害薬（フォンダパリヌクス）1回2.5 mg 皮下注 1日1回
経口投与	ビタミンK拮抗薬（ワルファリン）1回3〜5 mg 1日1回（夕方） または，Xa直接阻害薬（エドキサバン）1回30 mg 1日1回

IPC：intermittent pneumatic compression（間欠的空気圧迫法）

　ACCPガイドライン第9版は，整形外科手術患者では化学的予防法を使用している期間は，機械的予防法も併用することを推奨している．

　また，表5の出血リスク要因2項目以上に該当する場合には，間欠式空気圧迫法が推奨されている[6]．

　なお，下腿から末梢の骨折で下肢の安静が必要な場合には，化学的予防法の有用性が証明されておらず，使用しない方がよいとされている[6]．

　日本循環器学会のDVT予防についてのガイドライン（JCS2009）もあり，これも参照いただきたい[7]．本ガイドラインでは，2001年のACCPガイドライン第6版を参考にした，DVTリスク要因と予防策が提示されている．

　表3に従うと本症例は高リスクとなり，機械的予防法と，化学的予防法の適応となる．

　では，機械的予防法，化学的予防法には具体的にどのようなものがあるだろうか．代表的なものを表6に示す[2]．

表7　抗凝固療法に伴うリスク要因

65歳以上
出血の既往
担癌患者
癌の転移
腎不全
肝不全
血小板減少
脳卒中の既往
糖尿病
貧血
抗凝固療法
抗凝固療法のコントロール不良
併存疾患あり, 身体活動性の低下
直近の手術歴
アルコール依存
NSAIDs 使用中

文献8より引用

表8　出血リスク層別化

リスク (該当リスク因子数)	大出血リスク（推定）		
	低リスク (0項目)	中等度リスク (1項目)	高リスク (≧2項目)
抗凝固療法の期間 0～3カ月			
抗凝固療法なし	0.6	1.2	4.8
抗凝固療法施行に伴うリスク増分	1.0	2.0	8.0
合計リスク	1.6	3.2	12.8
抗凝固療法の期間 ≧3カ月			
抗凝固療法なし	0.3	0.6	≧2.5
抗凝固療法施行に伴うリスク増分	0.5	1.0	≧4.0
合計リスク	0.8	1.6	≧6.5

文献8より引用

　化学的予防法のうち，低分子量ヘパリンとXa間接阻害薬のフォンダパリヌクスは未分画ヘパリンなどその他の抗凝固薬にまさる薬効をもち，**特にDVT高リスク患者に対して有用**である．さらに**低分子量ヘパリンは腎機能低下者にも使用できる**という点で，フォンダパリヌクスに優る．価格も安価で使用しやすい．

　ワルファリンは整形外科手術患者においてヘパリンの代替薬として使用されうるが，至適INRに達するのには，5～7日程度を要する．半減期が長いということもあり，急性期での使用がためらわれる場合がある．

　一方で，化学的予防法には出血のリスクもあるため，この点を留意して使用する必要がある．抗凝固療法に伴う出血リスク要因と出血リスクの層別化を**表7，8**に記す[8]．

　さらに，手術手技別の出血リスクを**第2章-5表5**に示すので参照してほしい[9]．

　出血リスクが高リスクとなった場合には機械的予防法を開始し，出血リスクが低リスクとなった段階で，化学的予防法を実施する[2]．

機械的予防法のうち，弾性ストッキングと間欠的空気圧迫デバイスがあるが，これらの違いについて述べる．

1 予防効果について[10]

2010年のシステマティックレビューでは，弾性ストッキングと間欠式空気圧迫デバイスではDVT予防効果の差を見出すことができなかった．同レビューでの各予防法でのDVT発症率は，弾性ストッキングで5.9％，間欠的空気圧迫法で2.8％であった．レビューに使用された研究8報のうち，3報でIPCでのDVT発症率が低いという報告もあり，両者が同等の予防効果を有する，とするには注意が必要かもしれない．

2 日常生活動作に及ぼす影響

下肢の間欠式空気圧迫デバイスの方が動作を制限する可能性があり，ACCPガイドラインでは，電池式で，比較的移動や下肢の運動が自由になるIPCデバイスを1日18時間以上稼働させることを推奨している[6]．

弾性ストッキングについては，1日中装着するということになる．

JCS2009ではDVT中等度リスクの患者でIPCないしGCS（graduated compression stocking：段階的弾性ストッキング）を推奨しているが，下肢の運動の制限が少ない患者ではGCSを，下肢が動かせない患者ではIPCを使用するとよいかもしれない[2]．

3 IPC使用に伴う禁忌

IPCの禁忌を**表9**に示す[11]．GCSの禁忌もほぼ共通だが，GCSの素材に対するアレルギーがあれば，GCSは使用できない（ラテックスや合成繊維アレルギー）．

本症例では，機械的予防法として帰室後からIPCポンプを使用開始した．術中の出血は問題なかったが，外科と協議して翌朝に化学的予防法を開始することとし，未分画ヘパリン1回5,000単位　12時間ごと皮下注射を開始した．

3. DVT予防の期間

では，どれだけの期間，DVT予防法を行えばよいだろうか．

基本的には，**患者が自立して運動できるまで**，ということになるが，治療の期間については，ACCPガイドラインでは退院までの治療を推奨している．また，癌患者では過凝固状態にあることが知られており，一般外科で癌の手術を受けた患者については，ガイドライン上，退院後もヘパリンによる4週間の追加予防法を行うことを勧めているが[1]，日本では通院や在宅での治療が難しい．ワルファリンによる術後DVT予防のエビデンスがある整形外科領域では[12]，ヘパリンの代用としてワルファリンを使い，4週間の追加治療が可能と思われる．

また，日本では，入院期間が欧米に比べ長いため，ヘパリンによる予防を退院まで実施するということで，一定期間はヘパリンによる化学的DVT予防ができる．

術後のDVT予防については前述の通りだが，術前に安静が必要となる場合，例えば，下肢の骨折などの場合には，どのようにして術前のDVT予防を行えばよいだろうか．

表9 IPCの禁忌

- DVTの存在（肺塞栓含む）
- 静脈炎がある
- 皮膚軟部組織感染（丹毒・蜂窩織炎）
- 肺水腫
- 末梢血管疾患による下肢虚血
- 重度の心不全
- 重度の末梢神経障害

表10 入院中の患者のDVT危険因子

- 急性感染症
- うっ血性心不全
- 急性心筋梗塞
- 急性呼吸器疾患
- 脳卒中
- リウマチ性疾患
- 炎症性腸疾患
- DVTの既往
- 高齢者
- 直近の手術後，外傷後
- 体動困難/麻痺
- 肥満（BMI >30 kg/m^2）
- 中心静脈カテーテル留置中
- 凝固亢進（先天性または後天性）
- 静脈瘤
- エストロゲン治療

文献13より引用

　2007年のNEJMの総説によると，**表10**にある危険因子が1つ以上で，抗凝固療法の適応となる[13]．下肢の骨折だと，体動が難しい場合は抗凝固療法の適応となるが，**下腿の骨折ではIPCが禁忌**となるので，この点も注意したい[6]．

　また，ACCPガイドライン第8版によると，大腿骨頸部骨折の患者で，待機的手術が予定される場合にはDVT発症リスクが高まるといわれている[1]．手術までの時間が48時間以上ある場合，術前の下肢静脈エコーを実施すると，DVTは62％にのぼり，うち近位DVTは14％検出されるという．そのため，ガイドラインでは術前の待機期間も抗凝固療法を行うことを推奨している（フォンダパリヌクス，低分子量ヘパリン，ワルファリン，低用量未分画ヘパリン）．

4. 演習問題

　では，追加の症例でDVT予防について検討をしてみたい．
　情報を得るべきポイントは，年齢，手術の種類，手術時間，原疾患，血栓性疾患の既往など，である．

1 20歳男性．緊急観血的整復術後

例題1

　生来健康な20歳男性．交通外傷で左大腿骨骨幹部骨折を受傷し，緊急で観血的整復術が施行された．この症例についての周術期DVT予防法はどうしたらよいか．

■答え

　下肢の骨折で修正Capriniリスクスコア5点となり，DVT発症リスクは6％，ACCPガイドライン第9版およびJCS2009によると本患者のDVT発症リスクは高リスクとなり，機械的予防法と，化学的予防法の適応となる．機械的予防と化学的予防の適応となり，IPCを使用したうえ，低分子量ヘパリン1回2,000 IU　1日2回投与を手術12時間後から開始した．

2 50歳女性．副甲状腺摘出術・皮下移植術後

例題2
50歳女性．高カルシウム血症の原因精査の結果，原発性副甲状腺機能亢進症と診断され，副甲状腺摘出術と皮下移植術が施行された．この患者についてのDVT予防法はどうしたらよいか．

■答え
年齢が41～60歳で，小外科の1点ずつで修正Capriniリスクスコア2点．DVTリスクはVery low riskとなり，早期離床をはかることとした．

3 45歳男性．腹腔鏡下胆嚢摘出術後

例題3
BMI 27 kg/m^{2}の45歳男性．肥満のほかには，特に既往歴はない．
くり返す胆石発作を認め，腹腔鏡下胆嚢摘出術を施行した．手術時間は50分であった．この患者についてのDVT予防法はどうしたらよいか．

■答え
BMI 27 > 25 kg/m^{2}で1点，手術時間は50分で2点で修正Capriniリスクスコア3点．Low riskに分類されるため，機械的予防法の適応となる．
術直後はベッド上でGCSとIPCを使用し，早期離床をめざすこととした．

4 75歳男性．気管食道分離術予定

例題4
75歳男性．3週間前に脳幹梗塞の既往があり，左半身不全麻痺がある．
ADLは杖歩行ができる程度．嚥下機能障害が重度で，気管食道分離術を施行予定である．この患者におけるDVT予防法はどうしたらよいか．

■答え
ADLとしては安静にしていることが多いと推定され，1点．3週間以内の脳梗塞を認め，5点．手術自体は小手術となり，1点．修正Capriniリスクスコアは合計7点となるためHigh riskに分類される．機械的予防法＋化学的予防法が必要と考えられるため，術前より弾性ストッキングとIPC着用，低用量未分画ヘパリン1回5,000 IU　1日2回皮下注射を行うこととした．

Advanced Lecture

■ 硬膜外麻酔時のDVT予防法

術後の疼痛管理のため，硬膜外麻酔を導入されて帰室する場合がある．
この際，抗凝固療法を行ってよいのだろうか．
硬膜外麻酔は，疼痛を緩和し，早期離床に有用であるが，出血性合併症も認めることがある．硬膜外麻酔の重大な出血性合併症としては硬膜外血腫があげられる．硬膜外血腫は，不可逆的な膀胱直腸障害，支配レベル以下の運動・感覚麻痺を起こしうるため，早期の除圧が必要となる緊

表11 抗凝固療法と硬膜外麻酔を併用する際の注意点

①出血性素因がないことを確認する（病歴，家族歴，薬歴など）
②穿刺手技の際には，抗凝固薬の効果が最低となるよう，抗凝固薬の最終投与時間を調整する ・ヘパリン皮下注投与，低分子量ヘパリン（2回/日投与） 　→　最終投与の8〜12時間後 ・低分子量ヘパリン（1回/日投与） 　→　最終投与の18時間後
③クロピドグレルは7日間休薬する
④初回の穿刺で血液の逆流をみたときは避ける
⑤カテーテル抜去は，抗凝固薬の効果が最低となるタイミングで行う （次回の投与時間直前のタイミングで抜去する）
⑥抗凝固薬の再開は，抜去から2時間経過してから行う
⑦硬膜外カテーテル挿入中に抗凝固療法を行っている時期は，脊髄圧迫の所見がないか，症状をモニタリングする （症状：下肢感覚低下，筋力低下，膀胱直腸障害，新規発症の腰痛）
⑧麻痺を進行させないよう，硬膜外血腫を疑う際には，迅速に画像検査を行い，適応があれば早期の手術を心がける
⑨アスピリンやNSAIDsは血腫の可能性を増やさない

急の病態である．硬膜外血腫の頻度は15,000例中1例程度とされるが[14]，抗凝固療法を行うと血腫の危険性が増すことは自明である．米国区域麻酔科学会ガイドラインでは，合併症の危険性を減らすため，例えば低分子量ヘパリンを皮下注射している場合には，最終の皮下注射を抜去12時間前とする，抜去後2時間してから再開する，など抜去前後でのDVT予防を中止するということが推奨されているが，明確なエビデンスはない[14]．ACCPガイドラインでは，低用量未分画ヘパリン，低分子量ヘパリンは，適切に使用すれば安全に使うことができるという[1]．注意点は表11の通りである．

おわりに

　周術期のDVT予防は，DVTを減らし，ひいては肺塞栓症による死亡を減らすことができる．本稿をご参照いただき，具体的なプランを立案したうえで，外科医と相談して予防法をとっていただけると幸いである．

文献・参考文献

1) Geerts WH, et al：Prevention of venous thromboembolism：American College of Chest Physicians Evidence-Based Clinical Practice Guidelines（8th Edition）. Chest, 133：381S-453S, 2008

2) Gould MK, et al：Prevention of VTE in nonorthopedic surgical patients: Antithrombotic Therapy and Prevention of Thrombosis, 9th ed: American College of Chest Physicians Evidence-Based Clinical Practice Guidelines. Chest, 141：e227S-e277S, 2012

3) Lindblad B, et al：Autopsy-verified pulmonary embolism in a surgical department: analysis of the period from 1951 to 1988. Br J Surg, 78：849-852, 1991

4) Anderson FA Jr, et al：A population-based perspective of the hospital incidence and case-fatality rates of deep vein thrombosis and pulmonary embolism. The Worcester DVT Study. Arch Intern Med, 151：933-938, 1991
5) Geerts WH, et al：Prevention of venous thromboembolism. Chest, 119：132S-175S, 2001
6) Falck-Ytter Y, et al：Prevention of VTE in orthopedic surgery patients: Antithrombotic Therapy and Prevention of Thrombosis, 9th ed: American College of Chest Physicians Evidence-Based Clinical Practice Guidelines. Chest, 141：e278S-e325S, 2012
7) JCS Joint Working Group：Guidelines for the diagnosis, treatment and prevention of pulmonary thromboembolism and deep vein thrombosis (JCS 2009). Circ J, 75：1258-1281, 2011
8) Kearon C, et al：Antithrombotic Therapy for VTE Disease: CHEST Guideline and Expert Panel Report. Chest, 149：315-352, 2016
9) Spyropoulos AC & Douketis JD：How I treat anticoagulated patients undergoing an elective procedure or surgery. Blood, 120：2954-2962, 2012
10) Morris RJ & Woodcock JP：Intermittent pneumatic compression or graduated compression stockings for deep vein thrombosis prophylaxis? A systematic review of direct clinical comparisons. Ann Surg, 251：393-396, 2010
11) Lachmann EA, et al：Complications associated with intermittent pneumatic compression. Arch Phys Med Rehabil, 73：482-485, 1992
12) Pellegrini VD Jr, et al：The Mark Coventry Award: Prevention of readmission for venous thromboembolism after total knee arthroplasty. Clin Orthop Relat Res, 452：21-27, 2006
13) Francis CW：Clinical practice. Prophylaxis for thromboembolism in hospitalized medical patients. N Engl J Med, 356：1438-1444, 2007
14) Horlocker TT, et al：Regional anesthesia in the patient receiving antithrombotic or thrombolytic therapy: American Society of Regional Anesthesia and Pain Medicine Evidence-Based Guidelines (Third Edition). Reg Anesth Pain Med, 35：64-101, 2010

プロフィール

鈴木智晴（Tomoharu Suzuki）
筑波大学附属病院水戸地域医療教育センター水戸協同病院総合診療科
詳細は第2章-5参照

小林裕幸（Hiroyuki Kobayashi）
筑波大学附属病院水戸地域医療教育センター水戸協同病院総合診療科

第2章　内科的基礎疾患をもつ患者さんの術前評価・周術期管理

11. 糖尿病の術前評価と周術期管理

熊谷　亮, 野牛宏晃

Point

- 術前に糖尿病の病型, 病態, 治療内容, 血糖コントロール状況など必要な情報を把握する
- 血糖値のコントロールを最初から厳格に行わずに, 低血糖を避けるように注意する
- スライディングスケールのみに頼った治療を行わない

はじめに〜そもそもなぜ周術期の血糖コントロールが必要なのであろうか？

　手術の際にはストレス反応に伴う炎症性サイトカインやカウンターホルモンが上昇しており, インスリン抵抗性の増悪, インスリン分泌能低下などが生じ血糖値が上昇しやすい. 高血糖に伴う好中球機能や細胞性免疫の低下により術中感染が起きやすいといわれている.

　2001年にThe New England Journal of Medicineで報告された論文[1]で血糖高値が術後感染や手術死亡率を上昇させるとし, 厳格治療群80〜110 mg/dLが管理目標とすると報告された. しかしながらその後の検討で厳格治療群に対して否定的な報告が多くなり, NICE-SUGAR試験[2]では180 mg/dLでコントロールした方が重症低血糖と合併症を抑えることができ（第1章-5参照）, ガイドライン[3]上では血糖値140〜180 mg/dLをコントロール目標としている.

●ここがポイント

低血糖は炎症惹起, 血管内皮障害, 凝固異常, 交感神経賦活化による不整脈および血行動態変化, により心血管イベントを誘発する可能性がある[4]（図1）

　つまり臓器障害をきたさないように低血糖を避けつつ, 感染症のリスクをあげないように高血糖を是正していくのが治療のポイントとなる.

症例

45歳男性.
「他院で糖尿病に対して内服薬を処方されている患者さんです. 頸椎症の手術を予定しており, 術前採血で随時血糖350 mg/dL, HbA1c 11.0 %でコントロール不良の糖尿病を認めました. 術前の血糖コントロールをよろしくお願いします」と外科からコンサルトがあった.

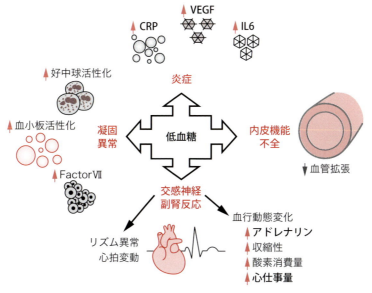

図1 低血糖による臓器障害の機序
文献4より引用

1. 糖尿病患者の術前評価のポイント〜症例提示

術前評価として以下の点に注意する．

- **糖尿病の病型は？**（1型糖尿病，2型糖尿病，肝・膵性糖尿病，ステロイド糖尿病など）
- 糖尿病を指摘されてから何年経過しているか？
- インスリン分泌能低下とインスリン抵抗性の病態どちらが影響しているか？
- 現在の治療薬は何か？ 周術期に使用できない薬剤など含まれていないか？
- 現在の血糖コントロールの状況は？〔HbA1c，グルコアルブミン随時血糖，インスリン使用者ではSMBG（自己血糖測定の結果）〕
- **糖尿病合併症評価については？**（神経症，網膜症，腎症など）
- **基礎疾患のコントロールは？**（高血圧，脂質異常症，肝機能障害，心血管疾患など）
- その他，食生活・運動習慣などの生活歴

さらに手術に関する内容として以下を確認する．

- 疾患および術式は？（例えば頸椎症などの整形疾患，胃癌・大腸癌などの消化器疾患）
- 手術の開始時刻および所要時間は？
- 麻酔の方法は？（硬膜外麻酔，局所麻酔，全身麻酔など）
- 術後の絶食期間は？

表1 各時間の血糖値における責任インスリンについて

測定時間	責任インスリン
朝食前	眠前持効型インスリン
朝食後	朝食前超速効型インスリン
昼食前	朝前超速効型インスリン
昼食後	昼前超速効型インスリン
夕食前	昼前超速効型インスリン
夕食後	夕前超速効型インスリン

1 コントロール不良時の対応

症例経過1

糖尿病の家族歴が濃厚であり,身長170 cm,体重86.7 kg,BMI 30 kg/m^{2}の肥満歴があることから,前医では2型糖尿病と診断されていた.5年前より内服薬(メトホルミン,DPP-4阻害薬)で治療していたが,食事管理不良で仕事が多忙のために運動もしていない.内服コンプライアンスも悪く,HbA1c 11.0％ 随時血糖350 mg/dL とコントロール不良であった.合併症については神経症なし,網膜症は後日の眼科診察で福田分類A0/A0,腎症1期で合併症の進行は認めていなかった.

この患者においてはまず血糖コントロールが不良であったことがポイントとしてあげられる.
さまざまな術前管理方法があるが,1型糖尿病だけではなく,2型糖尿病においても術前の血糖値を管理する場合は**インスリン療法が基本となる**.一般的に薬物療法中で,特に空腹時血糖140 mg/dL,随時血糖200 mg/dLの場合,手術2週間前を目安に入院し食事療法を行う.入院後,目標血糖値に達しないときはインスリン療法を導入する.小手術(白内障手術など)のときは,血糖高値でもインスリン療法を行わない場合もある.

本症例は内服薬で血糖コントロールが不良であったため,食事療法を基礎に強化インスリン療法の導入が必要となる.また内服薬に関しては,乳酸アシドーシスのリスクからメトホルミンは周術期には中止すべきと考えられる.糖尿病合併症は本例では認められなかったが,**網膜症**については特にチェックするべき内容であり,網膜症が進行した状態で急激に高血糖を是正することで,眼底出血を誘発する可能性がある.そのため網膜症が進行した患者ではあらかじめ患者にリスクを説明したうえで,手術の時期の調節などを含め血糖コントロールをして慎重に治療を進めていく必要がある.

2 術前のインスリン投与

症例経過2

入院後に内服薬はすべて中止し,強化インスリン療法(超速効型インスリン3回＋持効型インスリン1回)に変更し,それぞれ超速効型インスリン(4-4-4)単位＋持効型インスリン(夕8)単位(インスリン総量20単位;体重×0.23単位)で開始した.責任インスリン法(表1)に基づき,インスリン量を漸増していき,超速効型インスリン(10-6-8)単位＋持効型インスリン(夕14)単位で血糖コントロールは良好となった.

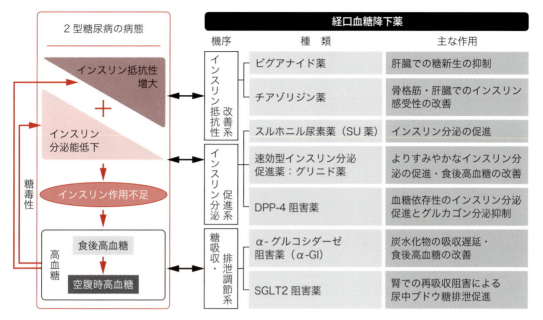

図2　現在の経口血糖降下薬
文献5, p.291 より引用

表2　各糖尿病治療薬での周術期副作用

糖尿病治療薬	周術期における主な副作用
メトホルミン	腎不全，肝障害，乳酸アシドーシス
チアゾリジン	浮腫，心不全
SU薬	低血糖
グリニド薬	低血糖
DPP-4阻害薬	腸管術後の腸閉塞など
α-GI薬	肝機能障害，腹部膨満感，腸管術後の腸閉塞
SGLT2阻害薬	脱水

　糖尿病患者の術前血糖コントロールはインスリン療法が基本になる．**内服薬治療の症例に対しても，副作用（図2，表2）への配慮および迅速な血糖コントロール改善という点から，インスリン療法に切り替えることが望ましい．**

　インスリン初期投与量を決定した後は，責任インスリン法に応じてインスリン量を調整する（例えば朝食前血糖値180 mg/dLのとき，眠前の持効型インスリンを2単位増量など）．目標血糖値については，ガイドライン[6]で表3の通り記載されている．

表3 術前の目標血糖値[6]

術前血糖コントロール目標値
・尿ケトン陰性
・空腹時血糖100〜140 mg/dL，食後血糖200 mg/dL 以下
・尿糖1＋以下，1日の糖質摂取量の10％以下の尿糖排泄量
手術延期基準
・尿ケトン陽性
・空腹時血糖200 mg/dL，食後血糖300 mg/dL 以上

＊なお血糖値200 mg/dL 以上のときは深部創部感染のリスクが高くなる[7]（オッズ比10.2（2.4〜4.3）95％信頼区間）

3 手術直前・直後の管理

症例経過3

手術前日までは強化インスリン療法を継続し，手術当日は絶食となり午前中に頸椎症に対して手術となった．午後に帰室してから維持液に変更されブドウ糖7gあたり速効型インスリン1単位混注をし，1日3回のスライディングスケールで対応した．術後1日目より食事を再開したが食事摂取量は不安定であり，主食量に応じて超速効型インスリンの食後打ちを開始した．術後3日目より食事量が全量摂取できるようになったため点滴を終了し，強化インスリン療法に切り替えた．

術後10日目，状態が安定したところでメトホルミンを開始し，最終的には食事療法およびメトホルミン500 mg　1回1錠　1日3回でおおむね安定したため内服療法のみで退院となった．

2. 手術前後のインスリン療法のポイント

1 手術前日

インスリンは**手術前日の摂取エネルギーが変わりなければ通常通り投与**する．ただし術前食でエネルギーが低くなる場合や，空腹時血糖が低めに推移している患者に対しては**それぞれインスリン投与量を10〜20％減量**する．

2 手術当日

基本的に絶食となり，術中は細胞外液が投与されることが多く，その間は適宜スライディングスケールで対応とする．帰室後に維持液に切り替わる場合は，ブドウ糖5〜10 gあたり速効型インスリンを1単位混注し，1日3〜4回のスライディングスケールで適宜対応する．

スケールの内容は施設によって異なるが，当科で使用しているスライディングスケールを**表4**で示す．

術後絶食期間が長く続き厳密な管理が必要となるような，心臓手術や腎移植などの大手術の場合には集中治療室での管理が行われる．その際は点滴からブドウ糖5〜10 g/時を投与しつつ，インスリン持続静注〔点滴例：ヒューマリン®R 50単位（0.5 mL）＋生食49.5 mL〕で対応する．

表4 スライディングスケールの1例

SMBGの血糖値	速効型インスリン皮下注
200 mg/dL 以上 250 mg/dL 未満	2単位
250 mg/dL 以上 300 mg/dL 未満	4単位
300 mg/dL 以上 350 mg/dL 未満	6単位
350 mg/dL 以上 400 mg/dL 未満	8単位
400 mg/dL 以上	10単位

表5 主食量スケールの1例

主食量に応じて超速効型インスリンを食後投与			
主食量	0〜1/3	1/3〜2/3	2/3〜全量
朝食後	0	5単位	10単位
昼食後	0	3単位	6単位
夕食後	0	4単位	8単位

本症例においては,術前超速効型インスリン(10-6-8)単位
文献8を参考に作成

前述と同様にブドウ糖5〜10gあたり速効型インスリン1単位の速度で持続注射を導入し,血糖値に応じて4〜6時間ごとに速度を変更していくことが望ましい.集中治療を受けている患者では昇圧薬などの薬剤の影響によりSMBGが不正確なことがあるため,静脈血ないしは動脈血を参考にするとよい.

3 術後

絶食期間中は点滴からブドウ糖＋インスリン混注の投与を行う.血糖値を3〜4回測定し,血糖値に応じて表4のようなスライディングスケールも継続するが,**スケールに準じて投与されたインスリン量を考慮して,翌日のインスリン混注量を増量させる**.そうすることで血糖変動なく,適切な血糖値を維持することができる.

食事再開の際はスライディングスケールを中止し,エネルギー量に応じて超速効型インスリンを少量で再開する.もし食事量が安定しない場合は,主食量に応じて超速効型インスリンを食後に投与し(表5).食事量が安定したら食直前の投与に戻す.ブドウ糖＋インスリン混注の点滴を終了する際は,インスリン濃度が安定する時間を考慮し,持効型インスリンを投与してから2〜3時間後に点滴を終了にする.

●ここがポイント

術後に血糖高値がわかった症例では？

まずスライディングスケールを用いて血糖コントロールを行い,高血糖が数日持続し,スライディングスケールで毎回インスリンが投与されている場合,強化インスリン療法による定期的な投与を行う.インスリン治療の継続の必要性,内服薬への切り替えなどについては,その後に検討する.

3. 退院に向けて

　基本的に術前血糖コントロールが不良であった患者では術後も薬剤調整が必要となり，手術を契機にインスリン治療を継続する症例もある．もともと他院に通院していて，糖尿病の管理を前医に再度依頼する場合は，治療経過と今後の留意点などを詳細に紹介状に記載することが，医療連携では重要である．

おわりに

　インスリンによる糖尿病患者の周術期の血糖コントロールについて述べてきた．すみやかな血糖コントロールの目的は，術後の合併症を抑制することにある．高血糖だけではなく，低血糖による心血管イベント，死亡率への影響も明らかにされており，十分に配慮しながら診療にあたってもらいたい．

文献・参考文献

1) van den Berghe G, et al：Intensive insulin therapy in critically ill patients. N Engl J Med, 345：1359-1367, 2001
2) Finfer S, et al：Intensive versus conventional glucose control in critically ill patients. N Engl J Med, 360：1283-1297, 2009
　↑現在の集中治療における血糖コントロール目標値の根拠になった論文です．
3) American Diabetes Association：Standards of medical care in diabetes-2014. Diabetes Care, 37：S14-S80, 2014
4) Desouza CV, et al：Hypoglycemia, diabetes, and cardiovascular events. Diabetes Care, 33：1389-1394, 2010
5) 「糖尿病治療ガイド2014-2015」（日本糖尿病学会/編・著），文光堂，2014
6) 「糖尿病専門医研修ガイドブック 改訂第6版 日本糖尿病学会専門医取得のための研修必携ガイド」（日本糖尿病学会/編），診断と治療社，2014
7) Trick WE, et al：Modifiable risk factors associated with deep sternal site infection after coronary artery bypass grafting. J Thorac Cardiovasc Surg, 119：108-114, 2000
8) 「病棟血糖管理マニュアル-理論と実践- 第2版」（松田昌文/著），金原出版，2014

プロフィール

熊谷　亮（Ryo Kumagai）
筑波大学附属病院水戸地域医療教育センター水戸協同病院内分泌代謝・糖尿病内科
故郷の茨城で医師として働いて早5年．地域に貢献できるように日々診療しております．

野牛宏晃（Hiroaki Yagyu）
筑波大学附属病院水戸地域医療教育センター水戸協同病院内分泌代謝・糖尿病内科　教授

第3章 術後合併症の内科的管理

1. 術後の心不全

小島栄治, 渡辺重行

Point

- "心不全"といったらまずは血行動態を把握する
- 身体所見は古典的だが基本！ 末梢冷感, 冷汗が認められれば相当重症な心不全である
- 自分で心エコーのプローブを当てて評価, 胸部Ｘ線写真, 心電図もチェック！

はじめに

　患者の高齢化に伴い, 非心臓手術後の合併症, 特に心不全の発症率は増加している. 米国では一般的な非心臓手術において, 約20％の患者で心不全をきたすといわれている[1]．

　急性心不全とは,『心臓に器質的および/あるいは機能的異常が生じて急速に心ポンプ機能の代償機転が破綻し, 心室拡張末期圧の上昇や主要臓器への灌流不全をきたし, それに基づく症状や徴候が急速に出現, あるいは悪化した状態』をいう[2]．術後の心不全としての表現型は急性心原性肺水腫のタイプとなることが多く, これは呼吸困難や起坐呼吸を認め, 胸部の聴診で水泡音を聴取する. また, 胸部Ｘ線写真で肺水腫像を認め, 治療前の酸素飽和度は90％未満（≒PaO_2 60 mmHg未満）であることが多い. 次に問題となるのは整形外科領域, 産科領域の手術, あるいは長時間の手術などにより肺血栓塞栓症を合併し, 急性右心不全をきたす場合である. これは前述の心不全のように肺水腫をきたさず, 低血圧や低心拍出状態を呈しショック状態となる. これらは身体所見, 検査所見から迅速な診断, 治療が求められる. **特に術後に合併しやすい肺血栓塞栓症は, 外科系の医師からコンサルトされた内科医が鑑別に入れていないと診断にたどり着かずに患者を失う結果になりかねないため, 注意すべきである**. この稿ではまず, 急性心原性肺水腫を中心に考えていく.

症例

　患者は68歳の女性. 2年前に当院で高血圧症, 中等度の大動脈弁狭窄症と診断されていた. 大動脈弁狭窄症については大動脈弁の弁口面積が1.4 cm^2（プラニメトリ法）, 駆出率70％であり日常生活では自覚症状がなかったことから高血圧症に対する内服治療が行われている以外は経過観察されていた. 術前の胸部単純Ｘ線写真を図1に示す. この患者に対し右変形性膝関節症のため待機的に手術が施行された. 術後一般病棟に帰室したがほどなく呼吸困難, 喘鳴が認められるようになりSpO_2も90％以下に低下した. バイタルサインは意識清明, BP 197/105 mmHg, SpO_2 94％（O_2 mask 5 L/分）, PR 105回/分, regular, BT

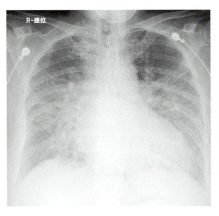
図1　術前の胸部単純X線写真

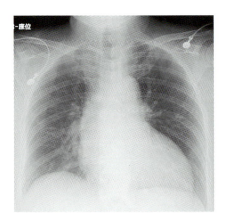
図2　術後の胸部単純X線写真

36.9℃であった．このときの胸部単純X線写真を図2に示す．心電図，心エコーでは新規の虚血を示唆する所見はなく左室の収縮は良好で，術中の輸液負荷，血圧コントロールが不良であったことにより急性肺水腫をきたしたものと考えられた．Nohria-Stevenson分類のプロファイルBに相当し，利尿薬のフロセミド静注＋血管拡張薬のカルペリチド持続静注を開始しすみやかに利尿が得られ呼吸困難は軽快した．

1. 非心臓手術後の心不全の診断

　術後の患者が心不全になっていることが疑われた場合は，まず図3を参考に身体所見をとりながら各種検査を進めていく．術後の状況は外来・一般病棟患者と比べ，手術創による体位の制限（臥位しかとれない，心エコーを行いたいのに左側臥位になれない），鎮静下にある（病歴聴取がとれない，症状がわからない），ドレーンやモニターが多くCTなど移動が必要な検査を行いにくいといった問題があるが，可能な限り情報を集めることが重要である．

　また，術後にコンサルトが多い緊急の処置を有するものに**虚血性の急性心不全**がある．これはもともと冠動脈に高度または多発性の狭窄があった患者に手術侵襲や脱水，後負荷の増大などが加わり急性心不全を呈するものであり，**臨床的にはしばしば非ST上昇型心筋梗塞（non-ST-segment elevation myocardial infarction：NSTEMI）となる．この場合，心電図では広範な誘導でST下降かつ/またはaVRでのST上昇を認めることが多い**．心不全の解除には血行再建が必須であるが，左冠動脈主幹部病変や多枝病変であることも多く，大動脈内バルーンパンピング（intra-aortic balloon pump：IABP）の補助下に経皮的冠動脈ステント留置術（percutaneous coronary intervention：PCI），または冠動脈バイパス術（coronary artery bypass grafting：CABG）による治療が緊急または準緊急的に必要となる[3]．術前に虚血を示唆する何らかの心電図異常があることが多いが，心エコーは正常（収縮障害に先んじて心電図変化が出現することに注意！），病歴聴取で胸部症状を認めないなど診断は難しい．

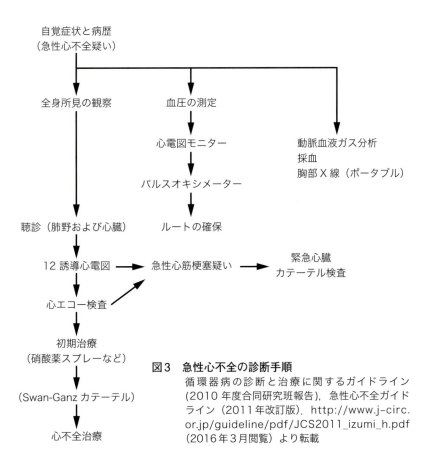

図3 急性心不全の診断手順
循環器病の診断と治療に関するガイドライン (2010年度合同研究班報告), 急性心不全ガイドライン (2011年改訂版). http://www.j-circ.or.jp/guideline/pdf/JCS2011_izumi_h.pdf (2016年3月閲覧) より転載

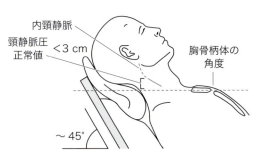

図4 非観血的中心静脈圧の推定法
循環器病の診断と治療に関するガイドライン (2010年度合同研究班報告), 急性心不全ガイドライン (2011年改訂版). http://www.j-circ.or.jp/guideline/pdf/JCS2011_izumi_h.pdf (2016年3月閲覧) より転載

2. 心不全診断のポイント

1 身体所見のキモ

1) 頸静脈怒張 (jugular venous distention)

通常30〜45°の半坐位で，**呼気終末**に内頸静脈または外頸静脈を観察する．基準点は胸骨角 (≒胸骨柄体．胸骨柄の上端は頸切痕とよばれるくぼみであり，実際はまずこれを探すとよい) で，正常では頸静脈の拍動が胸骨角から**垂直**に3 cm未満で観察される (**図4**)．3 cm以上では頸動脈怒張と判断され，この場合は中心静脈圧 (central venous pressure：CVP) > 12 cmH$_2$O である可能性が高い (尤度比10.4)[4]．頸静脈怒張のCVP上昇に対する感度は90%以上と高いが，陽

圧換気症例，心タンポナーデ症例などではこの限りではないことに注意する．

2）聴診でのⅢ音聴取

Ⅲ音は，拡張早期に心室に急速流入した血液が心室壁に突然遮られることによって心室壁が振動して出現すると考えられている．Ⅲ音の聴取は最も信頼できる心不全の身体所見の1つであり，**うっ血，EF低下，左室拡張障害などを反映している**．なお，Ⅲ音は特異度99％で心不全を診断可能であるが，感度は20％以下と低い[5]．コツは45°の左側臥位で心尖部領域（可能であれば心尖部拍動部位を探す）にベル型聴診器を優しく当てて聴診を行うことである（坐位では専門家でも感度が鈍くなる！）．

2 その他の見極めのコツ

1）バイオマーカー

BNP（brain natriuretic peptide：脳性ナトリウム利尿ペプチド）は心室の容量負荷が刺激となり心筋細胞で産生される．pro BNPが血中に分泌される際に，生理的活性をもつBNPと，活性をもたないBNP前駆体N末端フラグメント（NT-pro BNP）に分断される．BNPは急性心不全の発症早期から血中に分泌され高値となる．一般的に，BNP＜100 pg/mLでは心不全の可能性が低く，BNP＞400 pg/mL以上であれば心不全の可能性が高い[6, 7]．Daoらの研究では，急性心不全診断においてBNPは特異度94％であり，心不全の診断に利用できると報告されている[6]．**特異度が高いということはBNPが高値でないならば（BNP＜100 pg/mL）心不全でない**ということであり，術後心不全らしくない患者（例えば肺炎，ARDS，喘息など）の否定に非常に有用である．

2）機械的交互脈

心拍数が正常範囲で不整がないのに収縮期血圧が1心拍ごとに上昇と低下をくり返すものである．同様に心電図のR波が1心拍ごとに変化するものは電気的交互脈とよぶ．これは**心筋虚血，弁膜疾患，急性心筋炎や拡張型心筋症による著明な左室収縮能低下を示唆する**．動脈圧がモニタリングされている症例では観察しやすい．

3 胸部X線写真による診断

胸部X線写真については，筆者は**術後でも可能な限り立位の撮影，またはポータブルでも坐位の撮影を推奨している**．特に胸水が存在する場合には肺野全体の透過性が低下してしまい所見を見逃しやすい．心胸比（cardiothoracic ratio：CTR）も異なる．当然ながら術前の立位X線写真と単純に比較するのは難しくなってしまう．図5に心不全の胸部X線写真の特徴を示す．

> ●ここがポイント
> 『術後だからルーチンで臥位のポータブルX線写真』という安直な思考は控える！

3. 術後急性心不全の治療

以上のことから急性心不全の診断がつけば，引き続き治療に入っていくことができる．2003年に提唱されたNohria-Stevenson分類（第2章-4，図3）はうっ血所見と低灌流所見の有無から心不全の病態を区別したもので，急性心筋梗塞患者のForrester分類（第2章-4，図2）と併せて考えると理解がしやすい．患者は一律の病態をもっているわけではないが，4つのプロファイル

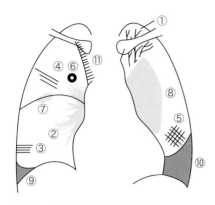

① cephalization（角出し像）：肺尖部への血流の再分布所見（肺静脈圧 15〜20 mmHg）
② perivascular cuffing（肺血管周囲の浮腫）：間質性肺水腫所見（肺静脈圧 20〜30 mmHg）
③ Kerley's B：間質性肺水腫所見（肺静脈圧 20〜30 mmHg）
④ Kerley's A：間質性肺水腫所見（肺静脈圧 20〜30 mmHg）
⑤ Kerley's C：間質性肺水腫所見（肺静脈圧 20〜30 mmHg）
⑥ peribronchial cuffing（気管支周囲の浮腫）：間質性肺水腫所見（肺静脈圧 20〜30 mmHg）
⑦ vanishing tumor（一過性腫瘤状陰影）：肺胞性肺水腫所見（肺静脈圧 30 mmHg 以上）
⑧ butterfly shadow（蝶形像）：肺胞性肺水腫所見（肺静脈圧 30 mmHg 以上）
⑨⑩ costophrenic angle（肋骨横隔膜角）の鈍化：胸水
⑪ 上大静脈の突出

図5 心不全の胸部X線写真
循環器病の診断と治療に関するガイドライン（2010年度合同研究班報告），急性心不全ガイドライン（2011年改訂版）．http://www.j-circ.or.jp/guideline/pdf/JCS2011_izumi_h.pdf（2016年3月閲覧）より転載

に分けることで治療の方向性が見えてくる．

Nohria-Stevenson分類は前述のいわゆる"身体所見"からアセスメントを進めていくものであり，内科医としての診断能力が問われる．プロファイルBは比較的術後の心不全として観察されることが多く，治療の基本は血管拡張薬（ニトログリセリン，カルペリチドなど）や少量の利尿薬（フロセミド，スピロノラクトン，トルバプタンなど）を用いる．プロファイルL，プロファイルCは若干様相が異なり，低心機能，臓器の低灌流が問題となる．

心不全の治療の主体は末梢循環不全を改善させることであり，この意味においては強心薬と血管拡張薬を併用することに意義がある．ドブタミンは循環血漿量が増加しているうっ血性心不全に低用量（1〜5μg/kg/分）から使用する．ただし，血圧を上昇させる力はそれほど強くないため，血圧が維持できない場合はノルアドレナリンの持続静注やIABPや経皮的心肺補助装置による機械的補助が必要となる．ミルリノンやオルプリノンなどのPDE-3阻害薬は①効果発現がすみやかで，②容量依存的に血行動態を改善させる作用がある．使用については，非虚血性の心不全でclass Ⅱa，虚血性の心不全でclass Ⅱbの位置付けである．ただし，薬剤が腎排泄型であり腎機能低下例には使用時に注意が必要である．

おわりに

術後の心不全は総合診療科・循環器内科にコンサルトが行われる患者のなかでも手術侵襲，術中の補液，可能な検査の制限など多くの因子がからみ，診断・治療に難渋する病態である．しかし，迅速な診察，的確な病態把握を行いそれを治療につなげることで患者・患者家族やひいては外科系の医師からの信頼を勝ちとるよい機会でもある．若い医師にはぜひ積極的にかかわってトレーニングを積んでほしい．

文献・参考文献

1) Hammill BG, et al：Impact of heart failure on patients undergoing major noncardiac surgery. Anesthesiology, 108：559-567, 2008
2) 循環器病の診断と治療に関するガイドライン(2010 年度合同研究班報告), 急性心不全ガイドライン (2011年改訂版). http://www.j-circ.or.jp/guideline/pdf/JCS2011_izumi_h.pdf（2016年3月閲覧）
3) 循環器病の診断と治療に関するガイドライン(2011 年度合同研究班報告), 非ST 上昇型急性冠症候群の診療に関するガイドライン(2012年改訂版). http://www.j-circ.or.jp/guideline/pdf/JCS2012_kimura_h.pdf（2016年3月閲覧）
4) Davison R & Cannon R：Estimation of central venous pressure by examination of jugular veins. Am Heart J, 87：279-282, 1974
5) Wang CS, et al：Does this dyspneic patient in the emergency department have congestive heart failure? JAMA, 294：1944-1956, 2005
6) Dao Q, et al：Utility of B-type natriuretic peptide in the diagnosis of congestive heart failure in an urgent-care setting. J Am Coll Cardiol, 37：379-385, 2001
7) Maisel AS, et al：Rapid measurement of B-type natriuretic peptide in the emergency diagnosis of heart failure. N Engl J Med, 347：161-167, 2002
8) 「循環器急性期診療—Critical Care Cardiology」（香坂 俊/編), pp15〜25, メディカル・サイエンス・インターナショナル, 2015

プロフィール

小島栄治（Eiji Ojima）
筑波大学附属病院水戸地域医療教育センター水戸協同病院循環器内科　科長
詳細は第2章-4参照

渡辺重行（Shigeyuki Watanabe）
筑波大学附属病院水戸地域医療教育センター水戸協同病院循環器内科

第3章 術後合併症の内科的管理

2. 術後の心房細動（POAF）

大石悠太，渡辺重行

> **Point**
> ・個々の患者における術後心房細動の発生率はおおよそ予測できる
> ・β遮断薬の予防的投与は，ガイドラインで強く推奨されているが，導入時期や用量については，いくつかの留意事項が存在する
> ・術後心房細動に関する治療をリズムコントロールとするかレートコントロールとするかについての明確なエビデンスは存在せず，症例の病態に応じて対応する

はじめに

　慢性心房細動は，脳梗塞や心不全などの心血管イベントを増加させることが知られている．一方，術後心房細動（post operative atrial fibrillation：POAF）は，慢性心房細動と異なり，一過性のことが多く，したがって在院日数を延長させることがあっても，生命予後に影響を与えることは少ないと考えられてきた．しかし，近年，POAFは在院日数の延長にとどまらず脳梗塞発症率，周術期死亡率を上昇させ，さらに，周術期のみならず遠隔期予後をも悪化させる可能性が指摘されている．POAFは特に開心術後の発症率が非常に高く，日常診療で遭遇する頻度も高い．本稿では，実際の症例をもとにPOAFの発症予測，有効な予防法，発症した際の治療法について考察する．

> **症例**
> 　高血圧，脂質異常症，慢性閉塞性肺疾患（chronic obstructive pulmonary disease：COPD）の既往のある76歳女性．
> 　検診の胸部X線で異常陰影を指摘され，精査の結果，肺癌と診断された．胸腔鏡視下右肺上葉切除術が施行され，抜管後病棟に帰室した．

・この症例はPOAFを生じるリスクは高いのだろうか？
・POAF予防は必要だろうか？
・POAFを発症したとき，どのような対応をとるべきだろうか？
　以上の点について考察を進めたい．

表1 POAFの危険因子

・高齢	・心房細動の既往	・僧帽弁疾患（特に僧帽弁狭窄症）	・左心房肥大
・左心室肥大	・心臓手術歴	・COPD	・糖尿病
・肥満	・メタボリック症候群	・電解質異常	・人工心肺時間
・カテコラミン投与	・交感神経緊張状態（volume loss，痛み，貧血，発熱）		

文献7を参考に作成

表2 POAFスコア

POAFスコア	点数
年齢＞80歳／70〜79歳／60〜69歳	3/2/1
COPD	1
eGFR＜15 または透析患者	1
緊急手術	1
合計点	0〜6

POAF発生率	合計点
11.1 %	0
20.1 %	1
28.7 %	2
40.9 %	3点以上

文献8より引用

1. POAFの疫学

　POAFは，心臓血管外科手術後や，呼吸器外科手術後に特に頻度が高い．その発症率は，冠動脈バイパス術（coronary artery bypass grafting：CABG）で15〜40％，弁置換術で37〜50％，CABG兼弁置換術で60％，肺部分切除術で10〜20％，全肺摘術で40％と報告されている[1〜3]．POAFは，術後2日目に最も多く発症するが多くはself-limitedであり，15〜30％は出現から2時間以内に洞調律へ復帰し，24時間以内に80％以上，術後6〜8週間には90％以上が洞調律に復帰すると報告されている．そのため，POAFは，在院日数を延長させうるが，生命予後に影響を与えることはほとんどないと考えられてきた．しかし，**40％程度の症例で再発**がみられ[4]，加えて，近年，POAFを発症すると**在院日数が延長**するだけでなく**脳梗塞発症率**が1.3〜2倍に増加[5]，**周術期死亡率も上昇**することが報告され，さらに周術期のみならず**遠隔期予後も悪化する可能性**が指摘されている[6]．

2. POAF危険因子と発症予測

　POAF発症の危険因子を**表1**に示す．
　また，発症予測を行うツールとして**POAFスコア**（**表2**）が有効であると報告されている．**CHA₂DS₂-VAScスコア**（**表3**）は心房細動患者の脳梗塞発生を予測するスコアとして確立しているが，POAF発症予測としても有効であると報告されている[6, 8]．
　本症例では，CHA₂DS₂-VAScスコア＝4点（予測POAF発生率39％），POAFスコア＝3点（予測POAF発生率40.9％）であり，POAF合併の高リスク症例であることが明らかであった．

表3 CHA$_2$DS$_2$-VASc スコア

CHA$_2$DS$_2$-VASc スコア	点数
Congestive heart failure/LV dysfunction（うっ血性心不全，左室機能不全）	1
Hypertension（収縮期血圧≧140 mmHg）	1
Age≧75（年齢75歳以上）	2
Diabetes melitus（糖尿病）	1
Stroke/TIA（脳梗塞，一過性脳虚血発作の既往）	2
Vascular disease（冠動脈疾患）	1
Age 65〜74（年齢65歳以上74歳以下）	1
sex category（女性）	1
合計点	0〜9

POAF発生率	合計点
6%	0
14%	1
19%	2
30%	3
39%	4
47%	5
73%	6
80%	7
100%	8

表4 POAFの予防に関するガイドラインの推奨

米国胸部外科学会（STS 2011）	
β遮断薬	・胸部外科手術前から内服していたβ遮断薬は術後も継続すべき（class Ⅰ/B） ・胸部外科手術後の心房細動予防目的で新規にβ遮断薬を導入するのは合理的かもしれないが，副作用の点からジルチアゼムよりもその使用は限定的であり，広く適用できない（class Ⅱ/B）
アミオダロン	・アミオダロンによる胸部外科手術後の心房細動予防は投与量を適切に選択すれば，術後の心房細動を予防するうえで合理的である．（ただし，肺全摘術は除く） ・アミオダロンの投与は，肺全摘術を受ける患者については，その潜在的な肺毒性に関するさらなるデータが得られるまでは推奨しない（class Ⅲ/B）
カナダ心臓血管学会（CCS 2010）	
β遮断薬	・術前から内服しているβ遮断薬は術後も継続（strong/high） ・術前に内服していない例では，禁忌がなければ手術の直前か直後に導入することが有用と示唆される（conditional/low）
アミオダロン	・β遮断薬が禁忌の場合，術後の心房細動予防にはアミオダロンを推奨する（strong/high）
米国心臓病学会（ACCF）/米国心臓協会（AHA）/米国不整脈学会（HRS）2011	
β遮断薬	・禁忌がないかぎり，心臓血管外科手術後の心房細動予防にはβ遮断薬が推奨される（class Ⅰ/A）
アミオダロン	・術前にアミオダロンを投与することで，心臓手術を受ける患者の心房細動の発症率を減少させることができ，術後の心房細動の高リスク症例では，適切な予防法と考えられる（Class Ⅱa/A）

3. POAFの予防

1 β遮断薬，アミオダロン

1）β遮断薬

　β遮断薬，アミオダロンは，多数の観察・介入研究に基づき，POAFの予防に対して多くのガイドラインで高い推奨度が与えられている（表4）．しかし，β遮断薬投与の有無によるPOAF発症率に有意差がないといった報告[9]や，むしろ投与により発症率が増加したとの報告も存在する[10]．これらの矛盾を解決すべく行われたのがPOISE trialであった．本trialは，冠動脈疾患，閉塞性動脈硬化症，心不全の入院歴，危険因子（胸腹部手術，心不全，糖尿病，一過性脳虚血，Cre＞2.0 mg/dL，70歳以上，緊急手術or血管手術）のうち3つ以上をもつ8,000人を対象とし，術当日に高用量（100 mg/日）のメトプロロールを投与した群とプラセボ群とを比較した．その結果，心筋梗塞はβ遮断薬投与群で減少（5.1% vs 3.5%）したが，脳梗塞（1.0% vs 0.5%），死亡率（3.1% vs 2.3%）は逆にβ遮断薬群で上昇した．脳卒中，死亡率の増加には低血圧と徐

脈が関連していたことより，用量の調節ができぬまま，術直前に高用量のβ遮断薬を投与することは予後の悪化を招くことが示唆された[11, 12]．また，手術1カ月以上前からのβ遮断薬投与群に比べ，1週間以内の投与群は30日以内死亡率が有意に高いとの報告がある[13]．すなわち，POAF予防でβ遮断薬を投与するときは，β遮断薬は可能な限り**術直前でなく，1カ月程度前から導入する**ことが望ましいと考えられている．

一方，長期的にβ遮断薬を内服している症例では，その中止により離脱現象を生じ，心房細動を含めた心血管系イベントが増加する危険があるため，できる限り中止しないように留意すべきである[14]．POAF発症の高リスクである心臓血管手術では，予防的β遮断薬の継続あるいは新規導入は積極的に推奨されている．一方，非心臓手術は，術前よりβ遮断薬を投与している症例は継続とするが，発症リスクの低い症例では投与を避け，高リスク例に新規導入する場合も可能な限り術前早期から投与を開始し，心拍数と血圧をみながら投与量を調整する必要がある．

2）アミオダロン

アミオダロンもPOAFの予防に有効とされているが，周術期にアミオダロンを投与した無作為化臨床試験のメタ解析では，その投与によって徐脈が1.7倍，低血圧が1.6倍に増加すると報告されており[15]，どのガイドラインもPOAF高リスクの心臓手術や胸部外科症例のうちβ遮断薬を用いられない例において，肺毒性に留意しながら用いる形を推奨している．

2 スタチン

スタチンは脂質異常症の改善のみならず，酸化ストレスや炎症の抑制を通じて，動脈硬化プラークを安定化させる．複数の臨床研究で，スタチンが非心臓手術周術期の心房細動を含めた，心イベントを抑制することが示されており，その有益性は高コレステロール血症の患者に限らないとする報告もある[16]．いまだ，ガイドラインに述べられるほどのエビデンスの蓄積はないが，POAFの予防に有用である可能性がある．

3 マグネシウム

人工心肺下の手術後は低マグネシウム血症を生じやすい．また，低マグネシウムは低カリウム血症を引き起こし，低カリウム血症，低マグネシウム血症ともに，POAFを誘発させると考えられている．よって，人工心肺下となる場合は周術期のマグネシウム投与が心房細動発症を抑制すると考えられている．

4 コルヒチン

心臓手術を受けた患者を対象としたプラセボ対照試験において，痛風薬のコルヒチンが心臓手術後の心房細動をほぼ半減させたとの報告がある[17]．

4. POAFの治療

1 リズムコントロールかレートコントロールか

AFFIRM試験[18]は，心房細動の治療においてリズムコントロールもレートコントロールも予後に差がないことを示した．しかし，この研究ではPOAFは対象外であり，POAFの治療において，リズムコントロール，レートコントロールどちらがよいかは明らかにされていない．

● **ここがポイント：AFFIRM試験**[18]
心房細動患者において，リズムコントロールとレートコントロールの有効性を比較した試験である．
心房細動患者4,060例を対象に洞調律維持群と心拍数調節群に振り分け，両者の生命予後を検討した最も大規模な研究である．一次エンドポイントは全死亡．二次エンドポイントは死亡＋障害の残る脳卒中＋障害の残る無酸素性脳症＋重大な出血＋心停止である．
一次エンドポイントリズムは洞調律維持群で高い傾向にあった．二次エンドポイントにおいては両群間で有意差は認められなかった．よって，本試験は心拍数コントロールが一次選択療法として許容できることを示した．

1）循環動態が不安定な頻脈性心房細動の場合

心拍数の安定化が得られる効果から，洞調律化が有利であると考えられ，洞調律維持療法が推奨される．方法として，アミオダロン投与もしくは直流通電が選択される．下記にアミオダロンの使用方法例を記載する．

> ● **処方例：アミオダロン投与方法**
> ・アミオダロン125 mgを5％ブドウ糖液100 mLに希釈して10分で投与
> ・アミオダロン750 mgを5％ブドウ糖液500 mLに希釈して最初の6時間は33 mL/時，以降は17 mL/時で投与
> ・48時間をめどに内服に切り替え，継続するか考慮する
> ・血行動態が不安定な心房細動が再発し，本剤投与が必要な場合には追加投与できる．
> 　1回の追加投与は，アミオダロン125 mgを5％ブドウ糖液100 mLに希釈し10分で投与する

2）循環動態が安定している場合

リズムコントロールまたはレートコントロールのどちらがよいかはっきりとした見解はない．レートコントロールを選択した場合，低心機能例においてはβ遮断薬，当院ではとりわけランジオロール（静注短時間作用型β遮断薬）がよく使用される．心機能がよければβ遮断薬に加え，カルシウム拮抗薬でレートコントロールすることが多い．レートコントロールの目標心拍数については，80歳以上，罹病歴12カ月以上の心房細動患者を対象としたRACE II 試験において緩やかな管理（＜110回/分）と厳格な管理（＜80回/分）で予後に差がないと報告されているが，POAFを対象としたデータはない．当院では心拍数90〜110回/分程度のコントロールを行っている．

2 抗凝固療法

POAF発症後48時間を経過してもなお心房細動のみられる症例では心拍数維持療法に加え，抗凝固療法を併用する．

5. 症例のまとめ

本症例は胸腔鏡視下右肺上葉切除術であり，またCHA$_2$DS$_2$-VAScスコア4点，POAFスコア3点であり，POAF合併高リスク症例と考えられ，予防が必要と判断した．もともと内服していた

スタチンは周術期も内服継続とし，手術予定日まで日数があったため，β遮断薬を血圧，脈拍に注意しながら導入した．以上により，POAFを発症することなく経過した．

おわりに

　POAFの予測から治療について症例をもとに概説した．慢性心房細動と違なり，まだまだ不明な点が多い分野であるが，本稿を参考に症例ごとに予防・治療などを考えていただければ幸いである．

文献・参考文献

1) Hogue CW Jr, et al：Epidemiology, mechanisms, and risks：American College of Chest Physicians guidelines for the prevention and management of postoperative atrial fibrillation after cardiac surgery. Chest, 128：9S-16S, 2005
2) Mitchell LB：Canadian Cardiovascular Society atrial fibrillation guidelines 2010：prevention and treatment of atrial fibrillation following cardiac surgery. Can J Cardiol, 27：91-97, 2011
3) Fernando HC, et al：The Society of Thoracic Surgeons practice guideline on the prophylaxis and management of atrial fibrillation associated with general thoracic surgery：executive summary. Ann Thorac Surg, 92：1144-1152, 2011
4) Wang TJ, et al：Obesity and the risk of new-onset atrial fibrillation. JAMA, 292：2471-2477, 2004
5) Gialdini G, et al：Perioperative atrial fibrillation and the long-term risk of ischemic stroke. JAMA, 312：616-622, 2014
6) Borde D, et al：Prediction of postoperative atrial fibrillation after coronary artery bypass grafting surgery：is CHA_2DS_2-VASc score useful? Ann Card Anaesth, 17：182-187, 2014
7) 「循環器急性期診療─Critical Care Cardiology」（香坂 俊/編），メディカル・サイエンス・インターナショナル，2015
8) Mariscalco G, et al：Bedside tool for predicting the risk of postoperative atrial fibrillation after cardiac surgery：the POAF score. J Am Heart Assoc, 3：e000752, 2014
9) Crystal E, et al：Interventions on prevention of postoperative atrial fibrillation in patients undergoing heart surgery：a meta-analysis. Circulation, 106：75-80, 2002
10) Brinkman W, et al：Preoperative β-blocker use in coronary artery bypass grafting surgery：national database analysis. JAMA Intern Med, 174：1320-1327, 2014
11) POISE Study Group, et al：Effects of extended-release metoprolol succinate in patients undergoing non-cardiac surgery（POISE trial）：a randomised controlled trial. Lancet, 371：1839-1847, 2008
12) Bangalore S, et al：Perioperative beta blockers in patients having non-cardiac surgery：a meta-analysis. Lancet, 372：1962-1976, 2008
13) Wijeysundera DN, et al：Duration of preoperative β-blockade and outcomes after major elective noncardiac surgery. Can J Cardiol, 30：217-223, 2014
14) 2012-2013年度合同研究班報告，非心臓手術における合併心疾患の評価と管理に関するガイドライン（2014年改訂版）．http://www.j-circ.or.jp/guideline/pdf/JCS2014_kyo_h.pdf（2016年3月閲覧）
15) Patel AA, et al：Safety of amiodarone in the prevention of postoperative atrial fibrillation：a meta-analysis. Am J Health Syst Pharm, 63：829-837, 2006
16) Jacob KA, et al：Inflammation in new-onset atrial fibrillation after cardiac surgery：a systematic review. Eur J Clin Invest, 44：402-428, 2014
17) Imazio M, et al：Colchicine reduces postoperative atrial fibrillation：results of the Colchicine for the Prevention of the Postpericardiotomy Syndrome（COPPS）atrial fibrillation substudy. Circulation, 124：2290-2295, 2011
18) Wyse DG, et al：A comparison of rate control and rhythm control in patients with atrial fibrillation. N Engl J Med, 347：1825-1833, 2002

プロフィール

大石悠太（Yuta Oishi）
筑波大学附属病院水戸地域医療教育センター水戸協同病院循環器内科

渡辺重行（Shigeyuki Watanabe）
筑波大学附属病院水戸地域医療教育センター水戸協同病院循環器内科

第3章 術後合併症の内科的管理

3. 術後の発熱

入山大希, 矢野晴美

● Point ●

- 術後患者の発熱に対するアプローチは, 基本的には入院患者の発熱のときと同じである
- 原因は「感染性と非感染性」,「手術から発熱までの期間」の2つの軸により鑑別する

はじめに

　発熱は術後患者に起こるcommonな症状であるが, その背景にある病態はそれぞれ異なり, 10人の発熱患者には10通りの経過があり, 10通りの診断や治療へとつながっている. 発熱の原因として感染症だけでなく広く鑑別疾患を考えたうえで, 経過や症状・身体所見・検査所見を丁寧に吟味し, 日々1つひとつの症例に対応していくことが, 発熱患者に対する対応を身につける1番の近道である.

■ 症例提示

> **症例**
> 68歳男性, 食欲不振の精査の際に進行胃癌を指摘され, 待機的に幽門側胃切除術を施行された. 本日は術後2日目であるが, 就眠前の検温で38℃の発熱を認めたため当直医のあなたは病棟看護師から報告を受けた.

　入院中の術後患者の発熱に対する対応である. 読者の皆さんであればどうするだろうか. 病院内においてルーチンで使用している解熱鎮痛薬を投与して様子をみるだろうか. 血液培養を採取したうえで様子をみるだろうか. 1つの正解としての対応があるわけではなく医師それぞれに対応のしかたがあるだろうが, 一般的な評価方法の1つを概説する.

1. 初期評価

1 緊急性の評価

　まずはベッドサイドに行き, 本人や担当看護師から簡単な病歴聴取や発熱以外の症状を聴取しながら, 患者のバイタルサインや意識レベルを評価し緊急で対応が必要な状態かどうかの評価を行う. 体温や脈拍, 血圧も大事だが, **呼吸数の増加や軽度の意識障害を見逃さないことも重要で**

表1 敗血症診断のための補助的指標

全身的指標	・発熱（深部温＞38℃） ・低体温（深部温＜36℃） ・心拍数（＞90回/分または年齢の基準値よりも＞2SD：標準偏差） ・頻呼吸（＞20回/分） ・精神状態の変化 ・著明な浮腫または体液増加（24時間で＞20 mL/kg） ・高血糖（血糖値＞120 mg/dL，ただし非糖尿病患者）
炎症反応の指標	・白血球増多（WBC＞12,000/μL）または白血球減少（WBC＜4,000/μL） ・白血球数正常で未熟型白血球＞10％ ・CRP高値（＞2.0 mg/dL） ・プロカルシトニン高値（＞0.5 ng/mL，重症敗血症＞2.0 ng/mL） ・IL-6高値（重症敗血症＞1,000 pg/mL）
循環動態の指標	・低血圧（成人では収縮期血圧＜90 mmHgもしくは平均血圧＜70 mmHg，または収縮期血圧40 mmHg以上の低下，小児では年齢基準値よりも2 SD以上の低下）
臓器障害の指標	・低酸素血症（PaO_2/FiO_2＜300 Torr） ・急な尿量減少（尿量＜0.5 mL/kg/時） ・Creの上昇（＞0.5 mg/dL） ・凝固異常（PT-INR＞1.5またはAPTT＞60秒） ・イレウス（腸蠕動音の消失） ・血小板数減少（＜100,000/μL） ・高ビリルビン血症（T-Bil＞4 mg/dL）
臓器灌流の指標	・高乳酸血症（＞2 mmol/L） ・毛細血管再充満時間の延長，またはまだらな皮膚

SD：standard deviation（標準偏差），PT-INR：prothrombin time-international normalized ratio（プロトロンビン時間国際標準比），APTT：activated partial thromboplastin time（活性化部分トロンボプラスチン時間）
文献1を改変して転載

ある．特に呼吸数はベッドサイドで簡単に測定でき，敗血症の早期発見につながる指標となりうる（表1）．この時点で緊急性があると判断した場合には，精査よりも蘇生を優先しモニターの装着や静脈路の確保，集中治療室への連絡や上級医・主治医グループへの報告・連絡・相談を即時に行えるようにしておく．

2 病歴の収集・ベッドサイドでの所見の収集

緊急性を示唆する所見がなく，ある程度の時間的余裕がある場合には，より詳しい病歴や身体所見を収集する．病歴は診療録に記載されている既往歴や最近の抗菌薬投与歴，内服薬やアレルギー歴，検温表の排尿・排便回数の記録などを十分に活用する．身体診察は頭頂部から足先まで（top to bottom approach）を意識し，必要性が大きいと思う部分を考慮しながら迅速に確認する．筆者は術後に限らず感染症を念頭においた場合には15の部位をチェックするようにしている（表2）．これらの所見のほかに手術創部の状態，現在投与中の点滴製剤の確認，膀胱留置カテーテルバッグ内の尿量や混濁，使用しているデバイスの状況なども参考になる．

表2 感染症を疑うときに身体所見をとるべき部位

①中枢神経感染症（髄膜炎，脳炎，脳膿瘍）
②副鼻腔炎
③中耳炎・外耳炎
④咽頭炎
⑤肺炎
⑥心内膜炎
⑦腸管内感染症
⑧腹腔内感染症
⑨尿路感染症・腎盂腎炎
⑩骨盤内炎症性疾患
⑪前立腺炎
⑫肛門周囲膿瘍
⑬皮膚感染症
⑭関節炎
⑮末梢・中心静脈ライン感染症

文献2を参考に作成

表3 発熱に対する非感染性の鑑別疾患

①血腫・血清腫
②手術侵襲による発熱（いわゆる吸収熱）
③血栓症（DVT，肺血栓塞栓症）
④非感染性の炎症（痛風・偽痛風，膵炎）
⑤出血もしくは臓器虚血（脳出血，くも膜下出血，心筋梗塞，腸管虚血，小腸梗塞）
⑥薬剤熱
⑦薬剤・アルコールの離脱症状
⑧輸血による発熱性副作用（溶血性副作用，発熱性非溶血性副作用など）
⑨甲状腺中毒症
⑩副腎不全
⑪腫瘍熱

DVT：deep venous thrombosis（深部静脈血栓症）
文献3を参考に作成

3 鑑別疾患の検討

　この時点で立ち止まって発熱の原因を推定していくことになるが，実際には病歴や所見を収集しながら同時並行で思考をめぐらしてゆく．鑑別は**「感染性と非感染性」**，**「手術から発熱までの期間」**の2つの軸をベースに考えると漏れが少ない．感染症については表2の15部位を念頭に鑑別をあげ，非感染性については表3にまとめたので参照してほしい．しかし多忙な日常業務のなかでこれらをすべて鑑別していくのは容易ではない．2つ目の軸である"**手術から発熱までの期間**"によって**好発する熱源が違う**ため，術後患者では特に，その期間ごとにレビューしていく．

2. 手術から発熱までの期間

　発熱の鑑別診断を考えるうえで術後から発熱までの時間経過が1つの重要なfactorである．術後発熱のタイミングは大きく①**手術直後**，②**術後急性期**，③**術後亜急性期**，④**術後晩期**の4つに分けることができる（表4）[3]．

1 手術直後

　この時期の発熱は，**手術侵襲そのものによる発熱**を除けば，手術中や術前後に使用された**薬剤・血液製剤による発熱**，手術前から発症している**外傷・感染症**，**悪性高熱**などに比較的限定される[3]．

　手術侵襲に伴う発熱は，手術による組織障害によって産生されるインターロイキンやTNF-αなどのサイトカインを介した発熱であり，通常は術後2〜3日の自然経過で改善する．発熱の程度や持続時間はその術式により異なることが知られており[4]，一般的に長時間手術や広範囲に及ぶ手術で顕著である．例外的に重症な頭部外傷の手術侵襲による発熱は徐々に改善するが，週単位で続くことがある[5]．

表4　術後期間と頻度の高い鑑別疾患

手術から発熱までのタイミング		鑑別疾患
手術直後	手術室内〜帰室数時間	・手術中や術前後に使用された薬剤・血液製剤による発熱 ・手術前から発症している外傷・感染症 ・悪性高熱
術後急性期	術後1週間以内	・肺炎 ・尿路感染症 ・手術部位感染症 ・カテーテル関連血流感染症 ・ウイルス性の上気道炎
術後亜急性期	術後1〜4週間	・手術部位感染症 ・カテーテル関連血流感染症 ・*Clostridium difficile* 感染症 ・薬剤熱 ・静脈血栓症・肺血栓塞栓症
術後晩期	術後1カ月以降	・手術部位感染症 ・輸血後感染症（B型肝炎やC型肝炎など）

文献3を参考に作成

　一方で薬剤による手術直後の発熱は，抗菌薬や血液製剤による免疫アレルギー機序を介した反応であり，低血圧や発疹を伴う．

　外傷や手術前からの感染症は病歴から明らかなことが多い．また悪性高熱による発熱は典型的には原因となる薬剤（筋弛緩薬など）を投与して30分以内に起こることが多く，迅速な診断とダントロレンの投与や全身管理を注意深く行う必要がある．

2 術後急性期

　術後1週間以内の発熱の原因は多岐にわたるためさまざまな原因を検討する必要がある．**院内感染症の頻度が増える時期**ではあるが，稀にウイルス性の上気道炎などの市中感染症による場合もある．また院内感染症のなかでも特に頻度の高いのは**肺炎**や**尿路感染症**であるが，そのほかにも重要なものとして手術部位感染症（surgical site infection：SSI）やカテーテル関連血流感染症（catheter-related bloodstream infection：CRBSI）がある．

　肺炎はSpO₂の低下や喀痰の増加などを認める場合には注意深く聴診を行うとともに，胸部X線や胸部CTで画像的に確認する．炎症を起こしている肺区域が背側の場合を考え，前胸部だけでなく積極的に背部に聴診器を当てたり，左右差をくり返し比較し続けたりすることが重要である．人工呼吸器関連肺炎（ventilator-associated pneumonia：VAP）や嚥下性（誤嚥性）肺炎としての発症が多く，特に手術時に長時間の人工呼吸器下にあった場合にはVAPの頻度が増加する[6]．人工呼吸器から離脱した後は徐々にそのリスクは低下していき，1週間以上経過してからの発症頻度は低いといわれる．一方，嚥下性（誤嚥性）肺炎を疑うきっかけは，鎮静薬の影響で意識レベルが低下している場合や，術後に嘔吐した場合，経鼻胃管が留置されている場合などである．

　尿路感染症も術後発熱の原因としてcommonな疾患の1つであり，泌尿器科手術の術後や長期膀胱留置カテーテルの場合に特に発症しやすい．ほかにもCRBSIは術後亜急性期に多いとされるが，術後1週間以内にも発症しうるため，疑った場合にはカテーテル抜去が必要である．またSSIについても同様に亜急性期に多いが，これについての詳細は成書を参照されたい．

表5 中心静脈カテーテル関連感染症を疑う状況

①刺入部に感染を示唆する発赤，腫脹，熱感，圧痛を認める場合
②中心静脈カテーテルが救急外来などで緊急で挿入されていた場合
③感染症を示唆する症状・所見があるにもかかわらず，それ以外の明らかな原因が見つからない場合
④血液培養で黄色ブドウ球菌やコアグラーゼ陰性ブドウ球菌，カンジダなどが検出された場合
⑤カテーテルおよび末梢血管から採取した血液培養が両方とも陽性の場合
⑥抗菌薬投与開始48時間経過しても血液培養が陰性化しない場合

文献7を参考に作成

表6 薬剤熱を疑う状況

①薬剤熱を起こす薬剤が投与されている
②発熱しているが，全身状態が良好である
③薬剤中止後48〜72時間で軽快する
④比較的徐脈（relative bradycardia）がみられることがある
⑤好酸球増多や肝機能障害を伴う

文献2を参考に作成

3 術後亜急性期

前述のCRBSIやSSIの頻度が特に多くなる時期であるが，ほかにも抗菌薬投与に起因する *Clostridium difficile* 感染症や薬剤熱，深部静脈血栓症，肺血栓塞栓症などが候補にあがる．

CRBSIについては好発する典型的な時期であり，集中治療室などで中心静脈カテーテルが留置されている場合には常に注意を要する（表5）．刺入部に感染を示唆する発赤，腫脹，化膿性分泌物の存在がある場合には迷うことなく抜去するが，実臨床で典型的なこれらの所見がそろうことは少なく，10％以下である[8]．そのため中心静脈カテーテルによるCRBSIを疑った場合には，血液培養（2セットのうち1セットはカテーテル経由で採取）やカテーテル先端培養を採取し，適切な抗菌薬の投与を開始する．なにより不必要なカテーテルは発熱を含めた感染徴候がなくとも可及的に抜去していく姿勢が望ましい．

薬剤熱についてはこの時期に起こることが多い．ペニシリン系抗菌薬やセフェム系抗菌薬は薬剤熱を起こしやすいうえに術後患者では投与されている頻度が高いため非常に重要である[9]．術後投与されやすい薬剤で薬剤熱を起こしうるものには利尿薬，H_2受容体拮抗薬，フェニトインなどがあげられる[2]．薬剤熱は薬剤投与により発症し，中止により改善することが特徴であり，いつでも診断可能な検査値や画像所見があるわけではないので，可能性として疑うことが診断につながる．薬剤熱を疑うべき状況を表6にまとめたので参考にしてほしい．

4 術後晩期

術後1カ月以上経過した患者は多くがすでに退院した後であり，発熱の原因のほとんどは感染症が占める．周術期に血液製剤を投与した場合には肝炎ウイルスなどの輸血後感染症を考慮する必要があるが，頻度は低い．日本赤十字社の医薬品情報によれば，2003〜2013年で最も感染の多かったB型肝炎ウイルスでも年間4〜20例程度である[10〜12]．

Advanced Lecture

■ 腹部手術症例の場合

　術後の期間ごとの一般的な発熱に対する鑑別疾患を紹介した．ただし本症例のような上腹部手術の場合には，ほかの手術後と比較して腹部深部膿瘍や急性膵炎の頻度が多い点が特徴的である．術後急性膵炎は一般的な膵炎と同様に血清アミラーゼやリパーゼの上昇や超音波・CTなどの画像所見をもとに診断することになる．一方で腹部深部膿瘍は画像的に液体貯留が確認されても，それが膿瘍なのか，血腫なのか（非感染性の血腫でも発熱の原因となるが特異的な治療は必要ない），発熱には関与しない偶発的な発見であるのか，その鑑別は難しいことが多い．一般に，術後1週間以上経過後の画像評価で腹腔内に液体貯留が判明した場合，術後の生理的な滲出液でなく，膿瘍である可能性が高いと考えられている．穿刺吸引による性状の確認が有用であり，疑わしい場合には嫌気性菌カバーを含めた抗菌薬投与を行う．

おわりに

　術後患者の発熱に対するアプローチについて概説した．病院内での発熱患者への対応と基本的なアプローチのしかたは同じだが，基礎疾患や術式などのバックグラウンドにより発熱の原因や経過はさまざまである．個々の術後管理については，ぜひそれぞれ成書を参考に理解を深めていってほしい．

文献・参考文献

1) 日本集中治療医学会Sepsis Registry委員会：日本版敗血症診療ガイドライン．日集中医誌，20：124-173，2013
2) 「感染症入門レクチャーノーツ」（大野博司/著），医学書院，2006
3) Weed HG, et al：Postoperative fever. UpToDate, 2016
4) Dauleh MI, et al：Open versus laparoscopic cholecystectomy：a comparison of postoperative temperature. J R Coll Surg Edinb, 40：116-118, 1995
5) Sazbon L & Groswasser Z：Outcome in 134 patients with prolonged posttraumatic unawareness. Part 1：Parameters determining late recovery of consciousness. J Neurosurg, 72：75-80, 1990
6) Horan TC, et al：Nosocomial infections in surgical patients in the United States, January 1986-June 1992. National Nosocomial Infections Surveillance（NNIS）System. Infect Control Hosp Epidemiol, 14：73-80, 1993
7) 「レジデントのための感染症診療マニュアル 第3版」（青木眞/著），医学書院，2015
8) Raad II & Bodey GP：Infectious complications of indwelling vascular catheters. Clin Infect Dis, 15：197-208, 1992
9) Mackowiak PA：Drug fever：mechanisms, maxims and misconceptions. Am J Med Sci, 294：275-286, 1987
10) 日本赤十字社医薬品情報：ウイルス 輸血用血液製剤に混入する原因．http://www.jrc.or.jp/mr/reaction/infection/virus/
11) 日本赤十字社医薬品情報：発熱性非溶血性副作用．http://www.jrc.or.jp/mr/reaction/non_hemolytic/febrile/
12) 日本赤十字社医薬品情報：溶血性副作用．http://www.jrc.or.jp/mr/reaction/hemolytic/

プロフィール

入山大希（Hiroki Iriyama）
筑波大学附属病院水戸地域医療教育センター水戸協同病院総合診療科

矢野晴美（Harumi Yano）
筑波大学附属病院水戸地域医療教育センター水戸協同病院感染症科

第3章 術後合併症の内科的管理

4. 術後せん妄

片山皓太,金井貴夫

Point

- うつ病や認知症とせん妄は混同しやすく,併存することが多いため,せん妄を正しく診断する
- 投与しなくてもよい薬物,改善できる環境整備など取り除けるものは排除する
- 薬物療法は緊急時のみ適用する

はじめに

　せん妄とは,表1の診断基準[1]にあるように,急性の可逆的な意識水準の変化した状態に精神興奮が加わって,情動興奮,錯覚や幻覚,妄想状態を呈してまとまりのない行動がみられるものをいう.「認知症ではないか?」あるいは「うつ病ではないか?」などと解釈されて適切に対処されないことが多いため,医療者は積極的にせん妄を疑う姿勢が必要だろう.

　術後せん妄とは,多くは**術後1～3日目に起こる意識水準の変化**をいう.せん妄は急性期疾患や基礎疾患の急性増悪の場合にみられることが多いが,術後せん妄では術前の病状は安定していることが多く,手術による侵襲や麻酔,鎮痛薬などが関与しているといわれている.報告によりさまざまだが,5～15％程度の頻度で術後せん妄が起こるとされる.骨盤骨折や血管手術が必要な患者ではリスクが高く,発症率は30％以上[2]ともいわれている.せん妄は,死亡率の増加や医療費増大,入院期間の延長に寄与するといわれているが,術後せん妄でも死亡率増加のリスクが上昇する[3].

症例

　79歳女性のAさん.
　ひとり暮らしをしていたが,認知症があるため2カ月前に娘夫婦の家に転居した.
　変形性股関節症が進行し人工股関節全置換術を予定され2日前に入院した.1日前,手術は無事に終了してその日の夕方の回診時には「ありがとうございます」と笑顔で言っていた.
　本日の朝の回診時には問題なかったが,昼から急に「もう家に帰る.助けて～助けて～」と叫びだし,スタッフに殴りかかろうとした.
　「先生,もう手に負えません.早く来てください」と看護師に懇願され患者のもとにいくことになった.

表1 せん妄の診断基準(DSM-V)[1]

①意識障害:ボーっとしていて周囲の状況をよくわかっていない
②日内変動:短時間(時間から日単位)で発症し,1日の中で症状のむらがある
③認知機能・知覚の異常:見当識障害,幻覚,妄想など
④明らかな背景疾患はなく,昏睡などの重篤な覚醒水準の低下も発症前になかった
⑤原因となる薬物,あるいは身体要因が存在する
*上記をすべて満たす場合,せん妄の診断に該当する

表2 周術期せん妄の危険因子やトリガー

危険因子	トリガー
・認知症 ・うつ病 ・71歳以上 ・鎮静薬やベンゾジアゼピン系薬剤の術前使用 ・自己申告でのアルコール飲用者 ・せん妄の既往 ・視覚障害 ・重篤な疾患に罹患 ・BUN/クレアチニン比＞18 ・喫煙者 ・血管手術 ・抑うつ症状 ・注意障害	・急性の痛み ・身体拘束の使用 ・低栄養 ・24〜48時間以内に3種類以上の薬剤使用 ・尿道カテーテルの使用 ・電解質や輸液の異常 ・手術での出血過多・術中の大量輸血

文献4を参考に作成

表3 confusion assessment method:CAM[5]

①急性発症,症状の動揺
②注意力の欠如
③思考の混乱
④意識レベルの変化
*①と②を満たし,③または④があるときにせん妄の可能性が高い

1. せん妄の評価・スクリーニング

1 せん妄の危険因子・トリガー

　本人が「ぼんやりしている」と訴えてきたり,家族や看護師から「(点滴などの)自己抜去」「夜だけ様子が変わる」などといわれたりする場合はせん妄を疑う.周術期せん妄の危険因子やトリガーには,表2のようなものがある[4].この症例では,高齢で認知症がある高リスク患者であり,見当識障害や注意障害を認めている.症状の日内変動があることもせん妄の特徴になる.

2 評価・スクリーニング

　せん妄のスクリーニングとしてはさまざまなツールがいわれているが,**confusion assessment method(CAM)が最も正確**であるといわれている(表3)[5].CAMはせん妄のスクリーニングに関して感度,特異度はともに90%を超え,5分程度で評価できることから頻用されている.表3

表4 意識障害の原因となる「AIUEOTIPS」

A	Alcoholism	急性アルコール中毒，Wernicke脳症
I	Insulin	低血糖，糖尿病性昏睡
U	Uremia	尿毒症
E	Encephalopathy Endocrinopathy Electrolytes	高血圧性脳症，肝性脳症 甲状腺・副甲状腺・副腎クリーゼ，粘液水腫 低または高ナトリウム・カルシウム・マグネシウム血症
O	Opiate or other overdose O_2 & CO_2	鎮静薬，トランキライザー，麻薬 低酸素症，一酸化炭素中毒，高炭酸ガス血症
T	Trauma Tumor Temperature	脳挫傷，硬膜下血腫，硬膜外血腫 脳腫瘍 低体温，高体温
I	Infection	髄膜炎，敗血症，脳炎，脳膿瘍，結核，梅毒，肺炎
P	Psychiatric	統合失調症，ヒステリー，中枢神経抑制薬，うつ病
S	Syncope Seizure Stroke	心拍出量低下，房室ブロック，洞不全症候群，急性心筋梗塞，心筋炎，血管迷走神経反射，大量出血 てんかん 心血管疾患

表5 せん妄の原因

直接因子	（＝意識障害の原因となるもの）
誘発因子	睡眠妨害・断眠，精神的ストレス，感覚遮断・感覚過剰，ICUや拘束などの環境要因
準備因子	高齢，血管障害，認知症など脳の脆弱性要因

に示した項目のうち①と②は患者本人のケアに携わる看護師から，③と④は日常生活でともに時間を過ごした家族からの聴取が重要となる．

3 原因

せん妄と診断されれば，「せん妄の原因」を考える．せん妄の原因は，意識障害の原因でもあるため意識障害の鑑別に用いられる「AIUEOTIPS」（表4）の項目を鑑別していく必要がある．せん妄の原因は複数あることの方が多いため，原因を1つみつけて安心することなく，網羅的にチェックしていく必要がある．鎮静薬・睡眠薬，抗コリン薬，抗痙攣薬，降圧薬，抗Parkinson病薬，強心薬，テオフィリン製剤，抗ヒスタミン薬，NSAIDs，ステロイド，アルコールなどの薬物も原因となるため，術後に新たな薬が追加されたときは相互作用も考慮して「薬が原因ではないか？」と問い直してみる必要がある．

せん妄の原因は，このような意識障害の原因となりうる「直接因子」のほかに，「誘発因子」と「準備因子」がある（表5）．

2. せん妄に対するケア・治療

1 せん妄に対するケア

せん妄の治療には，原因疾患の治療・原因薬物の除去のほか，症状に応じて抗精神病薬などに

表6　せん妄の治療（米国精神医学会治療ガイドライン）[6]

①薬物療法
②環境的・支持的介入：
　1）環境的介入
　　・照明の調整
　　・日付，時間の手がかり
　　・眼鏡，補聴器の使用
　　・親しみやすい環境を整える
　2）オリエンテーションをくり返しつける
　3）家族への適切な説明

表7　せん妄の看護ケア[6]

①点滴ルートの工夫，点滴時間の工夫
②障害物，危険物（はさみ，ナイフなど）の除去
③離床センサーの設置
④適切な睡眠・覚醒リズムを確保
⑤痛みなどのストレスをコントロール
⑥日中の覚醒を促して入眠まで家族に付き添ってもらう
⑦環境をあまり変更しない
⑧看護者を一定にする

よる薬物療法，環境整備が含まれる．**表6**の②以降や**表7**に示したような非薬物療法がより有効である[6]．日常診療で常に，点滴や尿道カテーテル，モニター，身体抑制，酸素投与などの継続が必要かどうか考える習慣をつけておきたい．

2 せん妄に対する薬物療法

患者や医療者に危険が及びそうな場合などには薬物療法を考える．だが，薬物療法が予後を改善させるかは不明であり，**薬物療法はあくまで緊急的な対処**であることを肝に銘じておきたい．

ハロペリドール（セレネース®）は循環・呼吸機能に及ぼす影響が少なく有用である．股関節の手術を受ける高齢者を対象に，術前から術後3日後までハロペリドール1.5 mg/日を予防投与した場合，プラセボ投与と比較してせん妄の発症率，有症状期間・入院日数の改善に寄与したという報告がある[7]．ただ，副作用としてQT延長やParkinson症状がみられるため注意が必要である．

非定型抗精神病薬も，ハロペリドールよりも副作用が少なく高齢者に用いられやすい．股関節または膝関節の手術を受ける65歳以上の高齢者にオランザピン（ジプレキサ®）を術前・術後に5 mg予防投与した場合，プラセボ投与と比較してせん妄の発症率が有意に低下したという報告がある[8]．それ以外には，心臓手術後の患者を対象に意識回復後リスペリドン（リスパダール®）を1 mg予防内服させた場合，プラセボ投与と比較して術後せん妄の発症が有意に低下したという報告がある[9]．クエチアピン（セロクエル®）に関しては小規模な研究しかないが，2つのRCTを含めた8つの研究のレビューでは，プラセボ投与と比較してせん妄が早期に改善できるとされた[10]．

使い分けとしては，緊急時にはハロペリドールの静注または筋注，すぐに効かせたいときはリスペリドン，鎮静作用に重きをおくならクエチアピン，オランザピンだろう．**後2者は糖尿病には禁忌**であることは銘記すべきである．

近年，メラトニン受容体に作用し睡眠・覚醒リズムの調整に関与し睡眠障害に用いられてきたラメルテオン（ロゼレム®）がせん妄予防にも有効であることがわかってきた．65歳以上の入院患者における新規発症のせん妄に対してラメルテオン8 mg/日を投与すると，プラセボ投与と比較してもせん妄の発症が有意に低下したという，小規模ながら日本発の研究が報告された[11]．術後せん妄においても症例報告が散見され，今後の前向き研究が待たれる．

●処方例

〈内服例（65歳以上の場合は下記の半量）〉
- ハロペリドール（セレネース®）1回1～2 mg　1日1回頓用
- オランザピン（ジプレキサ®）1回2.5～5 mg　1日1回眠前（糖尿病の場合は原則禁忌）
- リスペリドン（リスパダール®）1回0.5～1 mg　1日1回夕食後
- クエチアピン（セロクエル®）1回25～50 mg　1日1回眠前（糖尿病の場合は原則禁忌）
- ラメルテオン（ロゼレム®）1回4～8 mg　1日1回眠前

〈点滴例（65歳以上の場合は下記の半量）〉
- ハロペリドール（セレネース®）1回1 mgを生理食塩水50 mLに希釈して1時間で投与

おわりに

せん妄は，正しい診断そして適切な治療やケアが必要である．食道癌の術前に精神科が介入したところ，術後せん妄の頻度などに減少傾向がみられたという[12]．診断に自信がもてない，あるいは，治療やケアが上手くいかないときは，すみやかに精神科専門医やリエゾン看護師，リエゾンチームにコンサルトすることが望ましい．

文献・参考文献

1) 「Diagnostic and statistical manual of mental disorders, 5th edition」（American Psychiatric Association, eds），APA Press, 2013
2) Dasgupta M & Dumbrell AC：Preoperative risk assessment for delirium after noncardiac surgery：a systematic review. J Am Geriatr Soc, 54：1578-1589, 2006
3) Chaput AJ & Bryson GL：Postoperative delirium：risk factors and management：continuing professional development. Can J Anaesth, 59：304-320, 2012
4) Deiner S & Silverstein JH：Postoperative delirium and cognitive dysfunction. Br J Anaesth, 103：i41-i46, 2009
5) Inouye SK, et al：Clarifying confusion：the confusion assessment method. A new method for detection of delirium. Ann Intern Med, 113：941-948, 1990
6) Trzepacz P, et al：Practice guideline for the treatment of patients with delirium. American Psychiatric Association, 1999
http://psychiatryonline.org/pb/assets/raw/sitewide/practice_guidelines/guidelines/delirium.pdf
7) Kalisvaart KJ, et al：Haloperidol prophylaxis for elderly hip-surgery patients at risk for delirium：a randomized placebo-controlled study. J am Geriatr Soc, 53：1658-1666, 2005
8) Larsen KA, et al：Administration of olanzapine to prevent postoperative delirium in elderly joint-replacement patients：a randomized, controlled trial. Psychosomatics, 51：409-418, 2010

9) Prakanrattana U & Prapaitrakool S：Efficacy of risperidone for prevention of postoperative delirium in cardiac surgery. Anaesth Intensive Care, 35：714-719, 2007
10) Hawkins SB, et al：Quetiapine for the treatment of delirium. J Hosp Med, 8：215-220, 2013
11) Hatta K, et al：Preventive effects of ramelteon on delirium：a randomized placebo-controlled trial. JAMA Psychiatry, 71：397-403, 2014
12) 竹内 崇：手術前の精神科介入は術後せん妄の発症予防になりうるか．総合病院精神医学，22：366-372, 2010

プロフィール

片山皓太（Kohta Katayama）
筑波大学附属病院水戸地域医療教育センター水戸協同病院総合診療科
2012年大阪市立大学卒．当院の総合診療科は全国でも珍しいグランド内科方式を採用しさまざまな疾患を診ることができます．はじめは憧れで水戸にやってきましたが，今はその素晴らしさを日々実感しています．

金井貴夫（Takao Kanai）
千葉大学医学部附属病院東金九十九里地域臨床教育センター・東千葉メディカルセンター内科（総合診療科）
詳細は第4章-4参照

第3章　術後合併症の内科的管理

5. 入院時指示の書き方

梶　有貴，五十野博基

● Point ●

- 医師から看護師へ予測される範囲の指示を記載したものが入院時指示である
- 入院時基本指示は患者の状態に応じて頻繁に見直す
- 異常時指示は指示内容により起こりうる合併症も想定しながら出す
- 入院時指示は看護師に詳細まで伝わりやすく，指示系統が明確となるように出す

はじめに

症例

4月のある日，入職したばかりの1年目の研修医が救急外来で頭を抱えている．
「実は指導医A先生から『これから入院になる患者さんの入院時指示を書いておいてね』って言われたのですが…正直どう書いたらいいのかわからなくて．ちょうど先輩のB先生が通りかかったので聞いてみたのですが，『指示なんか適当でいいよー』とのことでした．先生，本当に適当に書いてしまっていいのですか？」

研修医になってはじめて任される仕事の1つに入院時指示のオーダーがある．施設によって取扱い方が異なり煩雑であることが多いのに，もちろん卒前教育で教えてくれる内容ではなく，どの教科書やレジデント本を探しても明確に載っていない．しかも，実は入院時指示を研究した文献は非常に少なく，いまだエビデンスが確立されていない．それを入職したばかりの研修医が書くことになるのだから，困ってしまうのも無理はない．
本稿では，本書のメインテーマ「周術期管理」とは少し離れ，周術期に限らずすべての入院において共通な入院時指示の書き方を解説していく．

1. 入院時指示とは

そもそも入院時指示とは「誰」から「誰」への指示だろうか？それはもちろん，医師から病棟看護師への指示だ．病棟看護師は入院患者の身の回りのケアだけでなく，医師が行う医行為の一部を補ってくれている．ベテランの看護師ともなると薬についての知識もあり，採血も点滴などの手技も神がかり的に上手である．入職したばかりのときに点滴が入らずベテランの看護師に泣

表1 米国での入院時指示の書き方 "ADCA VAN DIML"

A	Admission	入院病棟
D	Diagnosis	診断名・入院目的
C	Condition	全身状態
A	Allergy	アレルギー
V	Vital/Call House Officer	バイタルサイン測定/ドクターコール条件
A	Activity	安静度指示
N	Nursing	看護指示
D	Diet	食事
I	IV	静脈注射
M	Medication	内服指示
L	Labos	検査オーダー

文献1より作成

きついた,という経験は誰しもあるのではないだろうか.最近は特定看護師(ナース・プラクティショナー:nurse practitioner NP)の導入も進み,ますます頼もしい存在になっている.

ただし,このような看護師が行う医行為は,本来ならば「医師の指示に基づく」ことが条件となっている.つまり極端な話をすると,医者は平日休日問わず24時間患者につきっきりで,看護師に指示が出せる状態にあるべき,ということになってしまうが,これではいくら情熱に燃える研修医であっても身がもちそうにない.

このため,医師がいなくても看護師が柔軟に対応できるよう,患者の変化を"**予測**"して,その範囲のなかで看護師が実施すべき行為を指示してもよいとされてきた(保健師助産師看護師法第37条).また,この実施に当たっては指示内容に齟齬が生じないよう,原則として口答指示ではなく文書で示されることが望ましく,それを一般的には「指示」として扱っているようだ.

2. 入院時指示の書き方

入院時指示(=院内指示,継続指示)は施設によって名称・オーダーの方法は異なるが,主に大きく分けると**入院時基本指示**と**異常時指示**(=頓用指示,必要時指示)の2つがある.早速だがその具体的な内容を解説していきたい.

1 入院時基本指示

入院時基本指示(以下基本指示)は**入院中の生活全般にかかわる内容が中心**となる.日本では形式は一定していないのだが,米国の臨床研修では主に"**ADCA VAN DIML**"の内容を入院時指示(admission order)の書き方として採用している(**表1**).

やや項目が独特だな,という印象を受けるのは筆者だけではないだろう.日本では,"ADCA"と"DIML"の部分は基本指示とは別個に聴取・記載していることが多い印象だ.ここでは共通の指示内容である"VAN"の部分(V:バイタルサイン測定,A:安静度,N:看護指示)について詳しく解説する.

1)バイタルサイン測定(+ドクターコール条件)

これは入院中の**バイタルサイン測定**の頻度について記載する項目である.指示では「1日〜検」または「〜時間ごと」と記載することが多い.

表2 Barking, Havering and Redbridge University Hospitals NHS Trustの早期警戒プロトコール

- 収縮期血圧：＜101 mmHg，＞200 mmHg
- 呼吸数：＜9回/分，＞20回/分
- 心拍数：＜51回/分，＞110回/分
- SpO_2（室内気）＜90％
- 尿量：＜1 mL/kg/2時間
- 意識レベル：完全にはっきりしていない

患者が上記の基準を2つ以上満たす，もしくはその懸念を抱いた場合，医師・対応チームをよぶ．

文献7より作成

　バイタルサイン（脈拍，血圧，呼吸数，体温など）の異常は入院中の患者の有害事象に相関関係があり[2,3]，より細かく測定することで状態の悪化を発見する機会が増え，患者の死亡率，罹患率，在院期間，入院費用を減らす可能性がある．そのため，バイタルサインは入院中の管理の"舵取り"を行う重要な判断材料となってくれる．

　ただし，入院患者においてバイタルサイン測定の頻度について調べた文献は少ない．2007年に英国国立医療技術評価機構（NICE）により，入院中の患者で身体的異常が認められている場合，少なくとも12時間ごとの間隔で身体的な観察を行うべき，という推奨が出されている[4]．ただ，これはエビデンスに基づいているわけではなく，NICEガイドライン作成グループのなかでの意見のコンセンサスとして発表されている．また，Handsらのバイタルサイン測定の大規模データを用いた解析では，状態が悪い患者に対しては夜間にもバイタルサイン測定する頻度が高くなったとの報告がある[5]．

　今後，さらに研究が出てくることを期待したいが，筆者は**急性期では少なくともバイタルサイン測定「1日2〜3検（8〜12時間ごと）」**で行うよう指示し，患者の重症度に合わせて，悪ければ測定回数を増やし，状態がよければ減らすようにしている．

　関連してドクターコール条件（以下コール条件）についても説明する．これは特定の病態が出現した際に医者を呼んでもらうよう記載しておく指示である．これも決まった見解はないのが実情だ．

　最近になって，日本でも院内急変に迅速に対応するチームを置く体制，「**rapid response system（RRS）**」を導入している病院も増えてきている．このなかで使われる院内急変を把握するためのスコアであるearly warning scoring（EWS）が，ICU外での危機状況にある患者をみつけるのに役立つとされているのだ[6]．NICEも急性期病院のすべての成人入院患者はEWSを用いたモニタリングを使用するべきだと推奨しており[4]，これはコール条件を記載する際に非常に参考になる．

　このEWSはさまざまな種類が考案されているのだが，ここでは例として，Barking, Havering and Redbridge University Hospitals NHS Trustで作成された早期警戒プロトコールを示す（**表2**）[7]．

　よし，それではこれをそのままコール条件に…，といいたくなるのだが，それはちょっと待っていただきたい．実はそのまま使用すると疾患として変化がない場合でも頻回のコールが来るという，いわゆる「オオカミ少年」状態となってしまう．これまた看護師の負担が増えてしまい嫌がられることになりかねない（筆者も経験がある）．そのため筆者は**表2**の項目を参考にしながらも，各症例の病態によって数値を適宜変えて対応するようにしている．

2) 安静度指示

安静度指示は**病棟での身体活動をどこまで許容するか**，という項目である．

安静度は大きく分けると「ベッド上安静（bedrest）」「ヘッドアップ可（backrest）」「歩行可・安静度フリー」がある．ほかにも状態に応じてさまざまな種類の指示が考えられる．

安静度指示を決定する際の基本として，**入院する前のADLや病態を考慮しながらできる限り早期の離床につなげていくことが重要である**．以下に指示を出す際の注意点をあげる．

① ベッド上安静 vs ヘッドアップ

そんなのどっちだっていいでしょ，と思っている人も多いだろう．Giulianoらによれば，ヘッドアップを行うと血液還流量が減ってしまうことによって心拍出量や血圧の低下を促す可能性が示唆されてきたが，少なくともこれは循環器以外の病気で入院している患者には該当しないと指摘している[8]．また，Grapらも，ヘッドアップによる血圧変化以外は気にしすぎる必要はないと報告している[9]．

一方，ベッド上安静を継続すると，起立性低血圧などを含めた廃用症候群が進むことが指摘されている．これらを考慮すると，血圧に影響するまで循環動態が不安定になっている**超急性期を除いてはベッド上安静よりできるだけヘッドアップを選択した方がよさそうである**．

② 歩行可・安静度フリーの適応

入院時の起立・歩行の適応については厳密に調べられている文献はない．入院前より歩行が可能な患者で運動療法の禁忌に該当するような重篤な状態でなければ，可能な限りの歩行を許可するように心がけていただきたい．

3) 看護指示（清潔指示，尿量測定・体重測定）

① 清潔指示

清潔指示には大きく分けて，「清拭」「シャワー浴」（および「入浴」）があるだろう．

「清拭」か「シャワー浴」かについて調べた研究は少ないが，急性期の心筋梗塞患者を調べた研究では爽快さ，気持ちよさについては清拭よりシャワー浴の方が勝り，合併症も起こさずに行えるとのことである[10]．そのため筆者は患者のADLとして可能であればシャワー浴可の指示を出すことが多い．

② 尿量測定・体重測定

尿量は血圧，脈拍数，呼吸数，体温，意識状態に加えて"第6のバイタルサイン"ともいわれるほど，**臨床上非常に重要な所見だ**．体液量の変化を経時的に知る必要がある症例には尿測を行うよう指示を出す（「in / out」として表記している施設も多い）．慢性心不全，慢性腎不全および腹水などの体液貯留をきたす基礎疾患のコントロールだけでなく，敗血症，重度熱傷といった超急性疾患の循環管理まで非常に幅広く活躍するのでぜひともご活用いただきたい．

また，体重測定も簡便に体液変化をみるためのよい指標で，特に慢性心不全では日本循環器学会のガイドラインでも毎日体重測定することが推奨されている[11]．

もちろん例外もあるが，筆者はおおむね以上のことを考慮して入院基本指示を書いている．ただ，留意いただきたいのは，入院時指示は**患者の状態に応じて頻繁に見直すことが重要である**ということである．いつまでも同じ指示のまま，というのは不必要な患者・病棟看護師の負担が増えるため適切ではない．

まとめとして，入院基本指示の一例を示す（**表3**）．あくまで例であるため，すべての症例に当てはめるのではなくおのおの工夫いただければと思う．

表3 入院基本指示の一例（78歳男性・診断：市中肺炎・入院時）

```
【入院病棟】　2東病棟
【診断名】　市中肺炎
【バイタルサイン測定】　1日2検
【安静度】　トイレ歩行可
【看護指示】　・清潔：シャワー可
　　　　　　・in/out：なし
【Dr Call条件】　以下のような病態があれば，平日日中は担当医，夜間・休日は
　　　　　　　　当直医にご連絡下さい．
　　　　　　　　　・収縮期血圧＜90 mmHg，＞220 mmHg
　　　　　　　　　・呼吸数＜9回，＞30回
　　　　　　　　　・心拍数＜51回/分，＞120回/分
　　　　　　　　　・酸素飽和度（室内気）＜90％
　　　　　　　　　・意識レベル　JCS 2桁以上になったとき
以上，ご不明な点があれば総合診療科　水戸京介（院内PHS番号：7777）ま
でご連絡下さい．
```

表4 包括的指示が成立するための4条件

①対応可能な患者の範囲が明確にされていること
②対応可能な病態の変化が明確にされていること
③指示を受ける看護師が理解しうる程度の指示内容（判断の基準，処置・検査・薬剤の使用の内容など）が示されていること
④対応可能な範囲を逸脱した場合に早急に連絡をとりその指示が受けられる体制が整っていること

文献1より引用

2 異常時指示（頓用指示）

　患者が**特定の症状・病態が出現した際に看護師に施行すべき方針を記載した指示**である．「発熱時」，「疼痛時」，「不眠時」，「嘔気時」，「不穏時」などが代表的な項目となる．ここでは誌面の関係上，それぞれの詳細については対症療法を特集した成書を参照していただきたい（術後患者であれば本誌の別稿，「**第1章-4.術後の疼痛管理**」「**第3章-3.術後の発熱**」「**第3章-4.術後せん妄**」を参照）．

　ただし，異常時指示は，**指示内容を行うことで起こりうるリスクも予想できる**，という条件で出しておくようにしてほしい．頓用の薬剤が自動的に処方され，その副作用によって合併症をきたしているのを病棟でたびたび見かけることがある．

3. 入院時指示を書く際の注意事項

　最後に，入院時指示を書く際の注意事項を確認しておこう．2009年から行われた厚生労働省による「チーム医療推進のための看護業務検討ワーキンググループ」の検討会資料[12]のなかで，「（包括的）指示」が成立する前提条件として**表4**の4つの条件があげられている．

　まとめると，**看護師に具体的で詳細まで伝わりやすい，指示系統を明確にした指示にしておく**ことが条件といえるだろう．ある程度テンプレート化しておくことも工夫の1つだろう．また，医療文書の書き方の基本として医療安全上，**読みやすい文字で専門用語や略語は避ける**習慣を日頃から身につけておくことが大切である．

おわりに

　以上，入院時指示の書き方について，できるだけ一般化した形で解説した．ここまで読んでくださった読者の皆さんはもうお気づきかもしれないが，入院時指示の書き方は案外「適当」なのだ．その意味では冒頭の先輩B医師の助言は正しい．ただし，"雑に，無責任に"という意味の「テキトー」とは異なる意味で，と断っておこう．臨床の世界には「適当」に判断しなければならない場面がたくさんあるのだ．

文献・参考文献

1) 「米国式 症例プレゼンテーションが劇的に上手くなる方法」(岸本暢将／編著)，羊土社，2004
2) Hillman KM, et al：Duration of life-threatening antecedents prior to intensive care admission. Intensive Care Med, 28：1629-1634, 2002
3) Bleyer AJ, et al：Longitudinal analysis of one million vital signs in patients in an academic medical center. Resuscitation, 82：1387-1392, 2011
4) National Institute for Health and Clinical Excellence.：Acute illness in adults in hospital：recognising and responding to deterioration, 2007
   https://www.nice.org.uk/guidance/cg50
5) Hands C, et al：Patterns in the recording of vital signs and early warning scores：compliance with a clinical escalation protocol. BMJ Qual Saf, 22：719-726, 2013
6) Goldhill DR, et al：A physiologically-based early warning score for ward patients：the association between score and outcome. Anaesthesia, 60：547-553, 2005
7) Institute for Healthcare Improvement：How-to Guide：Deploy Rapid Response Teams
   http://www.ihi.org/resources/Pages/Tools/HowtoGuideDeployRapidResponseTeams.aspx
8) Giuliano KK, et al：Backrest angle and cardiac output measurement in critically ill patients. Nurs Res, 52：242-248, 2003
9) Grap MJ, et al：Predictors of backrest elevation in critical care. Intensive Crit Care Nurs, 19：68-74, 2003
10) Lopes JL, et al：Bed and shower baths：comparing the perceptions of patients with acute myocardial infarction. J Clin Nurs, 22：733-740, 2013
11) 循環器病の診断と治療に関するガイドライン(2009年度合同研究班報告)，慢性心不全治療ガイドライン(2010年改訂版)．
    http://www.j-circ.or.jp/guideline/pdf/JCS2010_matsuzaki_h.pdf (2016年3月閲覧)
12) 厚生労働省：第29回チーム医療推進のための看護業務検討ワーキンググループ資料，2012
    http://www.mhlw.go.jp/stf/shingi/2r9852000002p34z.html
13) 「主治医として診る 救急からの入院治療 入院判断から退院まで」(岩田充永／編)，羊土社，2010
    ↑第7章に本稿では割愛させてもらった「異常時指示」について，具体的な例を通しての解説が載っており大変勉強になる．

プロフィール

梶　有貴（Yuki Kaji）
筑波大学附属病院水戸地域医療教育センター水戸協同病院総合診療科
東京医科歯科大学大学院医歯学総合研究科 PDCA医療クオリティマネージャー養成プログラム
詳細は第2章-1参照

五十野博基（Hiroki Isono）
筑波大学総合診療グループ／筑波大学附属病院水戸地域医療教育センター水戸協同病院総合診療科

第4章 周術期の患者管理，こんなときどうする？

1. ステロイド内服中の対応は？

戒能賢太，五十野桃子，野牛宏晃

Point

- ステロイド内服患者には，周術期の急性副腎不全症のリスクがあり，症例によってはステロイドの追加補充を要する
- 術前の適切な評価によりステロイドの追加補充の適否，補充量を決定する
- ステロイドの副作用による周術期合併症に常に留意する

はじめに

内因性ステロイド分泌は，視床下部‐下垂体‐副腎（hypothalamic pituitary adrenal：HPA）系により制御され（図1），健常者におけるコルチゾール分泌量は平常時で5〜10 mg/m^2（20〜30 mg/日，プレドニゾロン換算で4〜6 mg/日）[1]，ストレス時には最大300 mg/日まで増加することが知られている[2]．外科的侵襲によって生体におけるコルチゾールの需要が増大した場合，HPA系が何らかの原因で障害されている，あるいは抑制されていると，コルチゾールの相対的不足から急性副腎不全症（副腎クリーゼ）を発症する．この相対的な不足分を補うためにステロイドを追加補充することを，一般に「ステロイドカバー」という．本稿では，下記の症例をもとに，具体的なステロイドカバーの方法や，その基本となる考え方を解説していく．

症例

73歳男性．60歳まで30本/日の喫煙歴がある．肺腺癌の診断で化学療法（カルボプラチン＋ペメトレキセド）を施行されるも，ペメトレキセドによる間質性肺炎を合併し，1カ月前にステロイドパルス療法（メチルプレドニゾロン1,000 mg/日×3日間）を施行された．後療法としてプレドニゾロン60 mg/日の内服を開始され，現在，プレドニゾロン20 mg/日まで減量されている．経過中に気胸を合併し，胸腔ドレナージを施行されるも改善なく，胸腔鏡下肺部分切除術施行の方針となった．その他，テルミサルタン（ミカルディス®）20 mg/日，シルニジピン（アテレック®）20 mg/日，エソメプラゾール（ネキシウム®）20 mg/日を内服中で，術前の血液検査でHbA1c 7.4 %であった．これまで糖尿病は指摘されていない．

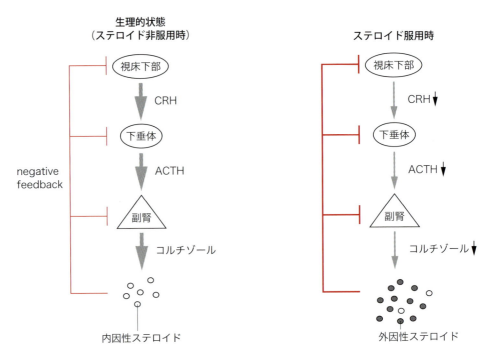

図1 視床下部−下垂体−副腎（HPA）系のフィードバック機構
CRH：corticotropin-releasing hormone（副腎皮質刺激ホルモン放出ホルモン），ACTH：adrenocorticotropic hormone（副腎皮質刺激ホルモン）

1. ステロイド内服患者の背景

　ステロイド内服患者には，原発性・続発性副腎不全症に対する生理的なコルチゾールの補充療法としてステロイドが使用されている場合と，抗炎症・免疫抑制薬として使用されている場合がある．前者の場合，生体は外因性ステロイドに依存しているため，ストレス時におけるコルチゾールの需要増大に対しては追加補充が必要である．一方後者の場合，生理的量を上回るステロイドを長期間投与された場合に限りHPA系の抑制から内因性ステロイド分泌の低下をきたす（negative feedbackによるCRH，ACTHの分泌抑制が副腎の萎縮をもたらす）ため（図1），内服の量や期間によって外科的侵襲に対する補充の必要性は異なる．

　ステロイド内服患者における周術期リスクは，「ステロイドの副作用によるリスク」，「急性副腎不全症のリスク」，「ステロイドの一時的な増量によるリスク」の3つに大きく分類されるため，各症例でそれぞれのリスクを考慮し，必要な症例にのみ適切量のステロイド補充を行う必要がある．

2. ステロイドの副作用による周術期合併症

　患者が生理的量を上回るステロイドを長期間投与されている場合，以下のような周術期合併症の発生に注意する．

表1 ステロイドの等価換算表

種類	商品名	等価換算量(mg)	抗炎症作用	鉱質コルチコイド作用	作用時間(時)
ヒドロコルチゾン	コートリル® ソル・コーテフ® サクシゾン®	20	1	1	8〜12
プレドニゾロン	プレドニゾロン プレドニン®	5	4	0.8	
メチルプレドニゾロン	メドロール® ソル・メドロール®	4	5	0.5	12〜36
トリアムシノロン	レダコート® ケナコルト-A®			0	
フルドロコルチゾン	フロリネフ®	−	10	125	
デキサメタゾン	オルガドロン® デカドロン®	0.75	30	0	36〜72
ベタメタゾン	リンデロン®				

文献3, 4を参考に作成

- 創傷治癒遅延, 縫合不全
- 皮膚, 表在血管, 他組織の脆弱性（軽度の皮膚圧迫による皮下血腫や皮膚潰瘍, テープを剥がす際の表皮剥離, 縫合時の腸管損傷など）
- 骨折, 感染症, 消化管出血や消化性潰瘍

3. 急性副腎不全症のリスク評価

　生理的量の補充としてステロイド内服をしている患者は外因性ステロイドに依存しているため, 急性副腎不全症を予防するためには外科的侵襲の程度に応じたステロイドの補充が必要となる.

　生理的量を上回る長期のステロイド投与によってHPA系の抑制が想定される患者に対しては, ステロイドの投与量・期間に応じて内因性ステロイド分泌の低下を予測する必要がある. 評価の際は等価換算表（表1）を用いて内服している薬剤をプレドニゾロン換算し, 以下のようにリスクを予測する.

1 HPA系の抑制が否定的な場合
- ステロイドの服用期間が3週間未満の場合[5]
- プレドニゾロン換算で5 mg未満を毎朝服用している場合[6]
- プレドニゾロン換算で10 mg未満を隔日で服用している場合[7]

2 HPA系の抑制がありステロイド補充を要する場合
- プレドニゾロン換算で20 mg/日以上を3週間以上服用している場合[8]
- ステロイド内服中でCushing徴候を有する場合

3 HPA系の抑制を評価する必要がある場合

・ステロイド内服中で，1，2に該当しない場合
・術前6〜12カ月以内にプレドニゾロン換算で5 mg/日以上を1週間以上服用していた既往がある場合

●ここがポイント
緊急手術のためにステロイド内服歴のみでHPA系の抑制を予測できない場合は，抑制があるとして侵襲度に応じてステロイドの追加補充を行う．

4 HPA系抑制の評価方法

上記3に該当，すなわちHPA系の抑制を否定できない場合は，抑制の程度が症例により異なるため副腎機能を評価する必要がある．主な評価方法には，**早朝コルチゾール測定**，**ACTH負荷試験**の2つがある．

①早朝コルチゾール測定

血液中のコルチゾール濃度は午前4〜8時にピークがあり，夕方から深夜にかけて最低値となる．早朝コルチゾール測定は，午前6〜8時に安静時採血（30分間の安静臥床後に施行）でコルチゾール濃度を測定する方法である（**ACTHも必ず同時に測定**）．一般的には，コルチゾール≧18 μg/dLならば正常，＜4 μg/dLならば抑制されている可能性が高いと判断され，＜18 μg/dLでは後述のACTH負荷試験を行うことが推奨されている[9]．

②ACTH負荷試験

合成1-24 ACTH製剤（コートロシン®注射用0.25 mg/1A）を経静脈投与し，負荷前，負荷30，60分後にコルチゾール値を評価する．排尿をすませ負荷30分前より安静臥床とし，試験中も安静臥床を保って検査を施行する．負荷後のコルチゾール頂値≧18 μg/dLで正常副腎機能と判断し，＜18 μg/dLでHPA系の抑制があると判断する．

●ここがポイント
合成ステロイド薬はデキサメタゾン（デカドロン®）を除き血中コルチゾール濃度に干渉するため，検査前日からデキサメタゾンへの変更（等価換算表を用いる），あるいは投薬中止を要する．

4. ステロイド追加補充の方法（ステロイドカバー）

ステロイドの用量および期間，各種試験によりHPA系の抑制があると判断された場合は，侵襲の程度に応じて追加補充を行う．具体的な外科的ストレス時のステロイド補充量の目安を**表2**に示す．

冒頭の症例では，プレドニゾロン20 mg/日以上を3週間以上内服しており，ステロイドカバーが必要と判断した．外科的侵襲は中等度であり，手術開始時刻は午前10時であったため，術当日の朝は通常量を内服させ，ヒドロコルチゾン（ソル・コーテフ®）25 mgを生理食塩水100 mLに溶解し，午前10時，午後6時，翌午前2時にそれぞれ1時間で点滴静注した（ヒドロコルチゾンは投与後すみやかに血中濃度が上昇するため効果発現が早く，また半減期も短いため用量調整が行いやすい）．合併症なく経過し，術後1日目は午前10時，午後6時，術後2日目は10時に同

表2　副腎不全患者における各種ストレスに対する対応

侵襲度	術式	投与量
局所麻酔	通常歯科治療 皮膚生検	通常の朝内服する量のみ.
軽度	鼠径ヘルニア修復術	常用量を投与のうえ，処置開始時にヒドロコルチゾン25 mgを経静脈的に投与し，処置後は通常量に戻す.
中等度	胆嚢摘出術 部分大腸摘出術 下肢血流再建術 関節置換術 子宮摘出術	常用量を投与のうえ，手術日にヒドロコルチゾン75 mg/日（1回目は術中投与，以降8時間ごとに25 mg）を経静脈的に投与し，合併症がなければ1～2日で漸減し通常量に戻す.
重度	開胸術 膵十二指腸切除術 食道胃切除術 直腸結腸切除術 肝切除術 下垂体腺腫摘出術	常用量を投与のうえ，ヒドロコルチゾン150 mg/日（1回目は術中投与，以降8時間ごとに50 mg）を経静脈的に投与し，合併症がなければ2～3日で漸減し通常量に戻す.

文献10を参考に作成

表3　急性副腎不全症を疑う症候と検査所見

①脱水，低血圧，原因不明のショック
②食欲低下，体重減少，嘔気，嘔吐，下痢
③原因不明の腹痛・急性腹症
④原因不明の発熱，関節痛
⑤予期せぬ低血糖
⑥低ナトリウム，高カリウム血症
⑦貧血，好酸球増多
⑧高カルシウム血症，BUN上昇
⑨色素沈着，白斑

文献11より引用

用量のヒドロコルチゾンを投与し，以降は通常量の内服のみとした．

　術後の漸減方法に関するエビデンスはないが，例えば重度の侵襲度の場合，当院では，手術日は8時間ごとに50 mg，術後1日目は8時間ごとに25 mg，術後2日目は朝に25 mg単回投与というように，おおむね1日ごとに半減させる方法を用いている．

5. 急性副腎不全症を発症した場合の対応

　急性副腎不全症の病態は一義的にはコルチゾール欠乏による循環不全であるが，その他のホルモンや液性因子も相互に病態を修飾している．表3に急性副腎不全症を疑う症候と検査所見の一覧を示す．

　急性副腎不全症は緊急性が高く，随時採血値で副腎不全症を判定せざるを得ない．一般的に，ストレス下の随時血中コルチゾール値が3～5 μg/dL未満で副腎不全症を強く疑い，20 μg/dL以上の場合は否定することができるとされている[12]．

急性副腎不全症を疑えば，ACTH，コルチゾールの検体採取後，直ちに治療を開始する．前述したようにステロイドのなかでも，ヒドロコルチゾンは投与後すみやかに血中濃度が上昇するため効果発現が早く，また半減期も短いため用量調整が行いやすい．加えて糖質コルチコイド作用と鉱質コルチコイド作用の両者を併せもつため，投与するステロイドとして使用が推奨されている[13]．治療方法としては，心機能監視下に500～1,000 mL/時の速度で生理食塩水の点滴静注を施行し，ヒドロコルチゾン（ソル・コーテフ®）100 mgを静注後，5％ブドウ糖液中に100～200 mgのヒドロコルチゾンを混注した溶液を24時間で点滴静注（あるいは25～50 mgのヒドロコルチゾンを6時間ごとに点滴静注）する[14]．

6. ステロイドの追加補充に伴う周術期リスク

周術期に生理的量を上回るステロイド投与を行う場合，以下の周術期合併症に留意する必要がある．

・高血糖
・高血圧
・体液貯留
・感染リスクの増大

上記の周術期合併症の発生は周術期死亡にも関連するため，不必要なステロイドカバーの施行，侵襲度に見合わない過剰なステロイド投与はむしろ有害となる恐れがある．追加補充の必要な患者を適切な術前評価によって抽出し，適切量の投与を行うことが必要である．

冒頭の症例では，術前の血液検査でHbA1c高値を認めており，経過中にステロイド糖尿病を発症したと考えられた．ステロイドの追加補充および外科的侵襲により血糖コントロールの増悪が予想されたため，術当日より血糖測定を行い，スライディングスケールを使用した（詳細は「第2症-11．糖尿病の術前評価と周術期管理」参照）．

おわりに

周術期におけるステロイドカバーについてはエビデンスが乏しいのが現状であり，本稿ではその一例を示したに過ぎない．今後のさらなる評価が期待される分野である．

文献・参考文献

1) Esteban NV, et al：Daily cortisol production rate in man determined by stable isotope dilution/mass spectrometry. J Clin Endocrinol Metab, 72：39-45, 1991
2) Lamberts SW, et al：Corticosteroid therapy in severe illness. N Engl J Med, 337：1285-1292, 1997
3) Adrenocorticotropic hormone；adrenocortical steroids and their synthetic analogs；inhibitors of the synthesis and actions of adrenocortical hormones.「The Pharmacological Basis of Therapeutics. 11th ed.」（Brunton LL, eds），p.1587, McGraw Hill, 2005
4) Donohoue PA：The adrenal gland and its disorders.「Principles and Practice of Pediatric Endocrinology」（Kappy MS, et al, eds），p.403, Charles C. Thomas, 2005
5) Cooper MS & Stewart PM：Corticosteroid insufficiency in acutely ill patients. N Engl J Med, 348：727-734, 2003

6) Axelrod L : Perioperative management of patients treated with glucocorticoids. Endocrinol Metab Clin North Am, 32 : 367-383, 2003
7) Ackerman GL & Nolsn CM : Adrenocortical responsiveness after alternate-day corticosteroid therapy. N Engl J Med, 278 : 405-409, 1968
8) Christy NP : Corticosteroid withdrawal.「Current Therapy in Endocrinology and Metabolism. 3rd ed.」(Bardin CW, eds), pp113-120, BC Decker, 1988
9) Salvatori R : Adrenal insufficiency. JAMA, 294 : 2481-2488, 2005
10) Jung C & Inder WJ : Management of adrenal insufficiency during the stress of medical illness and surgery. Med J Aust, 188 : 409-413, 2008
11) 柳瀬敏彦, 他：副腎クリーゼを含む副腎皮質機能低下症の診断と治療に関する指針. 日本内分泌学会雑誌, 91：1-78, 2015
12) Bouillon R : Acute adrenal insufficiency. Endocrinol Metab Clin North Am, 35 : 767-775, ix, 2006
13) Arlt W : The approach to the adult with newly diagnosed adrenal insufficiency. J Clin Endocrinol Metab, 94 : 1059-1067, 2009
14) Jung C & Inder WJ : Management of adrenal insufficiency during the stress of medical illness and surgery. Med J Aust, 188 : 409-413, 2008
15)「内分泌機能検査実施マニュアル改訂第2版」(成瀬光栄, 他/編), 診断と治療社, 2011

プロフィール

戒能賢太（Kenta Kainoh）
筑波大学附属病院水戸地域医療教育センター水戸協同病院内分泌代謝・糖尿病内科
ジェネラルな視点をもったスペシャリストをめざし，総合診療科の研修医と協力しながら数多くの糖尿病，代謝・内分泌疾患の診療にあたっています．

五十野桃子（Momoko Isono）
筑波大学附属病院水戸地域医療教育センター水戸協同病院内分泌代謝・糖尿病内科

野牛宏晃（Hiroaki Yagyu）
筑波大学附属病院水戸地域医療教育センター水戸協同病院内分泌代謝・糖尿病内科　教授

第4章 周術期の患者管理，こんなときどうする？

2. 高齢者の術前・術後管理で気をつけることは？

廣瀬由美

> ● Point ●
> ・高齢者は加齢による多臓器の機能低下から予備力低下・代償機能低下を引き起こしており，合併症が起こりやすい
> ・高齢者では，医学的介入のみならず，社会，心理，経済など，多方面からの評価・介入が必要である

はじめに

　加齢とともに手術を要する疾患の罹患率は増加する．また，高齢化により高齢者手術数はさらに増加すると予想される．しかしその一方で，手術危険因子となる基礎疾患は増加し，ストレス（手術，疾患など）に対して脆弱となるため，術後の合併症が増加しやすい．
　また無事に手術が終わっても『はい，退院！』という訳にはいかず，ADL低下に対するリハビリや退院後の介護サービス調整，術前後の絶食や手術侵襲で低下した栄養状態の改善など，若中年者に比べて配慮しなければならない点も増える．本稿では，加齢に伴う機能の変化，それに伴うフレイル・ADL，高齢者に多い術後せん妄，術後認知機能障害について述べる．

> **症例**
> 　77歳女性．
> 　糖尿病・高血圧で内服中．徐々に体力が低下しているもののADLは自立しており，自宅で生活していた．検診で胃癌を指摘され，予定手術を受けたが術後せん妄となり，昼夜逆転してしまったため，食事がとれなかったりリハビリが進まず，施設に退院することとなった．

1. 加齢に伴う変化

　加齢に伴って，以下のような変化がみられる．
① 加齢のため多臓器にわたる機能低下
　↓
② 予備力・代償能力の低下
　↓

③ストレス（手術，疾患）に耐えられず，合併症を引き起こしやすくなる
　また，年齢だけでなく，個々の差が大きいのも高齢者における特徴である．

1 それぞれの機能における加齢に伴う変化

1）神経系
　脳血管障害の既往が増加．痛みに対する感度が低下し，**疼痛閾値が上昇する**．慢性的に疼痛があったり，訴えがはっきりしなかったりするため，**疼痛の評価が難しくなる**．また，せん妄や術後認知機能障害などを起こしやすい．

2）呼吸器系
　肺の弾性の減少（細気管支の虚脱や換気血流不均等を生じる），胸郭変形（側彎，亀背など）や呼吸筋力低下による呼吸機能低下がみられる．低酸素血症や高炭酸ガス血症への感受性も低下するうえに，疼痛や薬剤による呼吸抑制や無気肺を起こしやすい．嚥下機能障害や咳嗽反射の低下により，誤嚥性肺炎を術後に発症しやすくなるため，口腔ケア，術前からの呼吸機能訓練，頭部を30°以上に挙上するなどの予防が重要である[1]．

3）心血管系
　動脈硬化や自律神経の変化による血圧変動をきたしやすい．心室肥大や拡張障害のため，ストレス時には肺うっ血を生じやすい．また，心房細動などでの血圧低下をきたしやすくなる．腎機能も低下しており，水分管理には十分な注意が必要となる．

4）腎臓
　間質線維化・萎縮，細動脈の萎縮などにより，腎血流量の減少，糸球体濾過率の減少が起こる．

5）栄養
　食欲低下，歯科的問題，慢性基礎疾患，薬剤，吸収代謝機能低下などにより，栄養状態の低下が生じる．術前の低アルブミン血症は，術後感染などの合併症の増加，死亡率増加と関連する．

2 加齢に伴う薬物動態の変化，薬剤の弊害

　体内水分量の減少や脂肪組織増加などにより，薬剤の分布や代謝が若年者とは異なってくる．臓器血流減少により薬物吸収は低下・遅延し，さらに肝機能低下による代謝の低下や腎機能低下による排泄遅延・低下が生じ，長年同じ薬を服用していても，作用・副作用の出方が変わってくるので注意が必要である．

　高齢者で多くの基礎疾患があると，複数の科・医療機関を受診して投薬を受けていることも多い．例えば，プロトンポンプ阻害薬（proton pump inhibitor：PPI）が循環器内科（抗血小板薬と併用）・整形外科（NSAIDsと併用）から処方されているといったことが起こりうる．入院は薬の確認をするよい機会でもあるため，同効薬が複数投与されていないかを確認し，退院時にそれぞれの主治医にフィードバックすることも重要だろう．

　また，多くの医療機関から処方を受けていても，自己判断で調整していることも多い．糖尿病の薬を出されたがちょうどそのタイミングで下痢をしたから飲まなかった，でも主治医には言っておらず継続処方されている，なんてことも少なからず経験する．そのために術前や検査で入院したときに，処方通り内服しただけであるにもかかわらず副作用が生じることもあり，本人への確認も必要かもしれない．

　薬剤に関しては，日本老年医学会より「高齢者の安全な薬物療法ガイドライン2015」[2]が出版されており，参考されたい．

表1　Friedらのフレイルの定義[4]

| ①意図しない体重減少 |
| ②疲れやすさの自覚 |
| ③活動量低下 |
| ④歩行速度低下 |
| ⑤筋力低下 |
| 5項目中3項目以上でフレイル |

表2　高齢者総合機能評価（CGA）の評価項目

①日常生活動作	ADL：移動，排泄，食事，更衣，清潔ケアなど IADL：外出，買い物，金銭管理，服薬管理，電話，料理，掃除など
②認知・精神的機能	認知機能：MMSE，HDS-Rなど うつ状態：geriatric depression scale（GDS）など 意欲　　：vitality indexなど
③社会的因子	経済状況，介護力（介護者，介護負担），居住環境など
④その他	サルコペニア，フレイル，performance status，慢性疾患など

MMSE：ミニメンタルステート検査，HDS-R：改訂長谷川式簡易知能評価スケール

●ここがポイント
高齢者は術後合併症を起こしやすいが，症状が現れにくく典型的でないために診断が遅れやすい．わずかな変化を見逃さぬよう注意が必要．

2. フレイル

　フレイルとは，健常な状態と，要介護状態の間をさす．加齢に伴う，筋力低下などの身体的問題のみならず，認知機能低下や抑うつ状態などの精神・心理的問題，独居や貧困などの社会的問題などをきたしやすくなる状態のことである．それぞれの問題は相互に影響を及ぼしあい，**軽度のストレスが加わるだけで，要介護状態に陥りやすい**．

　一般的に，フレイルは死亡率増加，施設入所，転倒などと関連するといわれている．

　術後においては，術後合併症の増加（年齢に関係なし），入院期間延長，施設退院の増加，死亡率増加などが報告されている[3]．

　フレイルの定義はまだ定まっていないが，Friedらの定義[4]が用いられることが多い（表1）．

　高齢者では，これに認知・精神的機能，社会因子，慢性疾患などを加え，**高齢者総合的機能評価（comprehensive geriatric assessment：CGA，表2）**を術前評価として施行してもよい．CGA評価項目のうち，performance status，geriatric depression scale，ADL・IADL（instrumental ADL）において術後合併症発生率との相関が報告されている．

●ここがポイント
年齢による身体機能低下だけでなく，ADLや精神面など，多面的評価を！

表3 75歳以上の大腸癌・胃癌術後の合併症

術後合併症	患者数（%）
せん妄	23例（10%）
呼吸不全	18例（8%）
縫合不全	9例（4%）
創感染	8例（4%）
肺炎	8例（4%）
高血圧	7例（3%）
無気肺	5例（2%）
不整脈・低血圧	各4例（2%）
DIC，腸閉塞	各3例（1%）
排尿障害，敗血症，真菌感染症，創離開，吻合部狭窄	各2例（1%）
心不全，黄疸，腎機能障害，腎不全，尿路感染，膵炎，腹腔内出血，腹腔内膿瘍，神経麻痺	各1例（0.5%）
合計	63例（23%）

DIC：disseminated intravascular coagulation（播種性血管内凝固症候群）
文献5より引用

3. ADL低下

　術後のADL低下の多くは一過性で，その後改善することが多い．術後半年の時点では約11%の患者で，術前と比較してのADL低下が認められていた．

　興味深いことに，術後のADL低下がない，もしくはADLがいったん低下しても入院中のリハビリで改善した症例においても，**退院後に自宅でADLが再度低下することがある**[5]．家族が必要以上に介助してしまう，リハビリが不十分であるなどが原因と考えられ，退院後のリハビリ継続や家族への指導が必要である．

　また，基礎疾患の悪化，抑うつ状態，術後合併症はADL改善の妨げとなるため，リハビリと同時に，それらにも注意を払う必要がある．

●ここがポイント
術後のADL低下は一過性のことが多いが，退院後に低下させないように注意を払う！

4. 術後せん妄，術後認知機能障害

1 術後せん妄

　高齢者のせん妄は感染症や心不全での緊急入院時などで経験することが多いが，術後にも多くみられる．高齢者は疼痛閾値が低下しており，**疼痛による症状が痛みの訴えではなくせん妄**，ということもある．

　75歳以上の大腸癌・胃癌術後の223例においては，重症術後合併症が63例で発生し，せん妄が23例（10%）で最多であった[5]（表3）．

　術後せん妄は，疾患・術式にもよるが2〜4割と報告されることが多い．リスクとしては，も

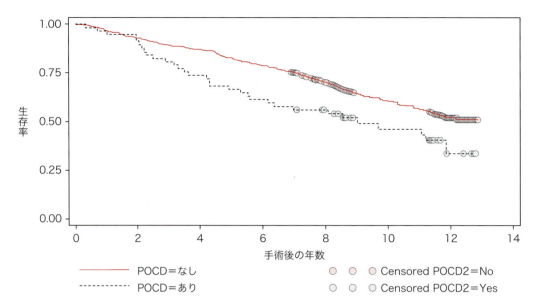

図1 POCDを生じた患者の生存率
文献8より引用

ともとの認知機能低下，高齢，アルコール摂取，抑うつ状態，低教育歴などがあげられる[6, 7]．術後の死亡率増加，入院期間延長，施設退院の増加，機能的回復の遅延とも関連しており，これらのリスクがある場合には注意が必要である．対応としては，疼痛，脱水，薬物，感染，呼吸不全などの，直接原因の除去が基本であり，術後ではせん妄の一因にもなりうる疼痛管理をきちんと行うことが重要である．これに加え，環境調整（ICUから一般病棟へ），不要な点滴や尿道カテーテルなどライン類の除去，拘束は最低限にするなどの工夫も必要となる．薬物治療としては，ハロペリドールなどの抗精神病薬が用いられるが，前述した通り高齢者では副作用が出やすいため少量から用いるべきである（**第3章-4参照**）．

●ここがポイント

術後せん妄予防に，疼痛管理を！

2 術後認知機能障害（POCD）

　術後認知機能障害（postoperative cognitive dysfunction：POCD）とは，術後の一時的な認知機能低下をいう．ICU入室患者さんで認知機能低下が出現することがわかっているが，術後にも認知機能障害が出現することがある．意識変容を伴い症状がわかりやすいせん妄とは異なり，評価しないとわからないことも多い．非心臓手術での報告では，術後1週間で25.8％（対照群3.4％）から3カ月で9.9％（対照群2.8％）と，経時的に減少しているものの，対照群と比較して有意に多い[8]．POCDを生じた患者においては，その後の死亡率が増加し（**図1**），就労割合も有意に低下する．

　リスクとしては年齢，低教育歴，脳血管障害の既往，手術時間，不十分な鎮痛がいわれている．

おわりに

　高齢者では術前から何らかの基礎疾患をもつことが多く，また術後合併症のリスクが高い．それに加え，精神的，社会的，経済的などさまざまな問題も併せもつため，多面的な評価と介入が必要である．疼痛評価も年齢的に難しくなるが，積極的な疼痛コントロールが重要である．

文献・参考文献

1) Wren SM, et al：Postoperative pneumonia-prevention program for the inpatient surgical ward. J Am Coll Surg, 210：491-495, 2010
2) 「高齢者の安全な薬物療法ガイドライン2015」（日本老年医学会，日本医療研究開発機構研究費・高齢者の薬物治療の安全性に関する研究研究班/編），メジカルビュー社，2015
3) Dasgupta M, et al：Frailty is associated with postoperative complications in older adults with medical problems. Arch Gerontol Geriatr, 48：78-83, 2009
4) Fried LP, et al：Frailty in older adults：evidence for a phenotype. J Gerontol A Biol Sci Med Sci, 56：M146-M156, 2001
5) Amemiya T, et al：Activities of daily living and quality of life of elderly patients after elective surgery for gastric and colorectal cancers. Ann Surg, 246：222-228, 2007
6) Kim S, et al：Preoperative assessment of the older surgical patient：honing in on geriatric syndromes. Clin Interv Aging, 10：13-27, 2015
7) 深田伸二：周術期合併症発症のリスク評価と適切な対策 無症候高齢者の周術期．ICUとCCU, 36：515-520, 2012
8) Moller JT, et al：Long-term postoperative cognitive dysfunction in the elderly ISPOCD1 study. ISPOCD investigators. International Study of Post-Operative Cognitive Dysfunction. Lancet, 351：857-861, 1998
9) 「病棟レジデント，病棟医のための高齢患者診療マニュアル」（下門顯太郎/編），メディカル・サイエンス・インターナショナル，2013

プロフィール

廣瀬由美（Yumi Hirose）
筑波メディカルセンター病院総合診療科

第4章 周術期の患者管理，こんなときどうする？

3. アルコール多飲，依存症で気をつけることは？

吉本 尚

> **Point**
> - 周術期においてアルコール離脱症候群は大きな問題となる
> - リスク評価と早期発見が重要であり，飲酒歴の聴取，AUDIT，CIWA-Arが有用である
> - 対応にはいくつかの方法があるが，中心となるのはベンゾジアゼピンの投与である
> - スタッフの数が必要最小限の日本の病棟の現状では，予防投与と症状対応の組み合わせによる介入が最も適していると思われる

はじめに

　アルコール多飲・依存症のある患者は，周術期における感染症の発生や創傷治癒遅延，出血量の増大，心肺機能不全，不整脈などの術中・術後合併症の増加，麻酔薬の使用量増加，併存する肝機能障害の増悪，認知症の悪化，アルコール離脱症候群などにより全身管理が難しく，入院期間が長くなる．このような多くの問題が生じるなかで，本稿では重症化しやすく，手術の延期などにも関係する周術期にみられるアルコール離脱症候群を取り上げる．

> **症例**
> 　70歳男性，ADL自立．20歳頃より毎日1.5 Lのビール摂取を行っており，入院当日も18時からビール2 L摂取．21時ごろに自宅で転倒し，右大腿骨頸部骨折を受傷．骨折部位以外の身体所見は異常なく，採血，尿，胸部X線，心電図，頭部CTを含めた各種検査も特記なし．夜間緊急入院し，入院3日目の朝に人工骨頭置換術が予定された．入院2日目の朝に軽度の頭痛と吐き気，パジャマを夜中に着替えるほどの全身の寝汗を訴え，微熱も生じたため，手術は入院5日目に延期された．担当となった研修医はアルコール離脱を考え，前述の最終飲酒時間と量，AUDIT 15点，CIWA-Ar 9点であることを確認した．投薬せずに入院4日目の夜に行われるカンファレンスで対応を相談しようと考えていた矢先，入院4日目の昼に悪寒戦慄を伴う39.5℃の発熱，幻覚妄想，変動する意識障害が出現．各種検査，画像，培養検査で異常なく，振戦せん妄の診断でICU管理となった．
> 　予定手術は再延期となり，入院14日目に実施された．経過中，褥瘡などの合併症が多発した．

表1　アルコール離脱症候群の診断基準（DSM-5）

① 大量かつ長期間にわたっていたアルコール使用の中止（または減量）
② 以下のうち2つ以上が，①の数時間～数日以内に発現する 　・自律神経系過活動（例：発汗または100回/分以上の脈拍数） 　・手指振戦の増加 　・不眠 　・嘔気または嘔吐 　・一過性の視覚性，触覚性，聴覚性の幻覚または錯覚 　・精神運動興奮 　・不安 　・全般性強直間代発作
③ ②の徴候・症状が，苦痛または社会的な機能障害を引き起こしている
④ ほかの医学的疾患や中毒・精神疾患では説明できない

①に記載されている大量のアルコール使用は，一般的には純アルコール平均60 g/日以上摂取していることをさす
文献1を一部改変して転載

1. アルコール離脱症候群の病態生理と自然経過

1 アルコール離脱症候群の病態生理

　アルコールを摂取すると脳内物質のGABAが放出され，神経節後のNMDA型受容体の活性が低下するが，慢性的にアルコールを摂取することでNMDA型受容体の反応閾値が上昇し，同様の効果を得るためには大量のアルコールが必要となる．この状態でアルコール血中濃度が下がると，**GABAが低下しNMDA型受容体が過剰に刺激され興奮状態**となる．この経過で起こってくる一連の症状を**アルコール離脱症候群**といい，具体的には表1のように不眠や不安，発汗や頻脈，振戦や痙攣などが起こる．

2 アルコール離脱症候群の自然経過

　アルコール離脱症候群の経過を予測するには，**最終飲酒からの経過時間**が症状に関係すること，**早期，後期の2つのピーク**があること，の2点を知っておく必要がある．図1に自然経過を示す．
　早期症候群は，アルコール血中濃度が急激に低下したときに生じることが特徴で，わずかな徴候しか出ない人もおり見逃しやすく，最終飲酒後24時間程度でピークとなる．後期症候群は病態生理の項に記載した脳内伝達物質の興奮によるもので，最終飲酒後48時間を過ぎたころに出現するが，4～5日経つと改善してくることが多い．アルコール関連痙攣は12～48時間程度で生じることがある．人によっては1週間を過ぎても，程度の軽い不安，不眠，自律神経機能障害を呈することがあり，3～6カ月続くこともある．
　離脱症候群のうち，**1番重症なのが振戦せん妄**である．意識障害，認知障害，幻覚幻聴などが出現し，死亡率は5～10％と高く，十分な鎮静，気道確保・呼吸管理，頻回な薬剤調整を目的に，ICU管理が推奨される．

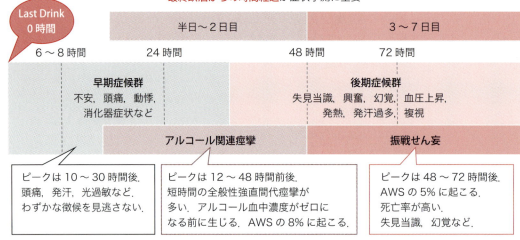

図1 アルコール離脱症候群の自然経過
AWS：alcohol withdrawal syndrome（アルコール離脱症候群）
文献2より引用

2. アルコール離脱症候群のスクリーニングと介入

1 アルコール離脱症候群のスクリーニング

アルコール離脱症候群のスクリーニングは、以下の3つでなされる．

1) 最終飲酒時間の確認
2) 平均飲酒量の確認，もしくはAUDIT（the alcohol use disorders identification test）（表2）
3) CIWA-Ar（clinical institute withdrawal assessment for alcohol scale, revised）（表3）

1) 最終飲酒時間の確認

最終飲酒時間は症状の経過を予測するのと同様に，発症するかどうかを推測することも可能である．**入院前，1週間以上飲酒していなければ，離脱症候群が新規に発生する可能性は限りなく低いため，これ以上のスクリーニングは不要である**．

2) 平均飲酒量の確認，もしくはAUDIT

大量なアルコール使用の目安として，日本では多量飲酒という表現が使われる．多量飲酒は厚生労働省の「健康日本21」の中では，1日あたり平均純アルコール60 g以上の摂取と定義されている．日本酒3合やビール1,500 mL，焼酎300 mL程度がそれに該当する．

AUDITはWHOが開発した，日本でも海外でも使用可能な国際的な質問票である．10個の質問でそれぞれ0～4点の点数がつけられており，合計40点満点である（表2）．あるコホート研究[5]によれば，AUDITの得点が8点以上でアルコール離脱症候群の出現を感度100％，特異度90.5％で検出できるという結果が出ており，**AUDIT 7点以下であればアルコール離脱症候群が発生する可能性はかなり低い**と考えてよい．

3) CIWA-Ar

CIWA-Arはアルコール離脱症状評価尺度と訳され，国際的に使われるアルコール離脱症候群の評価表である．0～9点が軽度，10～15点が中等度，16点以上は重度と診断される．重度の場

表2　AUDIT 日本語版[3]

質問		選択肢
問1	あなたはアルコール含有飲料をどのくらいの頻度で飲みますか.	0　飲まない 1　1カ月に1度以下 2　1カ月に2～4度 3　1週に2～3度 4　1週に4度以上
問2	飲酒するときには通常どのくらいの量を飲みますか.	0　1～2ドリンク 1　3～4ドリンク 2　5～6ドリンク 3　7～9ドリンク 4　10ドリンク以上
問3	1度に6ドリンク以上飲酒することがどのくらいの頻度でありますか.	0　ない 1　1カ月に1度未満 2　1カ月に1度 3　1週に1度 4　毎日あるいはほとんど毎日
問4	過去1年間に,飲みはじめると止められなかったことが,どのくらいの頻度でありましたか.	
問5	過去1年間に,普通だと行えることを飲酒していたためにできなかったことが,どのくらいの頻度でありましたか.	
問6	過去1年間に,深酒の後体調を整えるために,朝迎え酒をせねばならなかったことが,どのくらいの頻度でありましたか.	
問7	過去1年間に,飲酒後罪悪感や自責の念にかられたことが,どのくらいの頻度でありましたか.	
問8	過去1年間に,飲酒のため前夜の出来事を思い出せなかったことが,どのくらいの頻度でありましたか.	
問9	あなたの飲酒のために,あなた自身か他の誰かがけがをしたことがありますか.	0　ない 2　あるが,過去1年にはなし 4　過去1年間にあり
問10	肉親や親戚,友人,医師,あるいは他の健康管理にたずさわる人が,あなたの飲酒について心配したり,飲酒量を減らすように勧めたりしたことがありますか.	

なお,1ドリンクは純アルコール10 gであり,例えばビール500 mLの純アルコールは500(mL)×0.05(度数)×0.8(換算係数)= 20 gで,2ドリンクである.40点満点中合計8点以上でアルコール離脱症候群の出現を感度100 %,特異度90.5 %で検出できる

合,精神科医へのコンサルテーションが推奨され,**20点以上でICUレベルの管理を必要**とする(**表3**).ランダム化比較試験によれば,CIWA-Arによる重症度別の治療でベンゾジアゼピンの投与期間が短くなり,総投与量の減少[6],不十分な治療の減少と重症化予防,過鎮静を避けることができる[7]など,有用なツールである.この評価表は入院時のみでなく,頻回に再評価をくり返して慎重に管理していくことが望ましい.

2 アルコール離脱症候群の介入

アルコール離脱症候群の対応にはいくつかの方法があるが,中心となるのは**ベンゾジアゼピンの投与**である.ベンゾジアゼピンはアルコールと拮抗作用があり,アルコール離脱症候群には最も効果的で安全性が高いとされる.

ベンゾジアゼピンの投与には**予防内服**,**症状対応**(symptom-triggered regimen),**予防投与＋症状対応**の組み合わせ(fixed-dose schedule)の3種類がある.1番副作用が少なく対処できるのは症状対応だが,1時間おきのCIWA-Arの評価を行う必要があり,日本ではICUなどの集中管理の現場以外では実現が難しい可能性が高い.周術期には予防投与と症状対応の組み合わせが使用しやすく,スタッフの数が必要最小限の日本の病棟の現状を考えても,予防投与と症状対応の組み合わせによる介入が最も適していると思われる.例示した処方例は一般的な病院で採用されているジアゼパムを用いたものであるが,各病院でプロトコールが決まっている場合はそれに従うのが望ましい.

表3 アルコール離脱症状評価尺度（CIWA-Ar）

	嘔吐	振戦	発汗	不安	焦燥感
質問・観察事項	「むかむかしますか？」「吐きましたか？」	上肢前方伸展，手指を開き観察	観察	「不安を感じますか？」	観察
0点	なし	なし	なし	なし	なし
1点	軽度の嘔気も嘔吐はなし	軽度：視診で確認不可だが触診で感じる	手掌が湿潤	軽い不安	活動性は普段よりやや増加
4点	むかつきを伴う間欠的嘔気	中等度：上肢伸展させると確認可能	前頸部の滴状発汗	中等度の不安．警戒しており，不安ありと推察できる	落ち着かずそわそわ
7点	持続的嘔気 頻回嘔吐	高度：上肢伸展させなくても確認可能	全身の大量発汗	パニック状態	面談中にうろうろする，のたうち回る

	頭痛	見当識障害	聴覚障害	視覚障害	触覚障害
質問・観察事項	「頭に違和感はありますか？」「締め付けられるような痛みはありませんか？」	「今日は何日ですか？」「ここはどこですか？」「私は誰ですか？」	「周りの音は気になりますか？」「耳鳴りですか？」「怖さを感じたり不安になりますか？」「聞こえないはずの音が聞こえませんか？」	「光がまぶしすぎますか？」「光の色が違って見えますか？」「光で目が痛みますか？」「不安になる物が見えたり，ここにないはずの物が見えませんか？」	ー
0点	なし	なし	なし	なし	なし
1点	ごく軽度	日付，場所，人を連続して答えられない	非常に軽度の耳障りな音	非常に軽微な光過敏	非常に軽微のかゆみ，灼熱感，しびれ
2点	軽度	2日以内の日付の間違い	軽度の耳障りな音	軽微な光過敏	軽度のかゆみ，灼熱感，しびれ
3点	中等度	3日以上の日付の間違い	中等度の耳障りな音	中等度の光過敏	中等度かゆみ，灼熱感，しびれ
4点	やや重度	場所か人に対する失見当識	やや重症の幻聴	やや重症の幻視	やや重症の体感幻覚
5点	重度	ー	重症の幻聴	重度の幻視	重度の体感幻覚
6点	非常に重度	ー	非常に重症の幻聴	非常に重度の幻視	非常に重度の体感幻覚
7点	きわめて重度	ー	持続性の幻聴	持続性の幻視	持続性の体感幻覚

0〜9点が軽度，10〜15点が中等度，16点以上が重度，20点以上はICUの管理が必要となる．
文献4より作成

- ●予防投与例（入院時，CIWA-Arが8点未満）：
  - ジアゼパム（セルシン®，ホリゾン®）内服 1回5 mg 1日4回（朝，昼，夕，寝る前）3日間
  - ジアゼパム（セルシン®，ホリゾン®）内服 1回5 mg 1日2回（朝，夕）上記内服後3日間

- ●症状対応時（CIWA-Arが10点以上〜15点以下）：
  ジアゼパム（セルシン®，ホリゾン®）静注 1回5〜10 mg 1〜4時間おき
  〔投与時は過鎮静（呼吸抑制など）に注意する．肝機能障害を合併している場合は減量する．筋注は血中濃度が不安定になるため行わない〕

重症例では，高度の焦燥感，幻覚幻聴などにより安静が保てないことも多い．

このため十分な鎮静が必要であり，ICU管理のうえ，気道を確保し，大量のベンゾジアゼピン（24時間でジアゼパムを1,000 mg以上使用することが必要になることもある）に加え，プロポフォールなどを用いることも多い．

> ●処方例（ICU管理時など，CIWA-Ar20点以上）
> ・ジアゼパム（セルシン®，ホリゾン®）静注　1回5〜10 mg　5〜10分おき
> ・上記で治療抵抗性なら：静注用フェノバール（ノーベルバール®）静注 1回125〜250 mg　15〜20分おき
> ・上記で治療抵抗性なら：プロポフォール シリンジポンプで1回1 mg/kgの急速静注．鎮静が得られたら0.03〜0.30 mg/kg/時で持続静注

3 手術後のマネジメント

アルコール離脱を疑う場合，ビタミンB_1の補充は必須である．

また，スクリーニングでアルコール離脱症候群が発生する可能性があるとされたAUDIT8点以上の方は，同時に節酒，断酒の介入をすべき対象でもある．離脱が起こらなくても節酒，断酒の行動変容を促すかかわりを，入院中および退院後の外来管理で継続すべきである．

また，AUDIT 20点以上は依存症の可能性があり，できれば入院中に院内/院外のアルコール専門医へのコンサルトが必要である．

おわりに

周術期においてアルコール多飲・依存症のある患者は種々の問題が生じるが，アルコール離脱症候群は予防・予測可能な疾患である．本稿の内容をもとに，最終飲酒時間を確認し，適切なスクリーニング，介入に努めていただけると幸いである．

文献・参考文献

1) 「DSM-5 精神疾患の診断・統計マニュアル」（日本精神神経学会/日本語版用語監修，髙橋三郎・大野 裕/監訳），p.492，医学書院，2014
   ↑DSM-Ⅳから19年ぶりに改定された．診断基準などの確認のために参照してほしい．
2) 久野遥加，他：アルコール離脱症候群の早期診断とマネージメント．Clinical Question, J HOSPITALIST Network, 2015
   http://hospi.sakura.ne.jp/wp/wp-content/themes/generalist/img/medical/jhn-cq-tsukuba-160114.pdf
   ↑総合内科医による臨床上の疑問に関する，エビデンスに基づくわかりやすい資料が，2016年3月現在，100タイトルほど公開されている．特に図表が非常にわかりやすい．
3) 廣 尚典，島 悟：問題飲酒指標AUDIT日本語版の有用性に関する検討．日本アルコール・薬物医学会雑誌，31：437-450，1996
   ↑AUDITの日本語版が科学的な手法で翻訳されている．
4) Sullivan JT, et al：Assessment of alcohol withdrawal：the revised clinical institute withdrawal assessment for alcohol scale（CIWA-Ar），Br J Addict, 84：1353-1357, 1989
   ↑CIWA-Arが紹介されている．

5) Dolman JM & Hawkes ND：Combining the audit questionnaire and biochemical markers to assess alcohol use and risk of alcohol withdrawal in medical inpatients. Alcohol Alcohol, 40：515-519, 2005
6) Saitz R, et al：Individualized treatment for alcohol withdrawal. A randomized double-blind controlled trial. JAMA, 272：519-523, 1994
   ↑アルコール離脱症候群の治療におけるランダム化比較試験.
7) Mayo-Smith MF：Pharmacological management of alcohol withdrawal. A meta-analysis and evidence-based practice guideline. American Society of Addiction Medicine Working Group on Pharmacological Management of Alcohol Withdrawal. JAMA, 278：144-151, 1997
   ↑現在でもアルコール離脱症候群の国際的なガイドラインとして用いられている.

プロフィール

吉本　尚（Hisashi Yoshimoto）
筑波大学医学医療系地域医療教育学／附属病院総合診療科　講師
アルコールに関する対策は世界的に不十分でしたが，日本でも2014年にアルコール健康障害対策基本法が成立し，効果的・効率的な国・都道府県での取り組みがまさに始まろうとしている最中です．少しでも多くの患者，家族，そして医療資源が守られるよう，対策を進めていきたいと考えています．

第4章 周術期の患者管理，こんなときどうする？

4. 向精神薬内服患者の対応は？

金井貴夫

Point

- 向精神薬と麻酔薬の相互作用には致死的なものを含む多くの種類がある
- 向精神薬の薬物動態学と薬力学をよく理解したうえで，服薬している薬剤の継続，中止の必要性，離脱症候群の可能性などを評価し，精神症状の増悪，悪化に注意する
- 外科医と麻酔科医，精神科医との連携・協働が不可欠である

はじめに

　日本では，世界でも類をみない程ベンゾジアゼピン系薬剤が多く使われており，周術期にベンゾジアゼピン系薬剤を含む向精神薬を服用している患者が多くみられる．周術期の向精神薬に関するエビデンスに基づいたガイドラインは現在のところ存在しないため，オープントライアルやケースレポートといった経験的かつ限定的なエビデンスを参照するか，あるいは，経験豊富なコンサルテーション・リエゾン精神科医に相談するしかないのが現状である．

　ここでは，研修医の皆さんが，向精神薬を服用している患者の手術に際して外科や麻酔科の先生にプレゼンテーションを行うときに「デキる」と思わせる基本的知識を盛り込んだ．さらに，相談できる精神科医が不在の病院で勤務している研修医のために，コンサルテーション・リエゾン精神科医のスタンダードな考え方，すなわち応用の部分にも踏み込んで総論と各論に分けて概説した．

症例

　72歳男性，統合失調症で定型抗精神病薬（フェノチアジン系薬剤，ブチロフェノン系薬剤），気分安定薬（バルプロ酸），三環系抗うつ薬，ベンゾジアゼピン系薬剤3種類，Parkinson病治療薬などを服用中の患者が，胃癌（高分化型腺癌，T3N1M0・stage ⅢA）と診断され，全身麻酔下で定型手術（D2）することになった．消化器内科で研修中の研修医A医師が担当医となり，「これらの薬をどう管理・調整すればよいのだろう」と急に不安になった．

表1　向精神薬を服用している患者で考慮すべきリスク

リスク	原因薬剤
深睡眠・覚醒遅延	すべての向精神薬
QT延長症候群や不整脈	三環系抗うつ薬，定型抗精神病薬，抗コリン薬など
血圧低下	三環系抗うつ薬，定型抗精神病薬，抗コリン薬，クロザピン
悪性症候群	抗精神病薬，Parkinson病治療薬
錐体外路症状，アカシジア	抗精神病薬，Parkinson病治療薬
顆粒球減少症	クロザピン

1. 周術期における向精神薬の使い方〜総論〜

1 内服薬の中止・再開のポイント

　向精神薬を服用している患者の手術に際しては，向精神薬と麻酔薬との相互作用による深睡眠・覚醒遅延，QT延長症候群や不整脈，血圧変動など循環動態の変動，悪性症候群など，周術期においてのさまざまなリスクを考慮する必要がある（表1）．さらに，精神症状を評価しながら，吸収・代謝・排泄・分布などの薬物動態，投与経路を考慮し緻密に薬物を調整する必要がある．術後に血圧低下や腸管麻痺が遷延化した場合には，向精神薬再開のタイミングを遅らせたり，減量もしくは中止したりすることが必要である．また，精神症状に応じてルート類やドレーンを抜去するタイミングを考慮せねばならない．

　基本的には，重篤あるいは不安定な精神疾患に罹患している患者においては，精神症状の悪化を防ぐために周術期には向精神薬を継続すべきである．精神的に安定している患者では，向精神薬の副作用や麻酔薬との相互作用のリスクと，これらの薬を中断することによって生じうる精神症状の再燃・増悪のリスクとを，身体的状況を考慮したうえで天秤にかけて臨床的に判断する（表2）．

　内服薬のうち，朝と昼の薬剤が少なく，かつ，力価が弱いものであれば，手術当日のみそれらを中止し，手術前日と当日の夕食後の薬剤と眠前薬を服用させれば基本的には問題ない．向精神薬は，肝臓にあるチトクロームP450（cytochrome P450：CYP）で代謝されることが多く，すでに使われている薬剤や麻酔薬との相互作用も考慮する必要がある．

2 他科医への相談のタイミング

　向精神薬服用者に対する周術期管理では，さまざまな要素を考慮せねばならず，外科医と麻酔科医，そして精神科医がチームで連携・協働することが必要である．

　長年，コンサルテーション・リエゾン精神医学の仕事に携わってきた経験から，個人的には，①向精神薬が多いと感じるとき，②24時間以上経口・経腸ルートからの投与が不能なとき，③三環系抗うつ薬・定型抗精神病薬，クロザピン，モノアミン酸化酵素（monoamine oxidase：MAO）阻害薬，リチウム，抗てんかん薬，抗コリン薬を服用しているとき，④精神症状が不安定なとき，などには精神科医に相談すべきと考える．また，③のときには，麻酔科医にも相談することが望ましい．

表2　周術期の向精神薬の使用法の要点

リスク＼薬剤	SSRI	三環系抗うつ薬	定型抗精神病薬	クロザピン	MAO阻害薬	リチウム
副作用	注意：消化管出血を含むセロトニン刺激症状（胃腸症状，頭痛，食思不振，焦燥，不眠など）	危険：心伝導障害，抗コリン作用	注意：錐体外路症状，無顆粒球症，心伝導障害，抗コリン作用	危険：顆粒球減少，痙攣	なし	危険：心伝導障害
相互作用	危険：CYP変化，セロトニン刺激症状，I群の抗不整脈薬，ミダゾラム	危険：交感神経作動薬での血圧変動，エンフルランでの痙攣，CYP変化	危険：ACE阻害薬，制酸薬	危険：血圧低下 注意：鎮静	危険：アドレナリンによる血圧，セロトニン刺激症状	危険：利尿薬，ACE阻害薬，NSAIDs
中止の必要性	ASA分類の1と2（健常人あるいは重篤な合併症がない人）ではなし	あり	なし	あり	あり	あり
離脱症候群	注意：胃腸障害，中枢神経症状	注意：コリン作動性のリバウンド	注意：コリン作動性のリバウンド	危険	危険：非選択的にあり（高血圧），選択的にはなし	なし
精神症状の悪化・再燃	−	−	危険	危険	不明	危険
精神科医への相談	精神症状による	必須	必須	必須	必須	必須
統合管理	精神症状による	精神症状による	精神症状による	必須	必須	必須

SSRI：serotonin selective reuptake inhibitor（選択的セロトニン再取り込み阻害薬），MAO：monoamine oxidase（モノアミン酸化酵素），CYP：cytochrome P450（チトクロームP450），ACE：angiotensin converting enzyme（アンジオテンシン変換酵素），ASA：American Society of Anesthesiologists（アメリカ麻酔科学会）
文献1を参考に作成

2. 周術期における向精神薬の使い方〜各薬剤の注意点〜

　表2に，SSRI（serotonin selective reuptake inhibitor：選択的セロトニン再取り込み阻害薬），三環系抗うつ薬，定型抗精神病薬，クロザピン，MAO阻害薬，リチウムに関して，副作用，相互作用，中止の必要性，精神症状の悪化・再燃の可能性，精神科医への相談の必要性に関してポイントをまとめた[1]．

　以下，各薬剤について述べる．

1 ベンゾジアゼピン系薬剤

　長期的に使用しているベンゾジアゼピン系薬剤を**突然中止した場合**，**高血圧，焦燥感，せん妄，痙攣などの離脱症候群**をきたすため，基本的には長期使用では**周術期も使用を継続**することが推奨される．これらの離脱症状は中止後24時間以内に起こることもあれば，代謝活性により数日から数週間後に起こることもある．

　周術期の不安に対しては，ベンゾジアゼピン系薬剤の依存・常用を避けるために少量を2週間以内の短期間に限定して使用する場合もあるが，その場合でも可能な限り屯用で使用する．

表3 抗うつ薬等価換算表[2]

イミプラミン	150	アモキサピン	150	スルピリド	300
クロミプラミン	120	マプロチリン	100	フルボキサミン	150
トリミプラミン	150	ミアンセリン	60	パロキセチン	40
ロフェプラミン	150	ドスレピン	150	ミルナシプラン	100
アミトリプチリン	150	セチプチリン	6	セルトラリン	100
ノルトリプチリン	75	トラゾドン	300		

単位:mg

　注射薬には,ジアゼパム,フルニトラゼパム,ミダゾラムの3種があるが,それぞれ薬理学的プロフィールに基づき,かつ,呼吸抑制や血圧低下には十分留意し,最適な薬剤と用量を決定して使用する.ベンゾジアゼピン系薬剤をほかの薬剤に置換する場合,耐性分を考慮しなければならず,さらに注射薬では厳密には薬理動態が内服薬と異なるため,「**等価換算**」**をそのまま運用できない**ということも知っておくべきである.フルニトラゼパム注射薬に関して,2016年3月に添付文書の「使用上の注意」に,①投与前に救急処置の準備をしておくこと,②投与前にベンゾジアゼピン受容体拮抗薬(フルマゼニル)を準備しておくこと,③投与中は,パルスオキシメーターや血圧計などを用いて,患者の呼吸・循環動態を継続的に観察すること,④麻酔・鎮静の深度は,手術,検査に必要な最低の深さにとどめることなどが加わっている.これらは,ジアゼパムやミダゾラムの注射薬を使用する際にも運用すべきである.

2 三環系抗うつ薬

　三環系抗うつ薬を服用している患者は**必ず精神科医に相談すべき**である.

　三環系抗うつ薬は周術期も基本的には継続する,と教科書やさまざまな書物には記載がある.とはいえ,三環系抗うつ薬は,痙攣閾値を低下させ,抗コリン作用,抗ヒスタミン作用,α₁遮断作用を有しており,胃内容物の排出を遅延させ,QT間隔を延長し,若干の揮発性麻酔薬または交感神経作動薬と結合して不整脈のリスクを増す可能性がある.麻酔薬と三環系抗うつ薬の併用中にノルアドレナリンやアドレナリンを使用すると血圧が過剰に上昇する可能性がある.アドレナリンを含んだ局所麻酔にはリスクはなく,安全に使用できる.アトロピンまたはスコポラミンは,術後のせん妄や錯乱のリスクを増大させる.トラマドールとメペリジンは,セロトニン作動性を増強するため推奨されない.

　また,現在では副作用の少ない新規抗うつ薬が各種発売されており,三環系抗うつ薬でなければならない理由が乏しいため,FDA(米国食品医薬品局)や一部の専門家は,手術前に三環系抗うつ薬を中止することを推奨している.**特に,心疾患を有する患者や高齢者では中止することを**検討すべきである.減量や中止に際しては,うつ病の再燃や増悪が最大のリスクであり,三環系抗うつ薬を用いてやっとうつ病が寛解したというケースもあるため,**精神科医による診察によって厳重に精神症状をモニタリングしながら慎重に行う**.また,三環系抗うつ薬の薬物半減期は1～3日と長いため,手術の14日前から漸減をはじめ7日前に中止しておく.突然の退薬により,不眠症,悪心,頭痛,流涎や発汗の増加を惹起しうるため注意が必要である.

　日本では,抗うつ薬全体でも貼付剤はなく,注射薬はクロミプラミンのみであり,表3のような等価換算表[2]を参考にして他剤に置換する.

3 SSRI/SNRI

重篤な合併症がない限り**基本的にはSSRI使用を継続**する．重篤な合併症（機能的障害を伴うものや致死的なもの）があればSSRIを中止する．SSRIの減量や中止に際しては，精神科医に必ず相談して厳重に精神症状をモニタリングしながら慎重に行う．SSRIが体内から完全に除去されるまで3週間を要するため，また，離脱症候群（眩暈，冷え，筋痛，不安など）のリスクを減じるために，**手術の数週間前から減薬を開始して手術の3週間前には中止すべき**である．

SSRIは，血小板凝集作用を有し，手術の際の出血のリスクとそれに伴う輸血の必要性を増加させうるとされていたが[3]，その後の研究ではSSRI使用による出血のリスクは議論のわかれるところであり決着はついていない．最近の報告では，整形外科の手術において抗血小板薬やNSAIDsなどの交絡因子を除去した研究において，有意差はみられなかった[4]．少なくとも，SSRIと抗血小板薬を併用していて，SSRIを継続する場合には抗血小板薬の中止を行うべきである．

SNRI（serotonin noradrenalin reuptake inhibitor：選択的ノルアドレナリン再取り込み阻害薬）服用者の周術期のリスクに関する研究データは十分ではないため，SSRIと同様に考える．

4 抗精神病薬

抗精神病薬は，統合失調症など重篤な精神疾患に使用されることが多く，これら服用者に対しては，**精神科医と相談して厳重に周術期の管理を行う**ことが必須である．抗精神病薬（定型および非定型）は突然死のリスクを増大し，揮発性麻酔薬やエリスロマイシンやキノロン系抗菌薬，アミオダロン，ソタロールとの併用によってQT延長や不整脈を引き起こす可能性があり，これらとの併用は避ける．その観点で**心電図を厳重にモニタリング**すべきである．

抗精神病薬の減量，もしくは中止によって周術期せん妄のリスクが高くなることも考慮しておく．

抗精神病薬服用者では，麻酔薬とオピオイド鎮痛薬によって，鎮静および血圧低下作用が増強する可能性があり，また，錐体外路症状，無顆粒球症，心伝導障害，抗コリン作用を引き起こしうる．稀に，悪性症候群や悪性高熱といった致死的な病態を惹起する．抗精神病薬はCYP2D6やCYP3A4によって薬物代謝を受けるか，阻害するため，手術時に抗菌薬，ミダゾラム，ケタミンなどを使用する際はそれらの相互作用にも十分に注意する．

クロザピンは，治療抵抗性の統合失調症治療薬であり，非定型抗精神病薬に分類されるもので，錐体外路症状が少なく効果にも優れた薬であるが，無顆粒球症や痙攣をきたすことが難点である．また，麻酔薬によって過鎮静や血圧低下をきたしうる．

日本で使用できる抗精神病薬の注射薬としては，短時間作用性ではオランザピン，ハロペリドール，クロルプロマジン，レボメプロマジン，プロクロルペラジン，ペルフェナジン，チミペロンなどがあり，2週間ごと，あるいは，1ヵ月ごとに投与できる持効性のものでは，リスペリドンやアリピプラゾール，パリペリドンの持効性注射薬のほか，ハロペリドールデカン酸エステルとフルフェナジンデカン酸エステルがある．抗精神病薬の注射薬は，内服薬に比べて術中のリスクが高く，過鎮静や血圧低下，錐体外路症状，QT延長などに注意が必要である．

オランザピンには口腔崩壊錠が，リスペリドンには口腔崩壊錠と内用液がそれぞれあり，経口投与が困難な患者では選択肢となる．

5 MAO阻害薬

海外では，抗うつ薬としていくつかのMAO阻害薬が使用されているが，日本では，Parkinson病治療薬としてMAO-B阻害薬のセレギリンしか使用されていない．

MAO阻害薬は**基本的に手術の2週間前には中止**する．漸減する必要があるため，数週間前からその計画を立てることが必要である．中止できないケースについては麻酔科医と協働して以下の点に注意する．

- MAO阻害薬服用者に対して，麻酔中にエフェドリン，アドレナリンなどの交感神経作動薬を使用すると，ノルアドレナリンの過剰放出や高血圧クリーゼが起こりうる．チラミン含有の食事も避ける．また，相互作用をきたす特定の薬物をチェックし，厳重にモニタリングする
- MAO阻害薬が麻酔手術中に起こす中枢神経の反応には，セロトニン症候群（興奮，頭痛，発熱，痙攣）をきたすⅠ型と，代謝阻害によって麻酔薬の蓄積によって鎮静，呼吸抑制や心血管虚脱をきたすⅡ型との2種類がある．MAO阻害薬服用者に抗コリン薬（デキストロメトルファンなど）やメペリジンを投与するとⅠ型の反応が起こり，一方，モルヒネやフェンタニルなどのオピオイドの使用によりⅠ型反応を予防できる
- アドレナリン含有局所麻酔薬は基本的に安全である

６ 気分安定薬（リチウムとバルプロ酸）

　リチウムとバルプロ酸はともに双極性障害の治療に使われる重要な薬剤であり，**必ず精神科医に相談し，基本的には使用を継続**する．

　リチウムは神経筋遮断薬の作用を延長する可能性があり，利尿薬，NSAIDs，ACE阻害薬とセロトニン作動性薬（メペリジン，メチレンブルー，トラマドールなど）と薬物相互作用をきたす．長期のリチウム服用により，甲状腺中毒症や甲状腺機能低下症，腎性尿崩症などをきたしうる．腎性尿崩症はリチウム服用者の最大20％で起こり，見逃されていることが多い．腎濃縮力を弱めた患者は，多飲することによって正常な体液量と血清ナトリウムを維持しているため，周術期に自由に水分摂取ができないことにより，体液量減少と高ナトリウム血症を惹起しうる．よって，リチウム服用者では，精神症状のほか，バイタルや体液量，電解質，甲状腺機能を厳重に監視してリチウムを継続使用していく．ただし，リチウムは内服薬しかないため，経口・経腸投与できない患者では，特に手術後24時間以内に投与できない場合には一時的に中止されなければならない．

　バルプロ酸は，相互作用には十分留意しなければならないが，麻酔手術中に重大な副作用や相互作用をきたしたという報告はこれまでない．日本では，バルプロ酸の注射薬がないが（海外ではリチウムを服用できない患者ではバルプロ酸の注射薬が代替薬となる），シロップ製剤がある．

　どうしてもリチウムやバルプロ酸が24時間以上経口・経腸投与できない場合には，精神科医と相談し，非定型抗精神病薬（オランザピン，リスペリドン，アリピプラゾール）の使用を検討する．非定型抗精神病薬は双極性障害治療薬や気分安定薬としてもリチウムやバルプロ酸とほぼ同等であり，オランザピンには注射薬や口腔崩壊錠があり，リスペリドンやアリピプラゾールには持効性注射薬もあるため，これらの使用を検討することになる．

おわりに

　以上，周術期における向精神薬服用患者への対応を概説した．書き終えてみると，コンサルテーション・リエゾン精神科医の虎の巻を白日のもとにさらしてしまった感がある．とはいえ，最も大事なのは，精神症状の評価や厳重なモニタリングであり，薬剤の選択・投与方法・用量の微妙

なさじ加減である．その大事な部分こそコンサルテーション・リエゾン精神科医の豊富な経験に依存するものであり，言語化するのが難しい．そこを疎かにして本稿のようないわば「マニュアル」を運用して手術に臨んでしまうと，一定頻度で起こる「事故」の可能性がさらに高まることも認識してほしい．事故が起こってしまった後で「当院には精神科医がいませんので」という言い訳は通用しない．「相談できる精神科医」を院内外問わず，病院として確保しておくべきである．

また，向精神薬服用者に対し，少量のSSRIやSNRI，あるいは，夕だけのベンゾジアゼピン系薬剤を服用している患者以外は「精神科医に相談すること」がスタンダードであることだけでも銘記していただきたい．

本稿が，向精神薬を服用している患者と彼らに向き合う読者の皆様に少しでもお役に立てれば幸いである．

文献・参考文献

1) Huyse FJ, et al：Psychotropic drugs and the perioperative period: a proposal for a guideline in elective surgery. Psychosomatics, 47：8-22, 2006
2) 稲垣 中，稲田俊也：向精神薬の等価換算 第20回：抗精神病薬注射製剤の等価換算．臨床精神薬理，10：2373-2377, 2007
3) Labos C, et al：Risk of bleeding associated with combined use of selective serotonin reuptake inhibitors and antiplatelet therapy following acute myocardial infarction. CMAJ, 183：1835-1843, 2011
4) Tavakoli HR, et al：Serotonin reuptake inhibitors and bleeding risks in major orthopedic procedures. Psychosomatics, 53：559-565, 2012

プロフィール

金井貴夫（Takao Kanai）
千葉大学医学部附属病院東金九十九里地域臨床教育センター・東千葉メディカルセンター内科（総合診療科）
日本で唯一の内科と精神科の2領域にわたる専門医・指導医であり，心身医学とコンサルテーション・リエゾン精神医学では日本の第一人者．

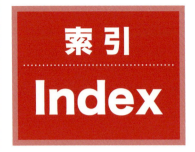

索引 Index

欧文

A～C

α₂拮抗薬 …… 51
ACBT …… 94
ACCF/AHA …… 101
ACE阻害薬 …… 52
ACTH …… 210
active cardiac condition …… 86
ADL低下 …… 219
AIUEOTIPS …… 199
AKI …… 142
American College of Chest Physicians ガイドライン …… 126
ARB …… 52
ASPEN …… 27
AUDIT …… 224
autophagy …… 29
αグルコシダーゼ阻害薬 …… 47
bacterial translocation …… 155
BCAA …… 154
BNP …… 182
BT …… 155
β刺激薬 …… 53
β遮断薬 …… 50, 110, 187
CABG …… 180
CAM …… 198
catheter-related bloodstream infection …… 194
Ca拮抗薬 …… 51
CDI …… 160
CGA …… 218
CHA₂DS₂-VAScスコア …… 126, 186
CHADS₂スコア …… 126
Child-Pugh分類 …… 150
Choosing Wisely campaign …… 104
CIWA-Ar …… 224
CKD …… 143
clinical risk factor …… 86
Clostridium difficile infection …… 160
comprehensive geriatric assessment …… 218
confusion assessment method …… 198
COPD …… 72, 90, 135
CRBSI …… 194
CRH …… 210

D～I

DAPT …… 108, 130
deep venous thrombosis …… 162
DES …… 130
DMARDs …… 56
DPP-4阻害薬 …… 47
drugeluent stent …… 130
dual antiplatelet therapy …… 130
DVT …… 162
enhanced recovery after surgery …… 60
ERAS® …… 10, 60, 152
ESPEN …… 27
ESSENSE …… 152
fast-track surgery …… 62
Forrester分類 …… 121, 182
functional …… 114
functional capacity …… 87
GIFTSUP …… 10
GLP-1受容体作動薬 …… 47
Gupta score …… 85
Harris-Benedict式 …… 22
HD …… 145
hemodialysis …… 145
Hugh-Jones分類 …… 72
IABP …… 111
ICD …… 123

L～P

left ventricular hypertrophy …… 144
LES …… 152
LVH …… 144
MACE …… 106
MAO阻害薬 …… 233
medical clearance …… 83
MELDスコア …… 150
MET …… 88
METs …… 109
MSBOS …… 78
Nohria-Stevenson分類 …… 121, 182
NSAIDs …… 41, 55
NSQIP MICA …… 108
NSTEMI …… 180
overfeeding …… 28
PD …… 145
perioperative myocardial infarction …… 114
peritoneal dialysis …… 145
PMI …… 114
POAF …… 185
POAFスコア …… 186
POCD …… 220
postoperative cognitive dysfunction …… 220

R～X

RCC …… 76
RCRI …… 50, 84, 108
review of systems …… 102
revised cardiac risk index …… 50, 84, 108
ROS …… 102
SGLT2阻害薬 …… 47
SNRI …… 233
SSI …… 157, 194
SSRI …… 233
stress hyperglycaemia …… 46
surgical site infection …… 194
SU薬 …… 47
T&S …… 78
TACE …… 152
VAP …… 194
ventilator-associated pneumonia …… 194
Xa間接阻害薬 …… 166

和文

あ行

悪性高熱 …… 193, 194
アスピリン …… 131

あ行

アセトアミノフェン	42
アデノシン	117
アミオダロン	188
アルコール多飲	222
アルコール離脱症候群	223
アレルギー	102
安静時エネルギー消費量	29
安静度指示	206
維持透析	145
異常時指示	207
インスリン	45
インスリンスライディングスケール	46
インスリン療法	174
運動耐容能	114
運動耐用能力	87
運動負荷	96
栄養管理	27, 152, 153
栄養剤	34
栄養輸液	11
壊死性軟部組織感染症	38
エネルギー投与量	32
嚥下障害	98
嚥下リハ	93
オピオイド	40

か行

カテーテル関連血流感染症	194
加齢	216
観血的動脈圧ライン	74
肝硬変	150
看護指示	206
肝疾患	150
間質浮腫	13
感染症検査	101
完全静脈栄養法	20
冠動脈ステント留置術	108
冠動脈造影	110
冠動脈バイパス術	180
肝予備能	150
冠攣縮	114
既往歴	70
機械的交互脈	182
気管支喘息	135
基礎代謝エネルギー消費量	22
喫煙	74, 107, 135
気分安定薬	234
急性冠症候群	108
急性心原性肺水腫	179
急性心不全	179
急性膵炎	196
急性副腎不全症	213
吸入気管支拡張薬	53
吸入薬	50
胸部X線	103, 182
虚血性心疾患	102, 106
禁煙	138
緊急透析	148
クリニカルパス	61
クロストリジウムディフィシル感染症	160
クロピドグレル	131
経管栄養法	18
経口栄養補給	18
頸静脈怒張	181
経腸栄養法	18, 30
痙攣	223
血液透析	142
血栓リスク	128
血糖管理	145, 147, 153
血糖コントロール	44, 172
高カリウム血症	143, 146
抗凝固薬	125, 148
抗凝固療法	170, 189
抗菌薬	159
口腔ケア	98
高血圧	89, 107
抗血小板薬	111, 125
高血糖	152
抗コリン薬	53
膠質液	11
甲状腺治療薬	57
抗精神病薬	233
向精神薬	229
抗てんかん薬	55
硬膜外麻酔	42, 169
高齢者	216
高齢者総合的機能評価	218
呼吸介助法	95
呼吸器合併症	74, 103, 134
呼吸器治療薬	53
呼吸生理	135
呼吸リハ	93
コルチゾール	210
コルヒチン	188

さ行

サードスペース	11
採血検査	101
最大手術血液準備量	78
左室肥大	144
三環系抗うつ薬	232
ジゴキシン	53
脂質異常	107
脂質異常症治療薬	53
ジピリダモール	117
脂肪乳剤	34
周術期管理	70
周術期抗凝固療法	126
周術期心筋梗塞	114
就寝前エネルギー投与	152
修正Capriniスコア	164
修正MRCスケール	72
重度の栄養障害	21
主観的包括的アセスメント	20
手術部位感染	157
手術部位感染症	194
出血傾向	144, 147
出血リスク	128
術後（麻痺性）イレウス	62
術後イレウス予防	66
術後栄養療法	30
術後合併症	70
術後心房細動	185
術後せん妄	219
術後早期経口栄養摂取	64
術後痛	38
術後疼痛	37
術後認知機能障害	220
術前炭水化物負荷	64
術前評価	73, 100
循環器疾患	83
循環器治療薬	50
晶質液	11

静脈栄養法 … 18, 30	鉄剤投与 … 77	閉塞性換気障害 … 72
心エコー … 110	デバイス … 123	ペースメーカ … 123
侵害受容性疼痛 … 37	疼痛 … 148	ヘパリン … 166
心筋梗塞 … 106, 120	疼痛コントロール … 139	ベンゾジアゼピン … 225
心筋シンチグラフィ … 110	糖尿病 … 74, 90, 107, 172	ベンゾジアゼピン系薬剤 … 231
神経障害性疼痛 … 37	ドクターコール条件 … 204	ペンタゾシン … 41
神経内科治療薬 … 55	ドブタミン … 117	弁膜症 … 90
心血管疾患 … 144, 146	トレッドミル … 110	
人工呼吸器関連肺炎 … 194	頓用指示 … 207	**ま行**
心疾患 … 120		マグネシウム … 188
振戦 … 223	**な行**	麻酔 … 102
振戦せん妄 … 223	内服薬 … 50	麻酔法 … 70
心臓負荷試験 … 113	ニトログリセリン … 111	麻酔薬 … 229
身体所見 … 101	入院時基本指示 … 204	末梢静脈栄養法 … 20
心電図 … 88, 101, 110	乳酸アシドーシス … 47	麻薬拮抗性鎮痛薬 … 40
心肥大 … 102	尿量 … 16	麻薬性鎮痛薬 … 40
深部静脈血栓症 … 162		慢性疾患 … 76
心不全 … 74, 90, 120, 136, 179	**は行**	慢性腎臓病 … 142
スクィージング … 95	肺血栓塞栓症 … 179	慢性閉塞性肺疾患 … 72, 90, 135
スタチン … 53, 110, 188	肺高血圧症 … 72	未分画ヘパリン … 127
ステロイド … 209	発汗 … 223	メトホルミン … 47
ステロイドカバー … 209	発熱 … 191	免疫増強（調整）栄養剤 … 22
ステント … 108	ハフィング … 93	モルヒネ … 40
スライディングスケール … 176	ハロペリドール … 200	
生物学的製剤 … 56	非ST上昇型急性心筋梗塞 … 180	**や行**
赤血球製剤 … 76	非スタチン系脂質異常症治療薬 … 53	輸液 … 10
選択的セロトニン再取り込み阻害薬 … 231	非定型抗精神病薬 … 233	輸血 … 111
選択的ノルアドレナリン再取り込み阻害薬 … 233	ヒドロコルチゾン … 212	輸血後感染症 … 195
せん妄 … 197	非麻薬性鎮痛薬 … 41	予防的抗菌薬投与 … 145
早期離床 … 65, 93, 139	病歴 … 101	
	病歴聴取 … 71	**ら行**
た行	貧血 … 76, 145	リウマチ治療薬 … 55
体液過剰 … 144, 146	頻脈 … 223	リカンベントポジション … 96
大動脈内バルーンポンプ … 111	不安 … 223	離床リハ … 93
脱水 … 16	フェンタニル … 40	リスク評価 … 137
タンパク質投与量 … 33	負荷心エコー図 … 117	リズムコントロール … 188
チアゾリジン … 47	負荷心筋シンチグラフィ … 117	利尿薬 … 52
鎮痛管理 … 37	腹部深部膿瘍 … 196	臨床リスク因子 … 86
鎮痛薬 … 39	腹膜透析 … 142	レートコントロール … 188
痛風治療薬 … 56	ブプレノルフィン … 41	ロイコトリエン拮抗薬 … 54
低分子量ヘパリン … 127	不眠 … 223	
テオフィリン … 54	フレイル … 218	**わ行**
	分岐鎖アミノ酸 … 152	ワルファリン … 128

編者プロフィール

小林裕幸 (Hiroyuki Kobayashi)

筑波大学附属病院水戸地域医療教育センター水戸協同病院 総合診療科　教授
1990年 防衛医科大学校卒業
同年より 防衛医科大学校および自衛隊中央病院でスーパーローテート研修
1993年 米国カリフォルニア大学家庭医療科レジデント
1996年 米国家庭医療専門医 Resident Teaching Award受賞
1998年 防衛医科大学校総合臨床部助手
2009年 筑波大学准教授（徳田安春先生と水戸協同病院総合診療科立ち上げ）
2014年 同教授

【資格など】
総合内科専門医
米国家庭医療専門医
順天堂大学スポーツ健康科学部客員教授
自転車ナショナルチームドクター（2000年よりオリンピック帯同）
水戸ホーリーホックチームドクター

救急外来，内科外来から入院管理，退院まで一貫して継続的に全内科入院診療を行える研修体制で，若い先生と楽しく学んでいます．当院は市中病院と大学がうまくMIXした科の垣根の低さが特徴で，著名な国内外講師を定期的に招待して，本物の病院総合医の実力のつく病院をめざしています．

五十野博基 (Hiroki Isono)

筑波大学総合診療グループ／筑波大学附属病院水戸地域医療教育センター水戸協同病院総合診療科
2008年3月 筑波大学医学専門学群卒業
同年4月 筑波大学附属病院 初期研修
2010年4月より筑波大学附属病院総合診療グループ後期研修（4年コース），
2013年4月より東京ベイ・浦安市川医療センター総合内科／集中治療科
2014年4月より水戸協同病院総合診療科および筑波大学大学院人間総合科学研究科

【資格など】
総合内科専門医，TWI-JI（仕事の教え方）訓練指導者，JHospitalist Networkホームページ編集委員

救急から病棟管理，集中治療までリーダーシップを発揮できるホスピタリストをめざし，水戸協同病院を中心に大学所属で診療しています．同時に業務改善をテーマに臨床研究を学ぶ大学院生でもあります．
われわれの施設では，この誌面を網羅するような術前評価・周術期の内科管理も総合診療科がチームで担当しています．臓器別専門医の協力を得ながら，すべての疾患をマネジメントすることができる総合診療科に興味がある人はぜひ見学にきてください．

医学とバイオサイエンスの　羊土社

羊土社 臨床医学系書籍ページ　www.yodosha.co.jp/medical/

- 羊土社では,診療技術向上に役立つ様々なマニュアル書から臨床現場ですぐに役立つ書籍,また基礎医学の書籍まで,幅広い医学書を出版しています.
- 羊土社のWEBサイト"羊土社 臨床医学系書籍ページ"は,診療科別分類のほか目的別分類を設けるなど書籍が探しやすいよう工夫しております.また,書籍の内容見本・目次などもご覧いただけます.ぜひご活用ください.

▼ メールマガジン「羊土社メディカルON-LINE」にご登録ください ▼

- メディカルON-LINE(MOL)では,羊土社の新刊情報をはじめ,お得なキャンペーン,学会・フェア情報など皆様に役立つ情報をいち早くお届けしています.
- 登録・配信は無料です.登録は,上記の"羊土社 臨床医学系書籍ページ"からお願いいたします.

レジデントノート　Vol.18　No.5（増刊）

内科の視点で診る　手術前後の入院患者管理

編集／小林裕幸,五十野博基

レジデントノート 増刊

Vol. 18 No. 5 2016〔通巻225号〕
2016年6月10日発行　第18巻　第5号
ISBN978-4-7581-1570-4
定価　本体4,500円＋税（送料実費別途）

年間購読料
　24,000円＋税（通常号12冊,送料弊社負担）
　51,000円＋税（通常号12冊,増刊6冊,送料弊社負担）
郵便振替　00130-3-38674

© YODOSHA CO., LTD. 2016
Printed in Japan

発行人　一戸裕子
発行所　株式会社 羊 土 社
　　　　〒101-0052
　　　　東京都千代田区神田小川町2-5-1
　　　　TEL　　03（5282）1211
　　　　FAX　　03（5282）1212
　　　　E-mail　eigyo@yodosha.co.jp
　　　　URL　　www.yodosha.co.jp/
装幀　　野崎一人
印刷所　広研印刷株式会社
広告申込　羊土社営業部までお問い合わせ下さい.

本誌に掲載する著作物の複製権・上映権・譲渡権・公衆送信権（送信可能化権を含む）は（株）羊土社が保有します.
本誌を無断で複製する行為（コピー,スキャン,デジタルデータ化など）は,著作権法上での限られた例外（「私的使用のための複製」など）を除き禁じられています.研究活動,診療を含み業務上使用する目的で上記の行為を行うことは大学,病院,企業などにおける内部的な利用であっても,私的使用には該当せず,違法です.また私的使用のためであっても,代行業者等の第三者に依頼して上記の行為を行うことは違法となります.

[JCOPY] ＜（社）出版者著作権管理機構　委託出版物＞
本誌の無断複写は著作権法上での例外を除き禁じられています.複写される場合は,そのつど事前に,（社）出版者著作権管理機構（TEL 03-3513-6969, FAX 03-3513-6979, e-mail：info@jcopy.or.jp）の許諾を得てください.